名中医教你开药方 2

第 2 版

张智龙　编著

卢　轩　王　栩　赵淑华　李梦梦　张　月　协编

北京科学技术出版社

图书在版编目（CIP）数据

名中医教你开药方. 2 / 张智龙编著. -- 2版. 北京 : 北京科学技术出版社, 2025. -- ISBN 978-7-5714-4462-4

Ⅰ. R289

中国国家版本馆CIP数据核字第2025EY8675号

策划编辑：刘　立
责任编辑：刘　立
责任印制：李　茗
封面设计：乐　言
出 版 人：曾庆宇
出版发行：北京科学技术出版社
社　　址：北京西直门南大街 16 号
邮政编码：100035
电　　话：0086-10-66135495（总编室）
0086-10-66113227（发行部）
网　　址：www.bkydw.cn
印　　刷：天津联城印刷有限公司
开　　本：710 mm × 1 000 mm　1/16
字　　数：277 千字
印　　张：18.75
版　　次：2025 年 3 月第 2 版
印　　次：2025 年 3 月第 1 次印刷
ISBN 978-7-5714-4462-4

定　　价：65.00 元

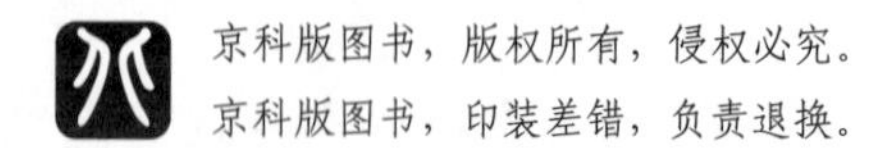

第2版前言

《名中医教你开药方2》，因体例有别于其他方书、内容新颖实用而深受读者欢迎。此书为方剂说理之专著，欲在阐明制方之理、成方之效、用方之征，明悉方剂之用。方药调人者在于调理脏腑，故以五脏为纲，而分列和、补、泻三类。

《黄帝内经》言:“人之所有者，血与气耳。”血液作为供应人体营养的物质基础，是脏腑发挥正常功能的保障，血液发生病变必然影响脏腑功能；脏腑功能失常，血液亦失常。所以，许多疾病到后期都伴有久病入络、瘀血之症。综上，理血之剂亦当为医者所熟悉。为不辜负读者，余有续写该书增加理血之剂之意。欣逢北京科学技术出版社欲再版此书，故梳理理血方剂若干，增列“理血用方”一章，并增泻肺剂两首、补肾剂两首。

方剂是医家攻敌之武器、治病之工具，“知彼知己，百战不殆”，了解方剂的制方之理、成方之效、用方之征，是医家必备的知识。冀望是书能裨益读者，并恳请大家多提宝贵意见!

张智龙

2025年1月于津沽五味斋

前言

方剂是医家疗疾之工具，如弈之谱也。然中医方剂，浩如烟海，苟欲穷之，实属天方夜谭。人知辨证之难，甚于辨药，孰知方之不效，因不识证者半，不识方者亦半。夫识方者，医学之基也，故习医者当求立方之由、施方之理，明一法而知诸方，知一方而疗众病。是以本书旨在探求名方制方之理，明其用方之征，究其运用汇通，举隅示例耳。

考前贤名方，皆师出有据，验之临床，究其规律，制为法度，看似各自为法，实乃各有渊源。《黄帝内经》言："辛甘发散为阳，酸苦涌泄为阴。"医圣遵此设桂枝甘草汤，辛甘以治上焦阳虚；以极酸赤小豆和极苦瓜蒂制成涌吐名剂瓜蒂散。《黄帝内经》言："肝欲散，急食辛以散之，用辛补之，酸泄之。"又言："肝苦急，急食甘以缓之。"所以有柴胡辛散、枳实辛补、白芍酸泄、甘草甘缓，组成和解之祖方"四逆散"。《黄帝内经》言："风淫于内，治以辛凉，佐以苦，以甘缓之……""热淫于内，治以咸寒，佐以甘苦……"故叶天士谨遵此法，制成辛凉解表之名方"银翘散"。凡此种种，方随法出，法以制宜，皆在示人以规矩。妙哉！无制则无规矩，无规矩则不成方圆，无方圆则用方呆板，无以活用。诚如李中梓所言："先哲熟晓阴阳，故其处方良有精理，不解其理，妄试之用，是弈者执势之故，智也。所以智者用方如支道人相马，略其玄黄，取其神骏。愚者用方如猎不知兔，广络原野，术亦疏矣。"有鉴于此，故取乎《黄帝内经》之经典，禀经旨以窥其方制；以药物四气五味，析药性以解其方效；立证候要素，明指征以发其方用。意在使用方者，循是以求，知成方之源，明组方之法，识用方之征，掌握重心，洞彻贯通，以切合临床，切合病情，切合实用。

全书以五脏用方为纲，分和剂、补剂、泻剂三类；以经典名方为目，从配伍法度与方义、用方要点与诀窍、用方心悟与案例精讲三个方面分而论述。需要说明的是，在“用方要点与诀窍”部分，“应用方法”的药物比例基本是古书原书剂量配比，用法中也有部分内容是按古书原书所写，但在实际应用中，药物比例会根据具体情况有所调整或变通，可见后面案例。本书所选诸方，无论古方、验方还是时方，皆以历代医家所推崇、临床疗效确切、组方理法明晰为入选标准，也是笔者临床数十年习用之方，拔刺雪污，功效卓著。今将临证之所得所悟，参之医籍研读之体会，苟续成篇，以冀对读者临证有所借鉴。

张智龙

2017 年 10 月于津沽五味斋

目　录

第一章　肝脏用方……1

第一节　和肝之剂……2

调肝和肝第一方——四逆散……2

调肝脾不和之名方——逍遥散……5

调理肝气之名方——柴胡疏肝散……12

和解少阳之名方——小柴胡汤……16

和解胆经之名方——蒿芩清胆汤……24

第二节　补肝之剂……29

肝经调血之专剂——四物汤……29

滋阴疏肝之名方——一贯煎……32

养肝安魂之神方——酸枣仁汤……36

第三节　泻肝之剂……39

清肝泻火第一方——泻青丸……40

泻肝清胆之名方——龙胆泻肝汤……43

泻肝和胃基础方——左金丸……47

平肝潜阳第一方——镇肝熄风汤……50

凉肝熄风第一方——羚角钩藤汤……54

第二章　心脏用方……59

第一节　和心之剂……60

调心和心第一方——导赤散……60

第二节　补心之剂 …… 64
养心安神之名方——天王补心丹 …… 64
养心复脉之名方——炙甘草汤 …… 68
第三节　泻心之剂 …… 71
清心泻火第一方——泻心汤 …… 71
清心凉血第一方——清营汤 …… 74
泻心凉血之名方——犀角地黄汤 …… 78

第三章　脾脏用方 …… 82

第一节　和脾之剂 …… 83
调脾柔肝之名方——痛泻要方 …… 83
温中和脾之名方——苓桂术甘汤 …… 86
调和中焦第一方——温胆汤 …… 90
调中升降之名方——半夏泻心汤 …… 96
和中温化之名方——藿香正气散 …… 102
第二节　补脾之剂 …… 104
益气健脾基础方——四君子汤 …… 105
甘温除热之名方——补中益气汤 …… 109
健脾化湿第一方——参苓白术散 …… 117
温中补虚之名方——小建中汤 …… 123
健脾养心之名方——归脾汤 …… 128
气血双补之名方——人参养荣汤 …… 134
温中理中之名方——理中丸 …… 139
第三节　泻脾之剂 …… 142
泻脾伏火第一方——泻黄散 …… 142
清胃泻脾之名方——清胃散 …… 146
辛凉解热之重剂——白虎汤 …… 149
润脾缓下之专剂——麻子仁丸 …… 154

第四章 肺脏用方 …… 158
第一节 和肺之剂 …… 159
调肺理肺第一方——茯苓杏仁甘草汤 …… 159
调肺温化之名方——小青龙汤 …… 164
第二节 补肺之剂 …… 167
益气补肺之名方——补肺汤 …… 168
补肺养阴之名方——生脉散 …… 170
金水相生第一方——百合固金汤 …… 173
清润补肺第一方——清燥救肺汤 …… 177
补肺纳气之名方——人参蛤蚧散 …… 180
第三节 泻肺之剂 …… 183
清宣泻肺第一方——泻白散 …… 183
清肺平喘之名方——麻杏甘石汤 …… 187
辛凉平剂之代表方——银翘散 …… 190
通腑泻肺之名方——大承气汤 …… 195
泻肺排脓第一方——千金苇茎汤 …… 199
宣肺解表之名方——麻黄汤 …… 204
表里双解之名方——防风通圣散 …… 207
第五章 肾脏用方 …… 213
第一节 和肾之剂 …… 214
调和肾之基础方——六味地黄丸 …… 214
第二节 补肾之剂 …… 220
补益肾气第一方——肾气丸 …… 220
滋阴补肾第一方——大补阴丸 …… 225
滋补肝肾之名方——左归丸 …… 228
温补肾阳之名方——右归丸 …… 232
温肾利水之名方——真武汤 …… 236

滋阴清肝之名方——滋水清肝饮 …………………………… 241
第三节 泻肾之剂 …………………………………………… 245
利水泻肾第一方——猪苓汤……………………………… 245
利水化气之名方——五苓散……………………………… 248
滋阴清肾之名方——青蒿鳖甲汤 ………………………… 254

第六章 理血用方 …………………………………………… 258
益气活血第一方——补阳还五汤 ………………………… 259
理气活血第一方——血府逐瘀汤 ………………………… 264
温通化瘀第一方——温经汤……………………………… 268
泻热化瘀第一方——桃核承气汤 ………………………… 272
养血活血第一方——桃红四物汤 ………………………… 275
活血逐瘀第一方——抵当汤……………………………… 278
祛瘀生新第一方——大黄䗪虫丸 ………………………… 285

附录 方名汉语拼音索引 ……………………………………… 289

第一章 肝脏用方

脏腑的生理失衡可导致疾病的发生，所以失衡的生理变化就是病理机制，疾病治疗过程和目的就是辅助人体由病理状态恢复到生理状态。因此，欲治病者，必当熟知脏腑的生理功能、所喜所恶之习性；欲疗疾者，必应明晰药物形色性味、升降浮沉之所应。

肝为刚脏，其生理功能主要体现在两个方面：一是主疏泄，也就是说，肝具有疏散宣泄、舒畅气机的作用，对人体各脏腑组织的气机升降出入都有疏通调节之功，对人体精神情志活动起调和之用，对脾胃腐熟运化有疏运之能，并调畅三焦气机，进而影响水液的代谢；二是藏血，即肝具有贮藏血液和调节血量作用。“人之所有者，气与血耳。”所以人体脏腑组织各方面的活动，都与肝有着密切关系。

由此可知，肝的生理特点是性喜条达舒畅而恶抑郁，肝血宜充盈流畅而恶瘀热。其病理特点是易动而难静。肝气易郁，郁久化火，热极生风；肝血易虚，肝阴易亏，血虚肝旺，阴虚阳亢，临证以实证、热证多见。因此，根据肝的生理和病理特点，治疗肝脏疾患，在临证施方时应遵循《黄帝内经》（以下简称《内经》）“肝欲散，急食辛以散之，用辛补之，酸泄之”“肝苦急，急食甘以缓之”的原则，使用辛味之品遂其欲散条达之性，用于补法；对于肝来说，酸味之药能削减肝木刚燥之性，用于泻法；甘味之药能够缓和亢奋之肝气。用药时，按照用药法象之理，以形、味、色、性来区分用药。凡药形似肝、色青、味酸、气燥、性属木者，皆入于足厥阴肝经，而药味辛者能散、能润、能行，酸者能收、能涩，甘者能补、能和、能缓。故临证若疏泄不及，则肝气不舒，气机郁滞时，当用柴胡、川芎、香附、枳壳等辛味入肝经之品，顺其升发疏散之势，以散之、补之；用白芍、五味子等酸敛之药，涵养肝木之盛，酸泄之；若肝气疏泄太过，则肝气亢奋，肝阳暴涨，当用甘草、茯苓、大枣等味甘之药，以制约其旺盛之势，甘缓之。

第一节　和肝之剂

和肝之剂，或和在气血，以使气血协和；或和在肝脾，以使肝脾调和；或和在少阳枢机，以复气机之升降出入平衡。而在用药方面，或以药性不偏不倚为和，如寒温并用、辛苦并进之法；或以药性升降相因为和，如升中有降、降中有升之法；或以药性攻补兼施为和，如甘缓气急、辛补酸泄之法。总之，和肝之剂，和肝之不和而为和，具有调肝理肝的基本功能。

调肝和肝第一方——四逆散

四逆散出自汉代张仲景的《伤寒论》，由柴胡、枳实、芍药、炙甘草组成，为疏肝解郁之祖方、调和肝脏之基础方。本方在《伤寒论》中，用于治疗热邪入里，阳气内郁不能达于四末之少阴热化四逆证。但就其制方之理，实属疏肝解郁之剂，故凡是肝气郁结所致病症，皆可以此为基础方，加味治之。

☞ 配伍法度与方义

四逆散是遂肝之性而设的和肝之剂。本方君以辛味之柴胡散之：柴胡喜欢生长于半阴半阳之坡，所以能入少阳经而主半表半里，因为其气味芳香，轻清升散，所以能够疏肝解郁，而使肝气条达。臣以辛味之枳实补之：枳实色青入肝，味苦酸而辛，可以行气散结，助柴胡疏肝理气。二药一升一降，疏解肝郁，治在肝之用。佐以酸味之白芍泄之：芍药十月生芽，正月出土，夏初开花，它的生长过程就好像从少阳渐入阳明，得木气最盛，又因其味酸，酸性收敛，既可以防止柴胡、枳实辛散太过而伤阴，又可以养血和营，柔肝养肝，治在肝之体。三药相配，升降相因，散敛互用，攻补兼施，遂肝条达之性，开郁以和肝用；顺肝喜阴之木，养血以柔肝体。使以甘平之甘草缓之：甘草甘缓和中，合白芍酸甘化阴以缓肝急。四药合用，疏肝解郁，和中缓急，充分体现了调理肝脏宜辛补、酸泻、甘缓的治疗原则，被后世推为调肝和肝之祖方、第一方。

本方四味药等份为散剂，取其平、取其散之义，以平和肝脏、疏解肝郁，更以米汤调和服用，有培土荣木之妙。

☞ 用方要点与诀窍

1. 病位病机　病在肝脏，肝郁气滞，气机不畅。

2. 证候特点　气滞实证，清气不升，浊气不降，每易夹瘀夹湿。

3. 方证要点

（1）关键指征：①肝气郁结的症状，如手足不温，心烦善怒，心情愁郁，胸胁苦满，月事不调；②木邪侮土的症状，如腹痛，泄利下重；③气郁化火的症状，如心悸。

（2）舌脉：舌质淡红（气郁久则淡暗，气郁短则淡红），苔薄黄白（气郁久为薄黄苔，气郁短为薄白苔），脉弦或弦细。

4. 主治病症　本方常用于治疗肝气郁滞所引起的痞证、胁痛、四肢不温、抑郁、失眠、月经不调、肠易激综合征、功能性消化不良、更年期综合征等病症，还可以治疗乳房胀痛、阳痿、滑精、不育症、过敏性咳嗽、热厥等。

5. 应用方法　①比例：柴胡：枳实：芍药：炙甘草 = 1 ∶ 1 ∶ 1 ∶ 1。其中柴胡用量在 10~20 g，若超过 20 g 多用于解热，小于 10 g 多用于升阳；白芍用量在 10~20 g，若大剂量 30~60 g 多用于养血柔筋。②药味：柴胡以北柴胡为宜，夹有瘀血者白芍改用赤芍，气机郁滞较甚者枳实改用枳壳。③用法：诸药提取为散末，用米汤调和，每日分 3 次服用。或诸药煎煮去渣，以药汁再煎煮 10~15 分钟，分次服用。

用法诀窍

凡属肝郁气滞所致诸种病症，皆可应用。

☞ 用方心悟与案例精讲

1. 四肢不温症　四逆散所主之四逆即四肢不温之症，乃因肝郁气滞，阳郁于里，不能通达于四肢所致。李中梓曰：“此症虽云四逆，必不甚冷，或指头微温，或脉不沉微，乃阴中涵阳之证，唯气不宣通，是以逆冷。”余于临床中，若见四肢不温且兼有腹痛、泄利下重，脉弦而舌苔微黄者，多用四逆散加减治疗。

如一 51 岁男性患者，诉 1 周前无明显诱因出现四肢不温且兼有腹部胀痛，泄泻，日泻 3~4 次，口苦，舌淡暗苔薄黄，脉弦。考虑四肢不温之因，或为气血亏虚，或为阳虚，或为阳郁，而该患者之舌脉乃肝气抑郁之征象，故此处之四肢不温乃肝气郁结，气机不利，阳郁于里所致。肝火上炎，则口苦；木邪侮土，脾失健运，则腹痛泄利。故治疗本病当以疏肝解郁、调和肝脾为大法，选用四逆散为主方，以疏肝清肝：柴胡 15 g，枳壳 15 g，赤芍 15 g，炙甘草 15 g，川楝子 15 g，郁金 15 g，葛根 20 g，延胡索 20 g，黄芩 15 g。患者服药 3 剂后，口苦之症消失，腹痛泻利之症明显减轻，手足渐温，舌淡暗苔薄黄，脉弦细；续服 3 剂后，诸症痊愈。

2. 肝郁气滞胁痛　两胁为肝经之所循，痛证不外乎虚实两类，虚者不荣则痛，实者不通则痛，凡治胁痛属肝郁气滞者，四逆散为首选。

如一 45 岁女性患者，1 周前因情志不遂出现腹部胀痛，牵及两胁，时有呕吐及胸闷憋气，服用硝酸甘油及硝苯地平后症状有所缓解，但仍时有反复，故前来就诊。该患者平素性情急躁，月经先后不定，量多，色鲜红，夹有血块，舌淡暗苔白，脉弦细。考虑到患者平素性情急躁，其腹部胀痛牵及两胁，起于情志不遂，故肝气郁滞可知。肝失疏泄，胃气上逆，则呕吐；胸部气机不畅，则胸闷、憋气；肝体阴而用阳，肝气逆乱，冲任失调，血海蓄溢失常，则月经先后无定期；舌脉为气郁夹瘀之征象。故治当疏肝理气、调和肝脾，以四逆散加味：柴胡 15 g，枳壳 15 g，赤芍 15 g，炙甘草 15 g，旋覆花（包煎）15 g，赭石（先煎）10 g，当归 20 g，延胡索 20 g，益母草 30 g。患者经 1 周治疗后，腹部胀痛明显减轻，已不牵及两胁，呕吐之症消失，胸闷、憋气之症有所减轻，舌淡暗苔薄白，脉弦细。前方去旋覆花、赭石，加丹参 30 g。患者经 2 个多月治疗后，诸症基本消失，月经正常。

3. 痞证　胃脘部痞闷不舒的患者，若其舌淡红苔薄黄，脉弦细，余常以四逆散加减化裁治疗。

如一 39 岁男性患者，两年半前因大怒后出现胃脘部痞闷不舒之症，后就诊于当地医院，口服奥美拉唑，未见明显改善，且伴有反酸、纳少及入睡困难等症，舌淡红苔薄黄，脉弦细。本病乃因大怒而起，怒则伤肝，肝失条达，肝木横克脾土，则脾失健运；中焦气机不畅，则胃脘部痞闷不舒、纳少；肝胃不和，胃气上逆，则反酸；肝气郁滞而化火，郁火扰心，则入睡困难；舌脉亦为气郁之征。病在于郁，故治当疏肝解郁、调和肝脾，以四逆散加味：柴胡 15 g，枳壳 15 g，赤芍 15 g，炙甘草 15 g，以疏肝理气；煅瓦楞子 15 g，以制酸；砂仁 15 g，鸡内金 15 g，神曲 15 g，以醒脾开胃；合欢花 15 g，首乌藤 30 g，以化郁安神。患者经治 1 周后，胃脘部痞闷不舒、纳少之症明显减轻，反酸、入睡困难之症消失，舌淡暗苔薄白，脉弦细。前方去煅瓦楞子、合欢花、首乌藤，加肉豆蔻 15 g，以增加健脾之力。服药 7 剂后，诸症痊愈。

调肝脾不和之名方——逍遥散

逍遥散出自宋代《太平惠民和剂局方》，由柴胡、当归、白芍、白术、茯苓、煨姜、薄荷、炙甘草组成，是治疗肝脾不和之名方。临证凡肝郁脾虚所致的各种病症，皆可以此为基础方加减治之。

☞ 配伍法度与方义

逍遥散是遂肝脾之性而设的和肝之剂。本方君以辛味之柴胡散之，辛甘之当归补之，酸味之白芍泄之：柴胡辛散向上，疏肝解郁，治在肝之用；当归的根质地像血一样滑润，当归的花颜色像血一样鲜红，所以专入血分，能够养血和血，治在肝之体；白芍酸敛向下，养营血以涵肝木。三药相伍，散敛相合，顺肝条达之性，开其郁遏之气；养血和血，补肝体助肝用，疏肝健脾。臣以甘味之茯苓和甘草缓之、补之：茯苓、甘草味甘入脾，可补中和中，健脾运脾，培土以荣木。佐以辛香透散之薄荷、煨姜散之，以苦味之白术燥之：薄荷的根不怕寒冷、苗不畏炎热，所以具有辛凉之气，煨姜色黄入脾、味辛入肝，二药合用，可疏肝解郁和中；白术开花于初夏，结实于湿热弥漫之际，所以能固脾胃之气而外御湿热之邪，可健脾燥湿和中。诸药合用，疏散条达，舒缓柔和，疏散解郁之中合健脾运脾之义，调营扶土之中寓疏散条达之法，肝脾并治，气血兼疏，为解郁健脾之良剂。

此方妙在诸药为散剂，取“散者散也”，以疏散肝郁，动摇其血郁。更以煨姜、薄荷少许，煎汤冲服，取煨姜辛温之性，既合肝欲散之性，又有温中符脾虚之求；取薄荷辛凉透散，以解肝体阴而用阳之义。全方意在遂肝脾之性而自逍遥。

☞ 用方要点与诀窍

1. 病位病机　病在肝脾，肝郁血虚，脾土不和，血虚则肝旺，木盛则土衰。

2. 证候特点　肝脾同病，气郁血虚，虚多实少，发病每易夹瘀、夹痰、夹湿。

3. 方证要点

（1）关键指征：①肝郁血虚的症状，如神疲乏力，抑郁不舒，腹痛胁胀，以两乳为甚，休作有时，头晕目眩亦休作有时，月经延迟，量少色暗（肝郁盛则暗，血虚甚则少）；②肝郁乘脾的症状，如胸满吞酸，以吞酸为主，晨起口干食少，食后腹满、便溏；③少阳枢机不利的症状，如寒热往来。

（2）舌脉：舌淡嫩苔薄黄白（气郁久为薄黄苔，气郁短为薄白苔），脉弦细或弦大而虚。

4. 主治病症　本方常用于治疗肝郁血虚所引起的月经不调、更年期综合征、胃痛、胁痛、面肌痉挛、眩晕、失眠等病症，还可用于治疗痛经、乳腺增生、肠易激综合征、功能性消化不良、甲状腺功能亢进症、甲状腺功能减退症、偏头痛等。

5. 应用方法　①比例：柴胡：当归：白芍：白术：茯苓：煨姜：炙甘草=3：3：3：3：3：1：1，薄荷少许。其中柴胡用量在10~20 g，若超过20 g多用于解热，小于10 g多用于升阳；白芍用量在10~20 g，若大剂量30~60 g多用于养血柔筋；薄荷用量在5~10 g，若大剂量15~20 g多用于辛凉解表。②药味：柴胡以北柴胡为宜，夹有瘀血者白芍改用赤芍。③用法：诸药提取为散末，以煨姜、薄荷煎汤冲服。或诸药煎煮去渣，以药汁再煎煮10~15分钟，分次服用。

用法诀窍

凡见逍遥八证一二者，属肝脾不和，侧重于肝郁脾弱，必有血虚，且虚多实少之证，皆可应用。郁证用之可解郁，脾病用之可健脾。

☞ 用方心悟与案例精讲

1. 面肌痉挛　余在翻阅回顾自己诊疗患者病案时，发现许多面肌痉挛者都是以逍遥散加减化裁治疗的。

如一50岁右侧面肌痉挛女性患者，诉1年前无明显诱因出现右下眼睑不自主抽动，情绪激动时明显，未予诊治，近日因伴随右上眼睑及右侧口角不自主抽动来诊，舌淡红苔薄，脉沉细。考虑面肌痉挛属“动病”范畴，乃因风动，《内经》云“诸风掉眩，皆属于肝”，肝为风木之脏，故本病当从肝论治。而其病位在眼睑，明代马飞圣《医林正印》载“上下两胞属脾，要其络则总属于肝”，胞睑为脾所主，治胞睑亦勿忘治脾，且肝郁日久，必耗气伤血，血不足以养筋，又可加重抽搐，二者互为因果，故选用调和肝脾的主方逍遥散加减：柴胡 15 g，当归 15 g，白芍 20 g，云茯苓 20 g，白术 15 g，薄荷 10 g，炙甘草 15 g。同时考虑到痉挛是人体功能亢进而表现出的妄动证候，根据中医学运动平衡观，则需采用“以静制动”的方法来施治，故酌加生龙骨、生牡蛎、珍珠母、煅磁石（先煎）各 30 g 重镇之品，宗“动极者镇之以静”之义。患者经过 1 个多月的治疗，面部肌肉抽动消失，偶有情绪激动后面部不舒，但肌肉抽动未发。

2. 胃痛　临床在治疗胃脘部胀痛牵及两胁患者，若其舌暗淡苔薄黄，脉弦细，余皆以逍遥散加减化裁治疗，尤以女性为宜。

如一 30 岁女性患者，一年半前因情志抑郁出现呕吐，辗转多家医院治疗，呕吐止而胃脘两胁胀满未见改善，且出现胀痛，伴心烦易怒，纳呆乏力，便溏，夜寐多梦，月经延迟、色黑。考虑到胃痛因情志抑郁而起，且牵及两胁，则肝郁克脾可知。气郁化火则心烦易怒；久郁伤脾则纳呆乏力，便溏，月经延迟、色黑；郁火扰心则睡眠多梦；舌脉亦为气郁之征。病在于郁，故治当疏、散，以逍遥散加味，以疏肝健脾，重在疏肝解郁：柴胡 15 g，当归 15 g，白术 15 g，茯苓 20 g，白芍 15 g，党参 15 g，枳壳 10 g，香附 10 g，半夏 10 g，薄荷 6 g，生姜 4 片，大枣 4 枚，炙甘草 15 g。患者经 1 周治疗后，胃脘胁肋胀痛明显减轻，仍纳少，便溏，舌暗淡苔薄，脉沉弦。前方加神曲 10 g，肉豆蔻 15 g，以增强健脾之力。患者经 1 个多月治疗后，诸症基本消失，唯感乏力，舌淡苔薄，脉沉，嘱饮食调养以善其后。

3. 妇科疾病　女子以血为事，而肝藏血，故治疗妇科病当以治肝为先。

如更年期综合征，余常以滋水清肝饮、逍遥散作为基础方化裁治疗，每获良效。若舌质红苔薄，烘热汗出明显者，治以滋水清肝饮加减；若烘热汗出不明显，舌淡暗苔薄者，治以逍遥散加减。

如一 53 岁女性患者，4 年前出现烘热、烦躁之症，于当地医院治疗，未见明显好转，且近半年来症状逐渐加重，故而来诊。现烘热无汗，烦躁，时有心慌、胸闷憋气之感，头部时有胀痛，耳鸣，周身关节胀痛，纳呆，食后腹胀、反酸，寐欠安，无便意，每日晨起需自注开塞露以通便，小便可，舌淡暗苔薄黄，脉沉细，已绝经1年。患者于绝经前发病，此时天癸将竭，冲任亏虚，肝体失养，疏泄失司，气郁化火，则烘热、烦躁、心慌胸闷；血虚失养，则耳鸣；气机疏泄失常，则周身关节胀痛；肝木横克脾土，脾失健运，则纳呆、腹胀、反酸；肝失藏魂，则入睡困难。观患者之舌脉，亦为肝郁血虚之征象。故治当疏肝解郁、调和肝脾，予逍遥散加减：柴胡20 g，当归20 g，赤芍20 g，茯苓15 g，炒白术15 g，薄荷（后下）10 g，炙甘草15 g，生姜4片，大枣4枚，以疏肝解郁；酸枣仁30 g，首乌藤30 g，合欢花15 g，以安神助眠；煅磁石（先煎）20 g，以镇静息鸣；生龙骨（先煎）30 g，生牡蛎（先煎）30 g，以镇静安神；川芎15 g，延胡索15 g，香附15 g，以行气止痛；神曲15 g，以健脾开胃。患者服药2周后，腹胀、反酸之症未发，心慌、胸闷、纳呆、入睡困难之症明显好转，烦躁、周身胀痛之症有所减轻，便意出现，排便无力。但烘热之症仍在，且汗出明显，并出现周身乏力、双下肢酸软之症，舌暗红苔黄，脉沉细。考虑患者阴虚已显，阴虚阳亢则烘热汗出，阴虚失养则周身乏力、下肢酸软，故改用滋水清肝饮加减以滋阴清肝：熟地黄20 g，山茱萸10 g，山药15 g，茯苓15 g，泽泻15 g，牡丹皮15 g，柴胡15 g，当归20 g，赤芍20 g，以补益肝肾、疏肝清肝；五味子15 g，浮小麦15 g，以收敛止汗；枳壳15 g，以疏肝行气；酸枣仁30 g，首乌藤30 g，以安神助眠；煅磁石（先煎）20 g，以镇静息鸣；生龙骨（先煎）30 g，生牡蛎（先煎）30 g，以镇静安神。患者服药1周后，入睡困难之症消失，烘热汗出之症明显好转，余症皆有所减轻，舌暗红苔黄，脉沉细。效不更方，继服1个月后诸症尽除而告愈。

4. 眩晕　《内经》："诸风掉眩，皆属于肝。"眩晕之证病因复杂，有"无虚不作眩""无痰不作眩""无瘀不作眩""无火不作眩""无风不作眩"之说，对于血虚肝旺所引起的眩晕之证，余常用逍遥散加减治疗。

如一58岁女性患者，1个月前因情绪波动而出现眩晕，头部胀痛，未经系统治疗，今日眩晕之证加重，故而来诊。现眩晕，偶有恶心，头部胀痛，以头部两侧及枕部尤甚，时有心前区疼痛，且伴有心慌、胸闷、气短之症，后背沉重，颈肩部僵硬，乳房胀坠，两胁部胀痛，纳少，食后胃脘部痞闷，反酸，寐差，入睡困难，大便三四日一行、质干，小便可，舌淡暗苔黄白，脉沉细。既往有高血压病史4年、冠心病病史4年、颈椎病病史20年。张景焘《馤塘医话》曰："妇人善怀而多郁，又性喜偏隘，故肝病尤多。"本病乃情绪波动所致，肝失疏泄，气机郁滞，则头部胀痛、乳房胀坠、两胁胀痛；血虚清窍失养，则眩晕；血虚肝不藏魂，则失眠；血虚气郁，心脉失养，则心前区疼痛、心慌、胸闷、气短；肝木横克脾土，则纳少、食后胃脘部痞闷、反酸；患者之舌脉，亦为血虚血瘀肝旺之象，故治当养血柔肝，予逍遥散加减治疗：柴胡20g，当归20g，赤芍20g，茯苓20g，炒白术15g，薄荷（后下）10g，炙甘草15g，生姜4片，大枣4枚，以养血柔肝、疏肝解郁；丹参30g，降香15g，延胡索15g，以化瘀止痛；生龙骨（先煎）30g，生牡蛎（先煎）30g，以镇静安神；香附15g，以疏肝行气；神曲15g，以健脾开胃；酸枣仁30g，首乌藤30g，合欢花15g，以安神助眠。患者服药2周后，眩晕及头部胀痛之症消失，纳可，余症皆有所好转，舌暗淡苔薄白，脉沉细。前方去薄荷、生姜、神曲，加生黄芪30g，川芎15g，以益气活血。患者服药2周后，诸症尽除。

5. 肠易激综合征　肠易激综合征为临床常见的肠道功能紊乱性疾病，主要表现为腹痛、腹胀、排便异常，属中医"泄泻""腹痛"等范畴。《素问·阴阳应象大论篇》曰："清气在下，则生飧泄；浊气在上，则生䐜胀。"对于肝脾失和所致之肠易激综合征，余常以逍遥散加减治疗。

如一20岁女性患者，3日前无明显诱因出现上腹部疼痛伴腹泻之症，自服胃痛安胶囊和蒙脱石散，症状略有缓解，但症状时好时坏，为求进一步治疗，故而来诊。现上腹部绞痛，时有腹泻，一日4~5次，偶有偏头胀痛，纳可，寐安，小便可，舌暗略淡苔薄白，脉沉细，月经延后5~6日、量可、色鲜红、伴有血块。本病乃肝郁脾虚，中焦运化失常所致。肝郁血瘀则偏头胀痛、月经延后；脾虚失于统摄，血虚失于濡养，血瘀不通则腹泻、腹痛；舌脉乃血瘀血虚之征象。故治当养血疏肝、调和肝脾，予逍遥散合痛泻要方加减治疗：柴胡 15 g，当归 15 g，赤芍 15 g，茯苓 20 g，炒白术 15 g，薄荷（后下）10 g，防风 20 g，陈皮 15 g，炙甘草 15 g，生姜 4 片，大枣 4 枚，以调和肝脾；桃仁 10 g，红花 10 g，延胡索 30 g，泽兰 20 g，茜草 15 g，以活血通经。患者服药 1 周后，腹痛腹泻之症消失，舌暗红苔薄白，脉沉细。前方去生姜、延胡索，加益母草 30 g，以活血通经。患者服药半个月后月经来潮，经期正常，色鲜红无瘀块，诸症尽除而告愈。

6. 失眠　《普济本事方·卷一》："平人肝不受邪，故卧则魂归于肝，神静而寐。今肝有邪，魂不得归，是以卧则魂扬若离体也。"对于肝郁血虚而引起的失眠之证，余多用逍遥散加减治疗。

如一 33 岁女性患者，2 年前无明显诱因出现多梦及睡后易醒之症，曾服中药治疗，症状略有好转，停药后，病情仍有反复，故而来诊。现多梦，睡后易醒，时有胸闷、气短，偶有头晕，腹胀，胃痛，双胁肋时有胀痛，平素急躁易怒，纳可，大便每日 1 次、不成形，小便可，舌淡暗苔薄，脉沉细，月经提前 2~3 日、行经 2~3 日、量少、色暗、有瘀块。患者平素急躁易怒，肝失疏泄，肝体失养，魂失所藏，则多梦、睡后易醒；肝郁气滞则双胁肋时有胀痛，胸闷气短；肝郁乘脾，则腹胀、胃痛；肝郁血虚，冲任失调则月经提前。综观患者之舌脉为血虚血瘀之征，故治当养血柔肝、调和肝脾，予逍遥散合黄连阿胶汤加减：柴胡 15 g，当归 20 g，白芍 20 g，茯苓 20 g，炒白术 15 g，薄荷（后下）10 g，黄连 10 g，阿胶（烊化）10 g，黄芩 10 g，炙甘草 15 g，生姜 4 片，大枣 4 枚，以养血柔肝、调和肝脾、养血安神；酸枣仁 30 g，生龙骨（后下）30 g，生牡蛎（后下）30 g，以敛魂安神；益母草 30 g，泽兰 20 g，以活血通经。患者服药 1 周后，多梦、睡后易醒之症有明显好转，胁肋胀痛之症减轻，腹胀、胃痛之症未发，偶有胸闷、气短、头晕，舌淡暗苔薄，脉沉细。前方加枳壳

15 g，以增强疏肝解郁之力；桃仁 10 g，红花 10 g，以活血化瘀。患者服药半个月后，多梦、睡后易醒及胁肋胀痛之症消失，服药期间月经来潮，本次月经提前 1 日、行经 5 日、量可、色鲜红、无瘀块。

7. 偏头痛　偏头痛，又称偏头风，《济生方·头痛论治》曰："偏正头风，妇人气盛血虚，产后失血过多，气无所主，皆令头痛。"对于血虚肝郁所导致的偏头痛，余常用逍遥散加减治疗。

如一 28 岁女性患者，3 年前因工作强度大，作息时间不规律而出现左侧偏头跳痛，月经来潮时尤甚，查脑血流图示脑动脉痉挛，服用中药治疗，未见好转，故而来诊。现左侧偏头跳痛，月经来潮时尤甚，口苦，平素急躁易怒，纳可，入睡困难，二便可，舌暗红苔薄黄，脉沉细，月经正常。患者平素急躁易怒，肝失疏泄，又因工作压力而加重，导致肝郁气滞，气郁化火，郁热循经上扰则偏头跳痛，郁热上炎则口苦、入睡困难，观患者之舌脉亦为郁热之征象，故治当疏肝解郁、清热平肝，予丹栀逍遥散加减治疗：牡丹皮 15 g，栀子 15 g，柴胡 15 g，当归 20 g，白芍 20 g，茯苓 20 g，炒白术 15 g，薄荷（后下）10 g，炙甘草 15 g，生姜 4 片，大枣 4 枚，以疏肝清热；川芎 30 g，延胡索 30 g，以行气活血止痛；酸枣仁 30 g，以安神助眠。患者服药半个月后，左侧偏头跳痛之症未发，口苦之症消失，偶有入睡困难，舌暗红苔薄白，脉沉细。前方加首乌藤 30 g，合欢花 15 g，以安神助眠。患者又服药 1 周后，诸症尽除而告愈。

此外，根据逍遥散制方之理，我们创立了"养血柔肝针法"，君以阳陵泉（柴胡）、支沟（薄荷）疏肝解郁，臣以血海（当归）、三阴交（白芍）养血柔肝，佐以阴陵泉（茯苓）、足三里（白术）培土荣木，太冲（甘草）平肝调肝，用于治疗肝郁血虚、脾失健运所引起的一系列病症，收效甚佳。

调理肝气之名方——柴胡疏肝散

柴胡疏肝散出自明代张介宾的《景岳全书》，组成：柴胡、香附、芍药、枳壳、陈皮、川芎、炙甘草。柴胡疏肝散由四逆散改枳实为枳壳，加

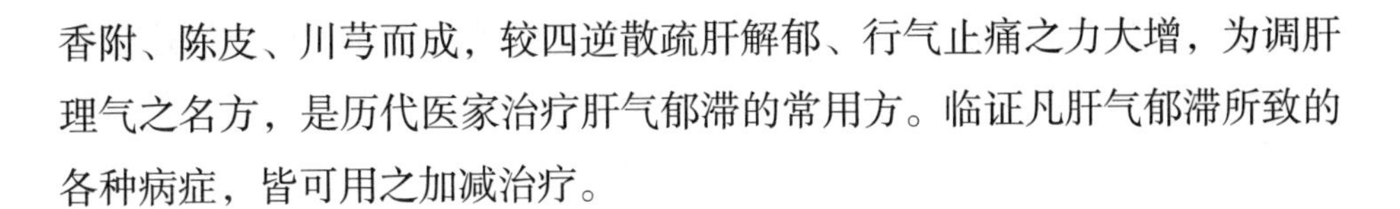
香附、陈皮、川芎而成，较四逆散疏肝解郁、行气止痛之力大增，为调肝理气之名方，是历代医家治疗肝气郁滞的常用方。临证凡肝气郁滞所致的各种病症，皆可用之加减治疗。

☞ 配伍法度与方义

柴胡疏肝散是随肝之性而设的和肝之剂。本方君以辛味之柴胡补之：柴胡主升，可疏肝解郁，调畅气机。臣以辛味之川芎、香附散之：川芎辛温通散，既能活血化瘀，又能行气止痛，为血中之气药；香附辛香走窜，通行三焦，可疏肝理气，行气解郁。佐以辛味之枳壳、陈皮补之，酸味之白芍泄之：枳壳主降，行气散结，宽中除满，与柴胡合用，一升一降，能升清降浊，恢复人体气机升降出入之平衡；陈皮辛温而苦，辛能散，温能和，苦能燥，可理气调中，与香附、川芎共助柴胡疏解肝经郁滞，且增行气止痛之功；芍药养血敛阴，平抑肝阳，与柴胡相配，一散一收，行气养血，调肝用而兼顾补肝体。使以甘平之甘草缓之：甘草和中缓急，与芍药合用，酸甘化阴，可益阴养血，缓急止痛。诸药合用，疏肝理气，活血止痛。本方散收并用，以辛散、疏解为主，体现出了调理肝之辛补、酸泄、甘缓之治疗原则，为调肝和肝的常用方。

本方虽为和肝之剂，但七味药中以辛散之药为主，可见本方重在疏肝行气，主要用于肝气郁结、气血瘀滞所致诸症。

☞ 用方要点与诀窍

1. 病位病机　病在肝脏，肝气郁结，气血瘀滞。

2. 证候特点　气滞实证，每易夹瘀、夹滞。

3. 方证要点

（1）关键指征：①肝气郁滞的症状，如胁肋疼痛，善太息；②肝胃不和的症状，如脘腹胀满，嗳气。

（2）舌脉：舌质暗红或暗（气滞久则暗红，气滞短则暗），苔薄黄白（气滞久为薄黄苔，气滞短为薄白苔），脉弦或弦细。

4. 主治病症　本方常用于治疗肝郁气滞所引起的痞证、胁痛、偏头痛、更年期综合征、痛经、闭经、月经不调、郁证等，还可用于治疗胆囊炎、慢性胃炎、肠易激综合征、抑郁症、冠心病、缺乳、阳痿、前列腺炎等。

5. 应用方法　①比例：柴胡∶香附∶芍药∶枳壳∶陈皮∶川芎∶炙甘草＝3∶3∶3∶1.5∶1.5∶1.5∶1。②药味：柴胡以北柴胡为宜，夹有瘀血者白芍改用赤芍。③用法：用水三杯煎至一杯半，去渣，以药汁再煎煮 10~15 分钟，分次饭前服用。

用法诀窍

凡属肝郁气滞实证者，皆可应用。

☞ 用方心悟与案例精讲

1. 胁痛　因足厥阴肝经循行“布胁肋”，故肝气郁滞往往会引起胸胁疼痛。余于临床若见胁痛之症因于气郁体实者，常用柴胡疏肝散加减治疗。

如一 26 岁男性患者，10 个月前无明显诱因出现两胁肋刺痛之症，发怒时加剧，并伴有纳呆、便秘之症，舌暗红苔薄，脉弦细。考虑疼痛位于胁肋，且发怒时加剧，可知病位在肝。肝气郁滞，肝经气血不通，不通则痛，故发为胁痛；肝失疏泄，肝胃不和，则纳呆便秘；舌脉亦为肝郁气滞之征象。故法当疏肝理气，选用柴胡疏肝散为主方：柴胡 20 g，陈皮 10 g，川芎 15 g，香附 15 g，枳壳 10 g，赤芍 15 g，炙甘草 10 g，以疏肝行气、化瘀止痛；延胡索 30 g，以活血理气止痛，李时珍谓此药“能行血中气滞、气中血滞，故专治一身上下诸痛”，故余于临床治疗痛证常用此药；川厚朴 15 g，神曲 15 g，莱菔子 15 g，以理气和胃。患者服药 7 剂后，疼痛减轻，纳呆、便秘之症有所好转，舌暗淡苔薄白，脉弦细。续服 7 剂后，诸症痊愈。

2. 痞证　对于肝气郁滞所引起的胃脘部痞闷不舒之症，亦可用柴胡疏肝散加减治疗。

如一38岁男性患者，2周前与人吵架后出现胃脘部痞闷之症，曾自服越鞠保和丸、胃舒颗粒，但未见明显好转，且伴有腹胀、嗳气，右胁肋不舒，周身乏力，纳少，多梦，舌淡红有齿痕，苔薄白，脉弦细。本病乃因大怒而起，怒则伤肝，肝失疏泄，中焦气机不畅，则胃脘部痞闷、腹胀、纳少；胃气上逆，则嗳气；肝失调达，肝气郁滞，则胁肋不舒；肝不敛魂，则多梦；舌脉有脾虚之征象。故治当疏肝理气、调肝和胃，以柴胡疏肝散加味：柴胡20 g，陈皮15 g，川芎10 g，香附15 g，枳壳10 g，白芍15 g，炙甘草10 g，以疏肝理气；木香10 g，砂仁15 g，以行气宽中和胃；旋覆花（包煎）15 g，赭石（先煎）10 g，以降气止嗳；生龙骨（先煎）30 g，生牡蛎（先煎）30 g，以重镇安魂。患者经1周治疗后，除纳少之症外，余症皆有所减轻，舌淡红有齿痕，苔薄白，脉弦细。前方加鸡内金15 g，神曲15 g，以健脾消食。经治1个月后，诸症基本消失。

3. 郁证　肝喜条达而恶抑郁，若肝气郁结，情志不舒，常可导致郁证的发生。《证治汇补·郁证》曰："郁病虽多，皆因气不周流，法当顺气为先。"余治疗男子郁证多用柴胡疏肝散加减。

如一33岁男性患者，1年前因工作不顺心而出现抑郁、焦虑之症，曾服用朱砂安神丸、安神养心丸等药，病情未见明显好转，且伴有咽中异物感，腹胀，反酸，嗳气，两胁肋胀痛，食少，便秘，入睡困难，舌暗红苔薄黄，脉弦细。考虑本病乃因情志不遂而致肝气郁结，肝失条达则情绪抑郁、焦虑；肝郁气滞，则咽中异物感、两胁胀痛；肝木横克脾土，脾失健运，中焦气机不畅，则腹胀、便秘、食少；肝气郁滞而化火，郁火扰心，则入睡困难；肝火犯胃，胃失和降，则反酸、嗳气；舌脉有郁热之征象。病在于郁，故治当疏肝解郁、调肝和胃，以柴胡疏肝散加味：柴胡20 g，陈皮10 g，川芎15 g，香附15 g，枳壳15 g，赤芍15 g，炙甘草10 g，以疏肝理气；紫苏梗15 g，煅瓦楞子15 g，以降气制酸；砂仁15 g，鸡内金15 g，神曲15 g，以醒脾开胃；生龙骨（先煎）30 g，生牡蛎（先煎）30 g，以重镇安神。患者服药1周后，心情大为好转，两胁胀痛、腹胀纳呆之症明显改善。前方加酸枣仁30 g，以加强安神之功。又经1个月治疗，诸症痊愈。

和解少阳之名方——小柴胡汤

小柴胡汤出自汉代张仲景的《伤寒论》，由柴胡、黄芩、半夏、生姜、人参、大枣、炙甘草组成，是和解少阳的代表方剂，柯韵伯谓其为“少阳枢机之剂，和解表里之总方”。临证凡表里寒热虚实、气血津液各种病症，属枢机不利者，皆可用之加减治疗。热病用之可以解热，郁证用之可以解郁；配合补药，可以扶正祛邪；配以血分药，可以行气活血；配以生津药，可解热而生津；配以利水药，可行气利水；配以助阳药，可调气以通阳；配以祛寒药，可行气以祛寒；配以养阴药，可行气以育阴等。

☞ 配伍法度与方义

小柴胡汤是依肝升肺降之性而设的和肝之剂。本方君以辛味之柴胡散之：柴胡辛开升散，疏木解郁，使少阳半表之邪得从外散。臣以苦味之黄芩降之：黄芩苦寒泻下，清胆泻热，使少阳半里之热得从内彻。黄芩与柴胡相伍，柴胡向上向外，黄芩向下向内。二药一升一降，升发少阳之气，降泻太阴之邪，调达气机升降；一散一清，外散半表之邪，内清半里之热，调和少阳枢机。佐以辛味之半夏、生姜补之：半夏、生姜辛散助柴胡以解郁，祛半表阳邪之客，降逆化痰和胃，除半里阴邪之聚，通行表里而和中。柴胡与半夏同用，一升一降，犹能升清降浊，畅达气机。人参、大枣味甘缓之，亦为佐药：二药补中扶正，既能扶正以助祛邪，又能实里以防邪入，甘缓和中，抑制苦寒伤胃，补益脾胃之里。大枣与生姜合用，一走表一走里，可调和营卫，佐柴胡解半表之邪。使以甘味之炙甘草缓之：炙甘草助参枣扶正，且能调和诸药，其与人参合用，可扶正抗邪，防少阳之邪内传三阴。全方寒温并用，攻补兼施，升降相因，疏利三焦，宣通内外，调达上下，和畅气机，协调升降平衡，和解表里枢机，为和解之代表方。

笔者认为少阳之特点，是在半表半里之位，出则为表，入则为里，是证候虚实过渡之枢、寒热转化之中途，为人体气机升降出入之枢机。而辛主乎升，苦主于降，辛散达表，苦降入里，故少阳枢机之剂，仍遂其性主以辛苦之品，以复升降出入，佐以甘味之品和中，以为平衡之中点。辛苦之品中唯以柴胡、黄芩为最。何以言之？柴胡辛苦微寒，其生于半阴半阳之坡，合少阳半表半里之象，具轻清上升、宣透疏达之性，乃从阴出阳之佳品；黄芩得甲胆之气生，又中空似胆腑之形，苦寒降泻，清胆泻热，为气分热之主药，亦为少阳之主药。柴胡升少阳，则少阳遂其生生之性；黄芩清胆热，则表里之热无不解；配以人参、大枣、炙甘草甘以调和，则少阳枢机自和。

本方七味药升降相因，寒热并用，攻补兼施，共奏协调升降平衡、和解半表半里之功。

☞ 用方要点与诀窍

1. 病位病机　邪在枢机，正邪纷争，势均力敌。

2. 证候特点　经腑同病，气郁化火，易夹痰、夹瘀、夹饮，病症休作有时（固定时间、固定时限、固定原因、固定症状、固定体位）。

3. 方证要点

（1）关键指征：①少阳经气不利的症状，如往来寒热，胸胁苦满，肢体麻木；②气郁化火的症状，如心烦喜呕，口苦，咽干；③肝木克土的症状，如默默不欲饮食；④清阳不升的症状，如目眩。

（2）舌脉：舌边尖红，苔黄白（气郁时间长为薄黄苔，气郁时间短为薄白苔）；脉弦数、弦细（气郁是新病，以弦数为主；气郁是旧病，以弦细为主）。

4. 主治病症　本方常用于治疗少阳枢机不利所引起的眩晕、麻木、胁痛、胆囊炎、胆石症、偏头痛、外感发热等，还可用于治疗哮喘、慢性支气管炎、癫痫、黄疸、肝硬化、胃炎、水肿、肾盂肾炎、皮炎、腮腺炎、经期头痛、痛经、更年期综合征、视神经炎、带状疱疹后遗神经痛等。

5. 应用方法 ①比例：柴胡：黄芩：半夏：生姜：人参：炙甘草＝3：1：1：1：1：1，大枣4枚。其中柴胡大剂量20~30 g用于解热，中剂量10~15 g用于疏肝解郁，小剂量5~8 g用于升阳。张洁古、李东垣、缪仲醇、叶天士皆言柴胡劫阴，但现代药理实验显示，柴胡在与黄芩配伍中，未发现有劫阴的不良反应。而张仲景在《金匮要略》中，将小柴胡汤用于“血虚而厥”之“产妇郁冒”，说明张仲景认为小柴胡汤无“升阳劫阴”之弊。②药味：柴胡以北柴胡为宜，若气虚者人参改用党参，阴虚者改用玄参。半夏宜用姜半夏。③用法：以水一斗二升，煮取六升，去渣，再煎取三升，温服一升，日三服。或诸药煎煮去渣，以药汁再煎煮 10~15 分钟，分次服用。④或然证之加减法：若胸中烦而不呕者，因胃和故去半夏、人参，加瓜蒌导热下行除烦热；若口渴者，半夏燥津，非渴所宜，故去之，倍人参加天花粉甘润凉苦，彻热生津；若腹中痛者，胆郁胃虚，故去黄芩，加芍药等甘以缓急，土中泻木；若胁下痞硬者，甘令人满，故去大枣之滞，加牡蛎软坚散结；若心下悸、小便不利者，水蓄不行，水得寒则苦，肾得苦则坚，故去苦寒之黄芩，加茯苓淡渗以利水行；若不渴，外有微热者，则里和津未伤，故去人参之顾内，因外热表证多，故加桂枝解肌；若咳者，则寒饮气逆，恶生姜之升、参枣之滞，故去之，加五味子酸以收肺逆，干姜温以化寒饮。此仲景列小柴胡汤，或然证加减用药之法度，足以说明小柴胡汤和解之功治症之多。若少阳与太阳合病，可合用桂枝汤；若兼结胸证，可合用小陷胸汤；若兼湿阻之证，苔腻者可合用平胃散，苔垢腻者可合用达原饮；若兼血虚者，可合用四物汤；若兼气虚者，可合用黄芪建中汤；若兼血瘀者，可合用桂枝茯苓丸；若兼气郁者，可合用四逆散。此又足以说明小柴胡汤和解之性，用途之广。

用法诀窍

在外感病、内伤杂病中，只要见少阳主证一二即可应用本方。

☞用方心悟与案例精讲

1. 眩晕　眩晕，尤其是颈性眩晕的患者多与体位有关，故临证治疗眩晕时，若见休作有时者，余多用小柴胡汤加减。

如一59岁男性患者，昨日晨起时突发眩晕，当时神清，后于傍晚沐浴时再次发作，并伴有口苦、口干、颈项僵硬而不敢回顾之症，今日晨起体位变化时忽觉恶心，并伴有呕吐，舌淡暗苔黄腻，脉弦细。考虑眩晕乃湿热内蕴，少阳枢机不利，升降失常，清阳不升所致。颈项部筋肉失于温煦濡养，则僵硬；肝火上炎，则口苦；脾胃升降失司，胃气上逆，则恶心、呕吐；津液输布失常，则口干；舌脉亦有湿热之征象。故治疗本病当和解少阳、清利湿热，选用小柴胡汤为主方：柴胡20 g，黄芩15 g，清半夏15 g，党参10 g，炙甘草10 g，大枣4枚；酌加竹茹10 g，以清利肝胆湿热；茯苓20 g，生薏苡仁30 g，以健脾利湿；陈皮15 g，枳壳10 g，以行气化瘀；生龙骨（先煎）30 g，生牡蛎（先煎）30 g，以重镇安神；葛根20 g，以升阳解肌。患者服药3剂后，恶心、呕吐及口苦之症消失，眩晕未发，颈部僵硬之症好转，舌淡暗苔薄黄，脉弦细。续服7剂后，颈部虽略有僵硬，但活动自如，眩晕未发。

2. 外感发热　发热，若为寒热往来者，小柴胡汤必为主方。对不明原因的发热，而非温病者，余每以小柴胡汤而奏效。

2015年1月份，余到浙江开会，入住酒店后以空调取暖。2日后出现咽痛，遂关掉空调，外出乘船后突发高热，体温达37.8 ℃，伴咽痛，不欲食，干呕，大便正常，舌淡暗苔薄黄，脉弦数。口服、静脉滴注西药，效果不佳，体温达39 ℃，且寒战身痛，食不下。自忖身热寒战，食不下，干呕，且舌淡暗苔薄黄，舌质不红，脉弦数不浮，当属少阳小柴胡汤证。仲景言："呕而发热者，小柴胡汤主之。"遂自拟一封信发回家中：柴胡30 g，黄芩10 g，半夏10 g，党参10 g，生姜10 g，大枣10 g，生石膏30 g，薄荷（后下）20 g，荆芥10 g，牛蒡子30 g，射干30 g。然后改签机票于当晚22:30到天津家中，饮以妻子所煎汤剂1剂，转日晨起，热退身静；续服 2 剂，并以米粥清淡饮食调之，诸症痊愈。

3. 胁痛　《景岳全书·胁痛》云：“胁痛之病，本属肝胆二经，以二经之脉皆循胁肋故也。”《证治汇补·胁痛》云：“凡木郁不舒，而气无所泄，火无所越，胀甚惧按者，又当疏散升发以达之，不可过用降气，致木愈郁而痛愈甚也。”足少阳胆经循行过胸胁，若少阳经气不利，则易发生胁胀满而痛。余曾用小柴胡汤加减治疗气郁胁痛，疗效甚佳。

患者 35 岁，女性，诉两年半以前因情志不舒，出现胃脘部、剑突下胀满疼痛，牵及两胁、后背、颈部、肩部，辗转多家医院检查治疗，均未见阳性体征及器质性病变，症状时轻时重，后经病友介绍而来诊。现两胁肋以上拱撑窜痛，部位不固定，一般累及左肩、项部、胃脘部，心烦气短，急躁易怒，纳少，口干喜饮，睡眠多梦，舌暗红苔薄，脉沉弦，月经史正常，既往体检未见异常。该患者两胁肋拱撑窜痛，痛无定处，可知其为少阳枢机不利，气机不畅，经脉不通所致；气郁化火，则心烦急躁易怒；郁火伤津，则口干喜饮；郁火扰心，则睡眠多梦；肝木克土，则不欲食；舌脉亦为气郁之征。故治当疏利少阳气机、理气止痛，以小柴胡汤合四逆散加味：柴胡 20 g，黄芩 10 g，清半夏 10 g，党参 10 g，炙甘草 10 g，白芍 15 g，枳实 10 g，大枣 4 枚，生姜 4 片，以疏利少阳枢机；酌加香附 10 g，川芎 15 g，以疏肝行气止痛。配合针刺支沟、阳陵泉、三阴交、太冲、丝竹空、中脘，以助疏利少阳气机。治疗 7 次后，其气在肩、背部窜痛，余症已消，仍纳少，舌暗淡苔薄，脉沉弦。因患者畏针刺，遂停针只服汤剂治疗。前方去生姜、大枣，加枳实至 15 g，以增行气之力；神曲 15 g，陈皮 10 g，以健脾开胃；桃仁 15 g，红花 15 g，以活血化瘀；防风 10 g，升麻 6 g，意在静中求动、载药上行。患者服药 7 剂后，唯感肩部胀闷不舒、气短，舌暗淡苔薄，脉沉弦。前方加杏仁 10 g，茯苓 15 g，以调理肺气。患者服药 6 剂后，唯感气短，舌淡苔薄，脉沉弦。继以前方 3 剂以善后。

4. 胆囊炎　胆囊炎常表现为胁痛、腹胀、发热、呕吐等症。《医学正传·胁痛》载：“外有伤寒，发寒热而胁痛者，足少阳胆、足厥阴肝二经病也，治以小柴胡汤，无有不效者。”《伤寒论·辨少阳病脉证并治》曰：“本太阳病不解，转入少阳者，胁下硬满，干呕不能食，往来寒热，尚未吐下，脉沉紧者，与小柴胡汤。”中医认为当邪气侵入少阳经出现类似于胆囊炎的胁痛、腹胀、寒热、呕吐的表现，用小柴胡汤治疗。

如一59岁女性患者，诉胃脘牵及胁肋痛2个月余，现胃脘痛，牵及胁肋，纳呆，口苦，嗳气，舌淡红苔薄黄，脉沉弦细。查腹部B超提示：胃炎，胆囊炎。考虑本病乃肝气犯胃，肝胃不和所致，观患者之舌脉亦有肝气郁滞之征象。故治当疏肝理气、和胃止痛，以小柴胡汤合四金汤加减治疗：柴胡20 g，黄芩10 g，半夏10 g，党参10 g，郁金15 g，金钱草15 g，鸡内金15 g，海金沙15 g，炙甘草15 g，以疏利少阳枢机；旋覆花（包煎）15 g，赭石（先煎）10 g，以降逆止呕；川楝子10 g，以疏肝理气；延胡索15 g，以止痛。服药4剂后，患者胃脘、胁肋痛、纳呆及嗳气症状好转，舌淡红苔薄黄，脉沉细弦。前方去旋覆花、赭石，加白芍20 g，当归20 g，丹参20 g，以养血柔肝。服药7剂后，诸症尽除而告愈。

5. 带状疱疹后遗神经痛　带状疱疹后遗神经痛的发作部位多为季肋区，为肝胆经循行所过之处，其发作时如触电样，发作一阵后稍有停歇，呈阵发性。《素问·缪刺论篇》载：“邪客于足少阳之络，令人胁痛。”《灵枢·经脉》云：“胆足少阳之脉……是动则病口苦，善太息，心胁痛不能转侧。”故带状疱疹后遗神经痛，若同时见口苦、咽干、脉弦数等症，可用小柴胡汤加减治疗。

如一70岁女性患者，诉胁肋部游走性灼痛2周，于2周前患带状疱疹，采用西医抗病毒、营养神经等治疗，经治疱疹结痂，遗有胁肋部游走性灼痛之症，服用止痛药后略有好转，但仍反复发作，遂前来就诊。现胁肋部时有剧烈游走性灼痛，疼痛部位皮色暗红，情绪抑郁，纳呆，受疼痛影响而入睡困难，大便干，一日一行，小便可，舌暗红苔薄黄，脉弦数。患者舌脉乃郁热之征象，考虑本病乃肝胆郁热，少阳经气不利所致，故治当清泻肝胆郁热、和解少阳，以小柴胡汤加减治疗：柴胡20 g，黄芩15 g，半夏10 g，党参10 g，炙甘草10 g，生姜4片，大枣4枚，以和解少阳；郁金15 g，枳壳15 g，川芎15 g，赤芍20 g，延胡索20 g，以疏肝行气、活血止痛；龙胆15 g，栀子10 g，以清泻肝胆郁火；神曲15 g，陈皮10 g，以理气健脾开胃。针刺：予以局部围刺，以通经散邪；平补平泻支沟、阳陵泉、三阴交、太冲，以疏肝理气、柔肝止痛。经治1周后，患者痊愈。

6. 癫痫 《素问·奇病论篇》云："人生而有病癫疾者……此得之在母腹中时，其母有所大惊，气上而不下，精气并居，故令子发为癫疾也。"《古今医鉴·五痫》载："夫痫者有五等，而类五畜，以应五脏……治之不便分五，俱豁痰顺气，清火平肝。"余常以小柴胡汤合温胆汤、定志汤、桂枝汤治疗本病。

曾治疗一因母亲难产而诱发之癫痫患者，男性，16岁，其家长诉阵发性昏仆、四肢抽搐6年，先后就诊于北京、河北、天津各大医院，诊为癫痫，予以托吡酯片、丙戊酸钠缓释片（德巴金）、卡马西平片及中药治疗，病情未见明显控制，每于劳累、精神紧张后即发作，今经友人介绍来诊。现症：精神正常，智力较前略有下降，癫痫每于夜间睡时发作，发时啼鸣，四肢抽搐，5~8分钟后自行缓解，无不适，饮食、二便正常，舌红苔薄黄，脉弦细。本病病因虽复杂多样，但总不离痰迷心窍，感触而发，且患者之舌脉有肝经郁热之征，故法当疏肝豁痰、安神定痫，以柴桂温胆定志汤加减治疗：柴胡15 g，黄芩10 g，党参10 g，半夏15 g，茯苓20 g，陈皮15 g，枳实10 g，竹茹10 g，石菖蒲20 g，桂枝10 g，赤芍15 g，钩藤（后下）30 g，炙甘草15 g，川牛膝30 g，远志20 g，炒酸枣仁30 g，生龙骨（先煎）30 g，生牡蛎（先煎）30 g，生姜4片，大枣4枚。将药用凉水浸泡40分钟，煎煮30分钟，将药汁倒净，加水复煎30分钟，再将二次药汁混匀，再煎10分钟，早晚分服。经服前方14剂后，是夜癫痫未发；继以原方10剂，服如前法。患者经近半年中药治疗，癫痫一直未发，虽经考试、运动等精神紧张、劳累之诱因，癫痫一直未再发作，舌质微红苔薄，脉弦细，故停用卡马西平片，托吡酯片改为100 mg，德巴金1片，中药原方去茯苓、陈皮、枳实、竹茹，加黄连10 g，阿胶（烊化）12 g，以安神。患者又经2个多月治疗，癫痫一直未发，学习生活一切如常，舌淡红苔薄，脉弦。继守前方，每晚服用德巴金1片，托吡酯片50 mg，中药改为一剂药三煎，分4次2日服用，患者又经3个月治疗，癫痫仍未发作，舌淡红苔白，脉弦。停用德巴金，只于每晚服用托吡酯片50 mg，中药原方研末服用，每日2匙，以巩固疗效。

7. 慢性支气管炎　慢性支气管炎常冬日发作，有明显季节性，因其休作有时，对于太阳、少阳合病所致之咳喘，余尝用小柴胡汤加减治疗，疗效显著。

如一49岁女性患者，诉咳喘2日。该患者因外出感寒而出现头痛，头晕，无汗身痛，肢节烦痛，咳嗽喘息，痰多，色白，口渴不欲饮，胸胁苦满，不欲饮食，口苦咽干，便干溲赤，舌红苔薄白微腻，脉弦浮。既往慢性支气管炎（喘息型）病史10余年。观其症状，乃太阳、少阳合病之征，其舌脉有痰湿之象。故治当疏表和解、降逆平喘，以小柴胡汤合桂枝汤加减治疗：柴胡15 g，半夏10 g，黄芩10 g，生姜10 g，炙甘草10 g，桂枝10 g，白芍10 g，大枣4枚，以疏表和解；酌加杏仁10 g，桑白皮15 g，瓜蒌30 g，厚朴10 g，以化痰止咳平喘。患者服药3剂后，头痛、无汗身痛、肢节烦痛等表证悉除，诸症大减，仍咳喘，纳呆，舌红苔薄白，脉弦数。前方去桂枝、生姜、大枣，加桔梗10 g，枳壳10 g，以宣肺止咳；白豆蔻10 g，陈皮15 g，以理气健脾。继服5剂后，诸症消失。

8. 偏头痛　足少阳胆经循行于头侧部，若少阳经气不利，则易发生偏头痛。余于临床治疗此病多用小柴胡汤加减。

如一44岁女性患者，1个月前无明显诱因出现头部两侧胀痛，未系统治疗，近日出现头痛头晕，晨起口苦，胁肋部胀满，纳少，食后胃胀，寐差，入睡困难等，舌淡红苔薄黄，脉弦细。该患者头部两侧胀痛，且伴有胁肋部胀满，可知其为少阳枢机不利、经脉不通所致。气机升降失常，清阳不升，则眩晕；肝气郁滞，郁火上炎，则口苦；郁热上扰心神，则入睡困难；肝木横克脾土，脾失健运，则纳少、食后胃胀；舌脉乃郁热之征象。故治当和解少阳、疏肝利胆，以小柴胡汤加味治疗：柴胡20 g，黄芩

15 g，清半夏 15 g，党参 10 g，炙甘草 10 g，大枣 4 枚，以和解少阳；酌加赤芍 20 g，川芎 15 g，以行气活血止痛；生龙骨（先煎）30 g，生牡蛎（先煎）30 g，以重镇安神；神曲 15 g，以健脾开胃。患者经 1 周治疗后，偏头胀痛明显减轻，口苦、胁肋部胀满、胃胀之症有所减轻，入睡已较前好转，舌淡红苔薄黄，脉弦细。继服前方 1 周后，诸症基本消失。

9. 麻木　少阳位于半表半里之处，主调和阴阳表里之邪。余认为麻木之症多因少阳枢机不利、阴阳失调、营卫不和所致，正如《素问·逆调论篇》云："荣气虚则不仁，卫气虚则不用，荣卫俱虚则不仁且不用。"故余于临床治疗麻木之症，多遵从"麻取少阳"的原则，采用小柴胡汤加减化裁。

如一 74 岁男性患者，2 个月前无明显诱因出现双上肢麻木感，伴有颈项部拘紧，肩部酸沉，时有头晕头痛，左侧大腿外侧时有麻木之感，入睡困难，舌暗苔薄白，脉弦细。考虑麻木当为少阳枢机不利所致。气机升降失调，颈肩部经脉滞涩不通，失于温煦，则颈项部拘紧，肩部酸沉；清阳不升，则头晕；头部经脉瘀阻，则头痛；阴阳失调，则入睡困难；舌脉乃血瘀之征象。故治当和解少阳，以小柴胡汤加味治疗：柴胡 20 g，黄芩 15 g，清半夏 15 g，党参 10 g，炙甘草 10 g，大枣 4 枚，以和解少阳；酌加乌蛇 15 g，威灵仙 15 g，以疏通经络；桃仁 10 g，红花 10 g，以活血化瘀；川芎 15 g，延胡索 20 g，以行气活血止痛；葛根 30 g，以升阳解肌；夏枯草 15 g 合半夏，以调和阴阳。患者经治 1 周后，麻木、颈部拘紧、肩部酸沉、入睡困难之症有所减轻，头晕、头痛之症消失，舌淡暗苔薄白，脉弦细。前方去川芎、延胡索，加鸡血藤 30 g，络石藤 30 g，僵蚕 10 g，以增强通络之力。续服半个月后，诸症痊愈。

和解胆经之名方——蒿芩清胆汤

蒿芩清胆汤出自清代余根初的《重订通俗伤寒论》，由青蒿、黄芩、竹茹、赤茯苓、碧玉散、半夏、陈皮、枳壳组成，是和解少阳（三焦）的名方。临证凡湿热之邪，郁于少阳胆腑，又有痰浊湿秽之各种病症，皆可用之加减治疗。

☞ 配伍法度与方义

蒿芩清胆汤是依据三焦气化特点而设的分消走泻、和解少阳之剂。笔者认为，三焦气化特点一是寄于胆中以化水谷，二是发于三焦行上下而通行水谷。其既不耐于寒，也不耐于燥，当煴煴常运，以行水谷。若邪扰三焦，必易成湿遏火炽之候。本方君以苦寒之青蒿、黄芩、竹茹发之。青蒿生苗于二月，得春木升发之令最早，所以入少阳经，又因其气味辛香清透，故能清胆透热，从少阳引邪外出。黄芩味苦，性寒，色青黄，且中空似胆腑。竹茹味甘淡，色青而中空，亦与胆腑相似。黄芩、竹茹二药苦降寒清，清消胆火于内。臣以辛苦温之半夏、陈皮、枳壳散之、燥之。半夏、陈皮、枳壳燥湿化痰，和胃畅中，以恢复脾胃气机之升降。佐以碧玉散清利湿热，引胆火下泻。使以甘淡之茯苓泻之。赤茯苓淡渗利湿，使湿热从膀胱而出。诸药合用，清透分消，中化痰湿，下利湿热，和解清胆，为治疗湿阻少阳之基本方。

本方八味药，寒温并举，于清利化湿之中，寓透达清解之法，分消走泻，和解少阳。

☞ 用方要点与诀窍

1. 病位病机　邪在少阳胆腑，湿遏热郁，三焦气化不畅，升降失常，胆火内炽。

2. 证候特点　热重寒轻，气化不畅，痰湿内阻。

3. 方证要点

（1）关键指征：①湿热内蕴的症状，如往来寒热，热重寒轻，眩晕盗汗（汗出黏腻或但头汗出或黄汗）；②热扰胆腑的症状，如口苦膈闷，吐酸苦水甚则干呕呃逆，胸胁胀痛，燥闷失眠。

（2）舌脉：舌红苔白黄腻（痰郁为腻，湿郁为白），脉弦滑数。

4. 主治病症　本方常用于治疗湿热内阻胆腑所引起的发热、中焦胆热证、胆囊炎、急性黄疸性肝炎、功能性消化不良、痞证、吞酸、失眠等，还可用于治疗暑湿发热、胃食管反流病、胆石症、口腔溃疡、脱发、更年期综合征等。

5. 应用方法　①比例：青蒿：黄芩：竹茹：赤茯苓：碧玉散：半夏：陈皮：枳壳 = 2：2：2：2：2：1：1：1。②药味：黄芩以枯芩为宜，半夏宜用清半夏。③用法：诸药水煎 20 分钟，然后去药渣，将药汁再煎煮 10~15 分钟，分次服用。

用法诀窍

凡属暑湿之邪在少阳胆腑，兼有湿痰内阻，热重于湿之症，皆可应用。对于胆热湿浊交阻，病势缠绵之病症尤佳。

☞ 用方心悟与案例精讲

1. 脱发　发为血之余，古人对于脱发多从血虚、血燥论治，而湿热内蕴亦可引起本病。余曾用本方治疗一脱发患者，疗效显著。

该患者为 25 岁女性，半年前因学习紧张而致脱发，脱发呈片状，余留头发较少且稀疏，并且逐渐加重，经多方诊疗未效，且脱发日甚。2 个月前出现舌疮，疮面 0.5 cm×1 cm 数处，多结于舌边下，疼痛日甚，且严重影响睡眠，并伴有纳呆、便溏，舌暗红苔黄腻，脉沉滑。分析本病乃湿热内蕴所致。湿盛则木烂，热盛则木枯。湿热熏蒸于上，故脱发；湿盛则肉败，热盛则肉腐，加之湿热化生虫毒腐蚀口腔，则口舌生疮；湿热阻滞中焦，纳运失健，升降失常，气机阻滞，则纳呆；湿热下注，阻碍气机，大肠传导失司，则便溏；舌脉亦为湿热之征象。故治当清利湿热、分消走泻，以蒿芩清胆汤加减治疗：治疗清半夏 15 g，竹茹 10 g，黄芩 10 g，青蒿 20 g，赤芍 15 g，云茯苓 20 g，川厚朴 10 g，当归 20 g，泽泻 20 g，陈皮 10 g，杏仁 10 g，川芎 15 g，车前子（包煎）30 g，枳壳 10 g，炙甘草 15 g。患者服药 2 剂后，舌疮疼痛消失，能安然入睡，舌疮深度范围缩小，且生出白色毛绒状头发，舌淡红苔薄黄，脉沉。继以本方治疗 1 个月后，口腔溃疡消失，长出一层层白绒状头发。前方去川厚朴、泽泻、杏仁、车前子，加赤芍 15 g，党参 10 g，炒白术 15 g，何首乌 20 g，以健脾生精养血。治疗月余后，发黑如初，诸症全消。

2. 痞证　余于临床治疗少阳枢机不利且伴有湿热阻滞引起的痞证，常选用蒿芩清胆汤加减治疗。

如一 50 岁男性患者，胃脘部痞闷不舒 1 年余，近 2 个月加重，且伴有纳呆，食后腹胀，肢体困重，入睡困难，大便黏腻不畅，舌红苔黄腻，脉弦滑。查胃镜示：慢性萎缩性胃炎。分析本病乃湿热蕴结所致。中焦气机升降失常，脾胃失于运化，则纳呆、食后腹胀；湿热困脾，则肢体困重；湿热上扰心神，则入睡困难；湿热下注大肠，则大便黏腻不畅；舌脉乃湿热之征象。故治当清利湿热、健脾和胃，以蒿芩清胆汤加减化裁治疗：清半夏 15 g，竹茹 15 g，黄芩 15 g，青蒿 15 g，云茯苓 20 g，陈皮 10 g，枳壳 10 g，以清胆泻热；酌加神曲 10 g，生薏苡仁 20 g，以健脾消食；夏枯草 15 g，半夏 15 g，以交通阴阳而安神。患者服药 7 剂后，胃部痞闷感减轻，食欲增强，夜寐可，舌红苔黄白，脉沉滑。前方去夏枯草、生薏苡仁，加佩兰 15 g，生白术 10 g，砂仁 15 g，以化湿醒脾。患者服药半个月后，诸症痊愈。

3. 失眠　失眠致病因素和诱发因素较多，对于胆热上扰心神之失眠，余常以蒿芩清胆汤加减化裁治疗。

如一 58 岁男性患者，素喜饮酒，半年前因酗酒致失眠，入睡尚可，但醒后难以入眠，多梦，同时伴有口干，渴不欲饮，头晕，心悸，但头汗出，舌暗红有瘀斑，苔黄腻，脉滑数。酒乃酿湿生热之物，该患者长期嗜酒，湿热内蕴。湿热上扰，则睡后难以入眠；湿热蕴结肝胆，导致肝不敛魂，则多梦；湿热内蕴，津液不能上承，则口干而不欲饮；湿热蒸腾，则头晕心悸，但头汗出；舌脉乃湿热之征象。故法当清胆利湿，以蒿芩清胆汤加减治疗：清半夏 15 g，竹茹 15 g，黄芩 15 g，青蒿 15 g，云茯苓 20 g，陈皮 10 g，枳壳 10 g，以清胆泻热；加葛根 15 g，以升清阳；砂仁 15 g，以醒脾；生龙骨（先煎）30 g，生牡蛎（先煎）30 g，以镇静安神。患者经治 2 周后，醒后难以入睡之症有所好转，头晕多梦之症消失，口干、心悸明显改善，舌暗苔薄白，脉弦细。前方加远志 20 g，以增强安神之功。服药 2 个月后，诸症痊愈。

4. 吞酸　对于吞酸的患者，余认为酸为肝之味，故治疗多从肝胆论治。

如一 26 岁女性患者，2 年前因工作繁忙，饮食无规律，而常感胃脘部隐痛，空腹痛甚，食后痛减，胃脘部时有嘈杂之感，吞酸，甚则吐酸苦水，舌红苔薄黄，脉弦略数。经胃镜检查诊断为慢性十二指肠壶腹部溃疡。《内经》云："少阳之胜……呕酸善饥。"考虑本病乃因胆火犯胃，胃气上逆所致；舌脉亦热象明显。故治当清胆泻火、和胃降逆，以蒿芩清胆汤合左金丸加减治疗：清半夏 15 g，竹茹 10 g，黄芩 10 g，青蒿 15 g，云茯苓 20 g，陈皮 10 g，枳壳 10 g，以清胆泻热；黄连 10 g，吴茱萸 5 g，以泻火降逆、和胃止痛；酌加煅瓦楞子 15 g，以制酸。服药 7 剂后，吞酸及胃部嘈杂之症明显减轻，胃痛之症有所好转，舌淡红苔薄白，脉弦细。前方加海螵蛸 15 g，丹参 15 g，蒲黄（包煎）15 g，延胡索 15 g。又经 2 周治疗后，吞酸嘈杂之症消失，偶因饮食不当引发胃痛。前方去黄连、吴茱萸、煅瓦楞子、竹茹、黄芩，加赤芍 20 g，鸡内金 15 g。续服 7 剂而告愈。

5. 发热　发热之因较多，可用之方亦多。若发热，热势绵绵，苔浊腻，属湿热秽浊所致者，宜用蒿芩清胆汤。

如一 70 岁男性患者，诉发热、寒热往来月余，经用多种抗生素治疗，身热不退，热势缠绵，因恐白细胞计数降低而求中医治疗。其来诊时，寒热往来，但头汗出，纳呆，口苦，便溏，躁闷失眠，舌红苔黄腻，脉滑数。考虑其寒热往来，缠绵月余，口苦，苔黄腻，则湿热瘀阻可知。湿热上蒸，则但头汗出；湿热郁阻三焦，升降失常，则纳呆便溏；热扰胆腑，则口苦，躁闷失眠；舌脉乃湿热之征象。故法当清热利湿、芳香化浊，予以蒿芩清胆汤加减治之：青蒿 20 g，黄芩 15 g，竹茹 15 g，赤茯苓 15 g，清半夏 10 g，陈皮 10 g，枳壳 10 g，泽泻 15 g，牡丹皮 15 g，碧玉散（冲服）10 g，水煎，分温 3 服。经 1 周治疗后，热退汗止，纳呆失眠好转，大便正常，舌淡红苔薄黄，脉弦滑。前方加神曲 15 g，淡豆豉 10 g，栀子 10 g。1 周后复诊，诸症消失，血常规化验各项指标正常，而告愈。

第二节 补肝之剂

补肝之剂，或补肝血者，补肝体以益肝用；或补在肾者，滋阴益水以涵木；或补在脾胃者，培土以荣木。在用药方面，则主以酸甘之品以滋补肝体，辛甘之品以益肝用，甘平之品以健脾荣木，甘苦味厚之品以入肾坚阴。总之，补肝之剂，补肝之不足为补。

肝经调血之专剂——四物汤

四物汤出自宋代陈师文的《太平惠民和剂局方》，由熟地黄、当归、白芍、川芎组成，是治疗血证之基本方，也是调经的常用方，被后世医家誉为“血病之通剂”“肝经调血之专剂”“妇科圣方”。临证凡营血亏虚，血行不畅的各种病症，皆可用作基础方，随症灵活加减。

☞ 配伍法度与方义

四物汤是依据肝之性而设的补肝之剂。本方君以辛甘之当归补之：当归能引诸血归于肝经，治在肝之体、肝之用，其味辛甘既不虑其过散，又不虑其过缓，得其温中之润，故能养血生血，活血和血，以壮血之本。臣以甘温之熟地黄缓之：熟地黄甘润滋阴养血，生精补髓，补益肝肾，补肝血，以沃血之源。佐以酸味之白芍泻之：白芍酸甘敛阴养血，柔肝养肝，敛肝阴，以安血之海。三药相配，酸甘敛阴，则滋阴养血之功益盛，顺肝喜阴之木性，养血以柔肝体。使以辛温之川芎散之：川芎辛散温通，活血化瘀，行气开郁，和肝血，以行血之气，与当归相配则畅达血脉之力益彰。地、芍为血中之血药，滋腻性柔而属阴，归、芎为血中之气药，辛燥性刚而属阳，四药相配，补而不滞，温而不燥，滋而不腻，刚柔相济，阴阳调和，符合调理肝脏辛补、酸泻、甘缓之治疗原则，为肝经补血调血之良方。

☞ 用方要点与诀窍

1. 病位病机　病在血分，营血亏虚，血行不畅，肝失所养。

2. 证候特点　营血虚瘀，月经不调，偏阴血不足者。

3. 方证要点

（1）关键指征：①血虚失养的症状，如头晕目眩，唇爪无华，心悸失眠，月经不调，量少或经闭不行；②营血瘀滞的症状，如脐腹作痛。

（2）舌脉：舌质淡，脉沉细或沉涩（血虚则沉细，血瘀则沉涩）。

4. 主治病症　本方常用于治疗营血虚瘀所引起的月经不调、痛经、闭经、眩晕、失眠、麻木、痹证等，还可以治疗崩漏、子宫肌瘤、血管性头痛、低血压、肝硬化腹水、肾性贫血、白细胞减少症、慢性荨麻疹、皮肤瘙痒症、斑秃等。

5. 应用方法　①比例：熟地黄∶当归∶白芍∶川芎＝1∶1∶1∶1。②药味：血瘀者白芍改用赤芍，血热者熟地黄改用生地黄。③用法：水煎温服，宜空腹饭前服用。

用法诀窍

凡属营血亏虚，肝虚血瘀之症，皆可应用。

☞ 用方心悟与案例精讲

1. 失眠　《素问·宣明五气篇》曰："肝藏魂。"对于肝血亏虚，魂失所藏而导致的失眠多梦者，余常以四物汤加味化裁治疗。

如一 28 岁女性患者，诉 2 个月前引产后出现失眠多梦之症，且伴有疲乏无力、头晕、腰痛等症，月经量少、色鲜红、经期缩短、行经 4~5 日，舌淡苔薄白，脉沉细。考虑该患者失眠多梦之症乃引产后营血亏虚，肝不敛魂所致。气血亏虚，脑髓失养，则头晕；肢体失于濡养，则疲乏无力；气血不足，冲任失调，则月经量少、经期缩短；舌脉亦为血虚之象。故治疗本病当以养血安神为根本大法，选用四物汤为主方：熟地黄 20 g，当归 20 g，白芍 30 g，川芎 15 g，以养血滋阴；酌加党参 15 g，茯苓 20 g，炙甘草 15 g，健脾以益气血生化之源；酸枣仁 30 g，首乌藤 30 g，合欢花 15 g，以养血安神；生龙骨（先煎）30 g，生牡蛎（先煎）30 g，以镇静安魂；益母草 30 g，以活血调经。患者服药 7 剂后，神疲乏力、腰痛之症基本消失，失眠多梦较前明显减轻，偶有头晕，舌淡红苔薄白，脉沉细。续服 2 周后，诸症痊愈。

2. 麻木 《素问·逆调论篇》云："荣气虚则不仁，卫气虚则不用，荣卫俱虚则不仁且不用。"若于临床见营血亏虚所致麻木之症，余常以四物汤加味化裁治疗。

如一 59 岁男性患者，诉 1 年前无明显诱因出现双手麻木之症，以左手拇指、示指及中指尤甚，双手皮肤干燥，颈部僵硬，舌暗淡苔薄白，脉沉细。本病乃双手失于濡养所致。血虚失养，则双手皮肤干燥；血不荣筋，则颈项僵硬；舌脉乃血虚血瘀之征象。故治当养血活血，以四物汤加味：熟地黄 20 g，当归 20 g，赤芍 20 g，川芎 15 g，以养血活血；酌加桃仁、红花各 10 g，以活血化瘀；柴胡 20 g，葛根 30 g，以升阳解肌；乌蛇 10 g，威灵仙 15 g，以疏通经络。患者服药 1 个月后，诸症痊愈。

3. 痹证 治疗血虚血瘀所致的痹证，余常以四物汤加减化裁。

如一 42 岁女性患者，诉半年前无明显诱因出现腰部及双下肢后侧疼痛，右侧尤甚，疼痛可随气候变化及经期而加重，且伴有双膝关节疼痛、睡后易醒、月经延后等症，月经大多延后 1 周，每次行经 7~8 日、量少、色暗红、时有血块，舌暗苔薄，脉沉细。该患者疼痛之症乃营血亏虚，瘀血阻络所致。肝体失养，魂失所藏，则睡后易醒；气血运行不畅，冲任失调，则月经量少、色暗红而有血块；舌脉乃血瘀之征象。故治当养血活血、通经止痛，以四物汤加味治疗：熟地黄 20 g，当归 20 g，赤芍 20 g，川芎 15 g，以养血活血；酌加桃仁、红花各 10 g，以活血化瘀；狗脊 15 g，鹿角霜 15 g，小茴香 5 g，怀牛膝 30 g，以补肝肾、强腰膝、温经止痛；延胡索 30 g，以加强通经止痛之功；益母草 30 g，泽兰 20 g，以活血调经。患者经治 1 周后，腰腿及膝关节疼痛明显减轻，舌略暗红苔薄白，脉沉细。前方加合欢花 15 g，首乌藤 30 g，以安神助眠。服药 1 个月后，诸痛尽除，月经延后 1~2 日而至、量可、色鲜红、无血块，瘥安。

4. 月经不调　余于临床治疗月经病，常以四物汤为基础方加减。

如一 23 岁女性患者，诉月经延期半年余，曾于当地医院就诊并服中药治疗，未见明显改善，月经延期，行经 2~3 日、经量少、色暗、偶有血块，且伴有痛经，四末不温，神疲乏力，心慌，急躁易怒，舌淡暗苔薄白，脉沉细。该患者之月经情况，当为冲任失调，营血瘀滞所致。血虚不荣，血瘀不通，则痛经；血虚不运，四末失于濡养，则不温；心神失养，则神疲乏力、心慌；肝血亏虚，阴虚无以制阳，肝之疏泄太过，则急躁易怒；舌脉乃血虚血瘀之征象。病在于虚、瘀，故治当养血和血、活血化瘀，以四物汤加味治疗：熟地黄 20 g，当归 20 g，赤芍 30 g，川芎 15 g，以养血活血；酌加桃仁、红花各 10 g，以活血化瘀；益母草 30 g，泽兰 20 g，以活血通经；桂枝 30 g，以温经化瘀；柴胡 15 g，枳壳 10 g，炙甘草 10 g，以疏肝行气，使气行则血行。患者经治 2 周后，月经来潮，经量较前增多、色红、无血块，神疲乏力、心慌之症消失，四末不温、痛经之症明显好转，舌淡红苔薄白，脉沉细。前方当归加至 30 g，以增加活血之力；加艾叶 10 g，以温经通脉。服药 1 个月后，月经正常，诸症痊愈。

滋阴疏肝之名方——一贯煎

一贯煎出自清代魏之琇的《柳州医话》，由生地黄、当归、枸杞子、沙参、麦冬、川楝子组成，是治疗肝肾阴虚、胁痛之名方。临证见肝肾阴亏、血燥气滞所致各种病症，皆可用之加减治疗。

☞ 配伍法度与方义

一贯煎是依据肝肾之性而设的补肝之剂。肝者，体阴而用阳，其阴易虚，其阳易亢，其气易郁。若肝血涸竭，肝气内郁，独用香燥行气之品，恐伤阴更甚，然乙癸同源，肝阴之虚，当滋水涵木，肝肾同治，故其组方从滋补肝肾入手。君以甘苦之生地黄坚之、补之。生地黄性禀至阴，可润元阴之燥竭，益真阴之不足，补母以实子，滋水以涵木，使血海得充，浮阳得敛，就像枯木得到了水的滋养一样，其治在肾，其功在肝。臣以辛甘之当归、枸杞子，散之、补之；甘寒之北沙参、麦冬缓之。当归补中有动，行中有补，补肝使肝无留滞，营血自调，养血和血，治在肝之体。枸杞子体润滋阴，入肾补血，味甘助阳，入肾补气。二药合用，气辛而动，畅肝所郁；专入血分，充溢阴血。北沙参是肺家气分中理血之药，色白体轻，疏通而不燥，润泽而不滞，血阻于肺者，非此不能清之。麦冬为胃家正药，起胃阴而泽心肺。二药合而投之，佐金平木，金气润则下媾于肝，金木媾而阴阳和矣。佐以苦寒之川楝子疏肝理气，顺木条达之性，导热而下走渗道。诸药合用，取辛散辛补顺肝之性，以苦坚苦补应肾之求，以甘补脾土，土旺四脏皆旺，而成滋补肝肾之良方。

本方六味药，于大队滋阴药中配以少量疏肝之品，疏补结合，遂肝之性，则补而不滞，苦而不燥，滋阴益水以涵肝木，泽液养金以制肝亢，合肝体阴而用阳之性，寓平肝于滋肺肾之中，使肝气得舒，肝体得养，独树“补肝”之帜。

☞ 用方要点与诀窍

1. 病位病机　病在肝肾，肝肾阴虚，肝失濡养，疏泄失常。

2. 证候特点　肝肾同病，阴液亏虚，肝气不舒，血燥气滞。

3. 方证要点

（1）关键指征：①肝气郁滞的症状，如胸脘胁痛，或有疝气瘕聚；②肝经热盛的症状，如口苦吞酸；③阴虚失养的症状，如口燥咽干。

（2）舌脉：舌红少苔，脉细弱或弦大而虚。

4. 主治病症　本方常用于治疗肝肾阴虚、血燥气滞所引起的肋间神经痛、带状疱疹后遗神经痛、头痛、高血压功能性消化不良、习惯性便秘、月经不调、痛经等，还可以用于治疗神经官能症、失眠症、慢性萎缩性胃炎、糖尿病胃轻瘫、肝硬化、更年期综合征、黄褐斑、银屑病、尿路感染等。

5. 应用方法　①比例：生地黄：当归：枸杞子：沙参：麦冬：川楝子＝4：2：2：2：2：1。②药味：沙参以北沙参为宜。③用法：诸药煎煮去渣，分次温服。

用法诀窍

凡肝肾阴虚、气滞不舒所致之症，皆可应用。

☞ 用方心悟与案例精讲

1. 习惯性便秘　半百之人元气渐虚，肾精渐少，肝肾本同源，肝精肝血亦不充，加之忧怨愤郁，肝阳升泄太过，精血更耗，则肠道气机不畅，津亏失濡，燥结渐显，余常以一贯煎治之。

如一 54 岁女性患者，因排便困难来诊，诉 15 年前因生产后而致便秘，平素三四日一行，近日因情绪激动后致上述症状加重，约 10 日一行，大便质干，两胁时有作胀，口干，纳少，寐差，舌红苔薄黄，脉细弱。考虑患者年过半百，天癸已竭，肾阴亏虚、血虚肝旺可知。肾阴为一身阴液之根本，肾阴不足，阴亏于内，肠道失于濡润，则便秘；腑气不通，浊气不降，运化失司，则纳少；肝肾阴虚，阴不制阳，水不涵木，肝气郁滞，则两胁作胀；肾脉行于咽喉，肾阴不济，则口干；舌脉亦为阴虚之征。病以阴虚为本，化生诸症，故法当滋补肝肾、疏肝理气、润肠通便，以一贯煎加减治疗：生地黄 30 g，当归 10 g，枸杞子 10 g，沙参 10 g，麦冬 10 g，川楝子 5 g，桃仁 15 g，酸枣仁 30 g，大黄（后下）10 g。患者经 1 周治疗后，便秘及睡眠质量较前改善，大便 2~3 日一行，偶有两胁作胀，纳可，舌略红苔薄，脉沉细。前方加玄参 30 g，火麻仁 15 g。患者又经 1 周治疗后，已无两胁作胀之症，大便 1~2 日一行，纳可，寐欠安。前方去川楝子、沙参、桃仁，加生白术 15 g，首乌藤 30 g，合欢花 15 g。患者又经 1 周治疗后，诸症痊愈。

2. 肋间神经痛 《金匮翼·胁痛统论·肝虚胁痛》曰：“肝虚者，肝阴虚也，阴虚则脉绌急。肝之脉贯膈布胁肋，阴虚血燥，则经脉失养而痛。”

如一56岁男性患者，因右侧胁肋部刺痛来诊，诉5个月前无明显诱因出现右侧胁肋部刺痛感，疼痛剧烈时可向背部放射，多因深呼吸诱发，情绪波动时及咳嗽后症状加重，纳可，寐安，二便调，舌暗红苔薄，脉沉细。查右侧第六、七、八肋间隙压痛；查肝胆B超未见明显异常。考虑胁肋部为肝经所循，且男子七八天癸竭，精少，肾阴不足，故本病当从肝肾论治。肾阴亏虚，水不涵木，阴亏血燥，肝络失养，经脉拘挛，则胁肋刺痛；舌脉亦为阴虚夹瘀之征象。法当滋阴养血、疏肝止痛，以一贯煎加味治疗：生地黄30 g，当归10 g，枸杞子10 g，沙参10 g，麦冬10 g，川楝子5 g，柴胡15 g，白芍15 g，枳壳15 g，川芎15 g，延胡索30 g，炙甘草10 g。患者经1周治疗后，疼痛明显缓解，舌暗苔薄白，脉沉细。前方加郁金15 g，以增疏肝之效；加茯苓15 g，杏仁15 g，炙甘草15 g，即茯苓杏仁甘草汤，此意遵《类经》所云“魄之为用，能动能作，痛痒由之而觉也”。患者又经1周治疗后，诸症痊愈。

3. 带状疱疹后遗神经痛 中医学将带状疱疹后遗神经痛归为“胁痛”范畴。带状疱疹后遗神经痛老年患者多乃脉络空虚，燥热稽留，煎熬阴血，肝络失畅使然，究其证候特点，当予一贯煎治之。

如一64岁男性患者，因左腰胁部灼热疼痛来诊，诉1个月前左腰胁部患带状疱疹，经西药（具体药物不详）抗病毒治疗，疱疹结痂消退，但遗有皮损处灼热、疼痛，且伴有神疲乏力，口燥咽干，纳少，寐欠安，大便2日1次、质干，舌红少苔，脉弦细。考虑带状疱疹多由肝胆火盛，热毒壅滞所致，今虽热毒已去，但热邪伤阴，肝阴不足，阴亏血燥已成。阴虚热瘀，则热痛；壮火食气，则神疲；热盛伤津，阴亏津液不能上承，则口燥咽干；肠道失濡，则便干；舌脉乃阴虚热盛之象。故法当滋水涵木、疏肝通络，以一贯煎化裁治疗：生地黄30 g，当归10 g，枸杞子10 g，沙参10 g，麦冬10 g，川楝子5 g，柴胡15 g，白芍15 g，枳壳15 g，牡丹皮15 g，川芎15 g，延胡索30 g。患者经1周治疗后，神疲乏力、口燥咽干之症基本消失，疼痛明显缓解，二便调，舌暗苔薄白，脉沉细。前方去沙参、牡丹皮，加五灵脂 15 g，桃仁 10 g，红花 10 g。患者又经 2 周治疗后，疼痛消失而告愈。

养肝安魂之神方——酸枣仁汤

酸枣仁汤出自汉代张仲景的《金匮要略》："虚劳虚烦不得眠，酸枣仁汤主之。"该方由酸枣仁、茯苓、川芎、知母、甘草组成，主要用于治疗肝血不足，虚火内扰心神所致的失眠等症，为安神之代表方剂。笔者认为此方实为补肝体之祖方，临证凡肝血亏虚，阴虚火旺所致的各种病症，皆可用之加减治疗。

☞ 配伍法度与方义

酸枣仁汤是依据肝肾之性而设的补肝之剂。其组方谨遵《金匮要略·脏腑经络先后病脉证第一》中"夫肝之病，补用酸，助用焦苦，益用甘味之药调之"之训。君以甘酸之酸枣仁补之。酸枣仁味酸则入肝，皮赤则入心，内黄则入脾，为肝、心、脾三脏之药，心得之则神安，肝得之则魂藏，脾得之则意守，有养血益肝、宁心安神、摄魂定志之效，可养肝血以补肝体。臣以甘味之茯苓缓之，焦苦之知母坚之。茯苓色白入肺，味甘入脾，故可培土生金，肃肺金以和肝木，健脾土以荣肝木，使魂神安定，又因为得松根有余之气，伏藏地中不外透生苗，所以又善敛浮越之心气以安魂定魄，可助酸枣仁宁心安神。知母可润肾燥而滋阴，滋水以涵木，且能缓和川芎之辛燥。佐以辛温之川芎散之。川芎辛散温通，为血中之气药，可行气活血，调畅肝气。其与酸枣仁相配，一降一升，收散并用，升降相因，补肝血以益肝之体，畅肝气而调肝之用。但酸枣仁、知母、茯苓皆下行，而肾阴向上之机不能无常，故妙在用川芎可通阴阳以利之。使以甘味之甘草缓之。甘草和中缓急，与酸枣仁相配，酸甘化阴而滋养肝体。本方五味药，酸收与辛散并用，以酸补肝体，以辛益肝用，重用甘平，充分体现出"五脏苦欲补泻"中肝之辛补、甘缓的原则，为补肝之代表方剂。

☞ 用方要点与诀窍

1. 病位病机　病在肝脏，肝血不足，血不养阴，阴虚内热。

2. 证候特点　阴虚阳浮证，易夹瘀、夹热。

3. 方证要点

（1）关键指征：①肝血亏虚的症状，如多梦，眩晕；②阴虚火旺的症状，如心烦不得眠，心悸盗汗，头胀痛，舌咽干燥。

（2）舌脉：舌淡，苔薄，脉弦细。

4. 主治病症　本方常用于治疗肝血不足，阴虚内热所引起的失眠、眩晕、更年期综合征等，还可用于治疗神经衰弱、面肌痉挛、房性期前收缩、室性期前收缩、产后抑郁、经行失寐、遗精、阳强、小儿惊风、小儿睡行症等。

5. 应用方法　①比例：酸枣仁∶茯苓∶川芎∶知母∶甘草＝5∶3∶2∶2∶1。②药味：酸枣仁应炒用，入汤剂宜捣碎。③用法：以水八升，煮酸枣仁，得六升，内诸药，煮取三升，分温三服。或诸药煎煮去渣，分次温服。

用法诀窍

凡肝血不足、阴虚火旺所致之症，皆可应用。

☞ 用方心悟与案例精讲

1. 失眠　人卧则血归于肝。若肝血充盈，则魂有所藏，睡眠良好。若肝血亏虚，则魂失所藏，而失眠多梦。余于临床中，若见血虚肝旺所致之失眠，多用酸枣仁汤加减治疗。

如一60岁女性患者，7年前因思虑过度而出现入睡困难，睡前服用艾司唑仑1片后睡眠尚可，近2个月因春节期间环境吵闹，失眠之症有所加重，服用艾司唑仑2片后，仍入睡困难，每日仅能睡2~3小时，遂前来就诊。患者平素急躁易怒，且伴有五心烦热、双下肢沉重之症，舌淡暗，苔薄黄而干，左脉沉细，右脉弦。《景岳全书·不寐》曰:“其阴精血之不足，阴阳不交，而神有不安其室耳。”该患者之舌脉，乃阴虚火旺兼有血瘀之征象。肝阴亏虚则魂失所藏，阴虚阳亢扰动心神则神不安宁，故而失眠；血虚肝旺，则急躁易怒；阴不制阳，虚阳外越，则五心烦热；肝血亏虚，无以养筋，则双下肢沉重。故治疗本病当以养血安神、滋阴降火为根本大法，选用酸枣仁汤合黄连阿胶汤加减治疗：酸枣仁 30 g，川芎 10 g，知母 15 g，茯苓 20 g，炙甘草 10 g，黄连 10 g，阿胶（烊化）10 g，黄芩 10 g，白芍 20 g，以滋阴清热、养血安神；酌加首乌藤 30 g，合欢花 15 g，以宁心安神；清半夏 15 g，夏枯草 15 g，以引阳入阴、安神定魂；柴胡 15 g，枳壳 15 g，以疏肝行气；当归 20 g，以养血活血。患者服药 7 剂后，睡眠正常，诸症痊愈。

2. 眩晕 《临证指南医案·眩晕门》:“经云：诸风掉眩，皆属于肝。头为六阳之首，耳目口鼻皆系清空之窍。所患眩晕者，非外来之邪，乃肝胆之风阳上冒耳，甚则有昏厥跌仆之虞。”临床若见肝阴不足致肝阳上亢之眩晕，可用酸枣仁汤加减治疗。

如一 56 岁女性患者，3 年前无明显诱因出现眩晕之症，未系统治疗，近 2 个月眩晕之症加重，且伴有头胀、心慌、咽干、入睡困难、大便干燥，故前来就诊。该患者平素性情急躁，舌淡暗，苔薄而干，脉沉细。本病虽无明显诱因，但考虑到患者平素性情急躁，且患者之舌脉乃血虚血瘀之征象，可知本病乃肝血亏虚，阴虚阳亢所致。肝阳上亢，则头胀；阴血亏虚，心失所养，神不守舍，则心悸；阴虚内热，虚火上炎，则咽干；肝血亏虚，魂不得藏，则失眠；阴虚不能下润大肠，则大便干燥。故治当滋阴潜阳、养血柔肝，以酸枣仁汤加味治疗：酸枣仁 30 g，川芎 10 g，知母 15 g，茯苓 20 g，炙甘草 10 g，玄参 30 g，以滋阴潜阳、养血安神；酌加生龙骨（先煎）30 g，生牡蛎（先煎）30 g，以重镇安神；首乌藤 30 g，合欢花 15 g，以宁心安神；柴胡 15 g，枳壳 15 g，白芍 20 g，以疏肝行气、养血柔肝。患者经 1 周治疗后，眩晕、头胀、心慌之症明显好转，入睡正常，仍有咽干及大便干燥。前方加麦冬 15 g，以养阴润燥。服药 2 周后，诸症痊愈。

3. 更年期综合征　女子以血为事，以肝为先天，肝藏血而主疏泄，生理上联系冲任二脉，对于妇女月经胎孕的调节起重要作用。《灵枢·天年》曰："五十岁，肝气始衰。"妇女至更年期阶段，肝阴亏虚，肝失疏泄，冲任失调，则见更年期综合征，若伴失眠者，可用酸枣仁汤加减治疗。

如一52岁女性患者，两年半前无明显诱因出现心烦、汗出之症，平素自服更年安片和加味逍遥丸，症状未见明显改善，且伴有心慌、眼干、头部昏沉、两侧太阳穴处时有疼痛、记忆力减退、睡后易醒等，月经1个月未行，舌淡略有齿痕，苔薄白，脉沉细。考虑到本病乃绝经前后天癸将竭，任脉虚，太冲脉衰少，肾精不足，肝血亏虚所致。肝血不足，血不养心，则心烦、心慌；阴虚内热，迫津外泄，则汗出；肝阴亏虚，目失濡养，则眼干；肝肾阴虚，脑髓失养，则头部昏沉、记忆力减退；肝失疏泄，胆经郁滞，则头两侧疼痛；血虚生热，虚热内扰，魂无所归，则睡后易醒；舌脉乃血虚之征象。故治当养血柔肝、补益肝肾，以酸枣仁汤合六味地黄丸加味治疗：酸枣仁30 g，川芎10 g，知母15 g，茯苓20 g，炙甘草10 g，熟地黄20 g，山药15 g，山茱萸15 g，牡丹皮10 g，茯苓20 g，泽泻15 g，以补益肝肾、养血安神、滋阴降火；酌加柴胡20 g，枳壳15 g，以疏肝行气；泽兰20 g，益母草30 g，以活血通经。患者经治1周后，心烦、心慌、头痛、头部昏沉之症有所好转，舌淡苔薄白，脉弦细。前方去知母15 g，加枸杞子15 g，以补肾益精、养肝明目。服药2周后，诸症皆有所好转；继服1个月后，诸症痊愈。

第三节　泻肝之剂

泻肝之剂，或苦寒泻肝为泻；或因势利导，给邪以出路为泻；或泻在心者，清心火生肺金以制肝木；或泻在肾者，滋肾水清肺金以克肝木。在用药方面，除苦寒直折之品外，还可以甘淡之品导热邪从小便而出，或以苦寒味厚之品导热邪从大便而出，亦不乏以辛散之药散之。总之，泻肝之剂，损其有余而为泻。

清肝泻火第一方——泻青丸

泻青丸出自宋代钱乙的《小儿药证直诀》，青者，肝之色，故泻青者，泻肝也。本方由龙胆、栀子、大黄、羌活、防风、当归、川芎组成，乃清肝泻火第一方。临证凡肝经郁火所致的各种病症，皆可用之加减治疗。

☞配伍法度与方义

泻青丸是基于《素问·至真要大论篇》"热淫于内，治以咸寒，佐以甘苦，以酸收之，以苦发之"之说，依肝脏之性而设的泻肝之剂。本方君以苦寒之龙胆发之。龙胆苦寒直折，性禀纯阴，善泻肝胆实火。臣以苦寒之栀子、大黄清之。栀子轻飘象肺，色赤入心，性寒味苦，可泻三焦郁火，使邪热从小便而出。大黄苦寒味厚，沉降下行，走而不守，可泻肝经之热，导热邪从大便而出。二者同用，分消走泻。此三药相伍，以增清肝泻火之效。佐以辛味之羌活、防风散之。羌活气雄而散，味薄上升，可泻肝气，搜肝风。防风为风药之润剂，与羌活相比，其质稍轻，气亦稍平，能搜肝泻肺。二药同用，既可疏散肝火，又可防苦寒降泻之品使肝气被抑，疏肝行气以益肝用。使以辛味之川芎补之，以甘味之当归、竹叶缓之。川芎可辛散行气化瘀。当归可滋阴养血以护肝体，使邪去而阴血不伤。二者同用，既能养肝血而润肝燥，又能防热邪伤及肝阴。竹叶体轻气薄，味甘而淡，可清热除烦，导热由小便而出。诸药合用，以清肝泻火为主，配合升散濡润之药，使泻火而不凉遏，升散但不助火，泻肝而又不伤肝，泻中寓补，降中有升，为泻肝之良方。

☞用方要点与诀窍

1. 病位病机　病位在肝，肝经郁火。

2. 证候特点　肝火郁络实热证。

3. 方证要点

（1）关键指征：①肝经郁热的症状，如目赤肿痛，烦躁易怒，不能安卧，热盛抽搐；②热扰下焦的症状，如尿赤便秘。

（2）舌脉：舌红苔黄，脉弦或弦数。

4. 主治病症　本方常用于治疗肝经郁热所引起的失眠多梦、胃痛、小儿多动性抽动症、目赤、目痛、牙龈肿痛、病毒性角膜炎等，还可以治疗高血压、顽固性头痛、小儿发热、小儿霰粒肿（睑板腺囊肿）、小儿单纯疱疹性角膜炎、月经先期、睾丸痛、带状疱疹、绿风内障等。

5. 应用方法　①比例：龙胆∶栀子∶大黄∶羌活∶防风∶当归∶川芎＝1∶1∶1∶1∶1∶1∶1。②药味：大黄以川大黄为宜。③用法：诸药为末，炼蜜为丸，如芡实大。每服半丸至一丸，煎竹叶汤同砂糖温水送下。亦可按方中药物比例煎汤早晚分服，但作汤剂时，当归、川芎、羌活、防风用量宜减。

用法诀窍

凡肝经郁热所致病症，皆可应用。

☞ 用方心悟与案例精讲

1. 小儿多动性抽动症　多动性抽动症亦称抽动－秽语综合征，属中医“慢惊风”“瘛疭”等范畴。明代万密斋《幼科发挥·肝经兼证》曰：“诸风搐搦，牵引㖞斜，皆肝之病也，宜泻青丸主之。”余尝用泻青丸治疗小儿抽动症，疗效甚佳。

如一10岁男性患儿，其家长诉身体不自主抽动半年余。该患儿于半年前与同学争吵后逐渐出现眨眼、耸肩、踢腿等身体多部位不自主抽动之症，经他人提醒后以上症状可停止，但随后又反复发作。其来诊时还伴有口苦咽干、烦躁易怒、少寐多梦、小便黄赤、大便秘结之症，舌红苔薄黄，脉弦数。本病乃郁怒伤肝，肝失疏泄，气郁化火，火盛风动所致。郁热上蒸，则口苦咽干；肝失疏泄，则烦躁易怒；郁热伤肝，肝失藏魂，则少寐多梦；舌脉乃郁热之征象。故治当清泻肝经郁热，方用泻青丸加减：龙胆 10 g，栀子 10 g，大黄 10 g，羌活 6 g，防风 6 g，当归 10 g，川芎 6 g，以清泻肝经郁热；酌加半夏 10 g，夏枯草 10 g，以助眠；僵蚕 10 g，以熄风止痉；生龙骨、生牡蛎（先煎）各 15 g，以镇静安神。患者服药 1 周后，抽动频率略有减少，口苦咽干、烦躁易怒、小便黄赤、大便秘结之症均有所减轻，但仍有少寐多梦，舌红苔薄白，脉弦。前方加酸枣仁 15 g，远志 15 g，以助眠。患者服药 1 周后，不自主抽动减轻，口苦咽干之症消失，脾气较前温和，睡眠好转，二便可。继前方服药 1 周后，诸症尽除。

2. 失眠多梦　临床若见肝经郁火引起的失眠多梦，余常以泻清丸加减化裁治疗。

如一 35 岁女性患者，诉失眠多梦 1 年余。患者于 1 年前因工作不顺而出现入睡困难及多梦之症，经服用中药养血安神之品未效。现每晚需服用艾司唑仑 2~3 片以助眠，且伴有口苦咽干、目赤眼胀、急躁易怒之症，舌红苔黄，脉弦数。考虑本病乃工作不顺而诱发，实乃肝气不疏，日久气郁化火，肝火扰心，则入睡困难；肝火扰神，则多梦；郁热上蒸，则口苦咽干、目赤眼胀；肝失疏泄，则急躁易怒；舌脉亦热象明显。病在肝经郁火，故治当清肝泻火、安神助眠，以泻青丸合酸枣仁汤加味治疗：龙胆 15 g，栀子 15 g，大黄 10 g，羌活 10 g，防风 10 g，当归 15 g，川芎 10 g，酸枣仁 30 g，知母 15 g，茯苓 20 g，炙甘草 10 g，以清肝泻火、养血安神；酌加半夏 15 g，夏枯草 15 g，以清肝泻火、引阳入阴。患者服药 1 周后，多梦之症减少，入睡仍有困难，目赤眼胀之症消失，口苦咽干、急躁易怒之症均有所好转，舌红苔黄，脉弦。前方加生龙骨（先煎）30 g，生牡蛎（先煎）30 g，以镇静安神。患者服药 2 周后，入睡明显改善，已不需借助艾司唑仑，余诸症皆明显好转。继服药 1 周后，睡眠正常。

3. 病毒性角膜炎　病毒性角膜炎是受病毒致病原感染角膜而引起的炎症，属中医“聚星障”“花翳白陷”等范畴，多属肝火上炎所致。《秘传眼科纂要 · 论退翳难易》曰：“夫翳自热生，疔由毒发，发必在乌轮，乌轮属肝，则以清肝、平肝、行肝气之药，如柴胡、芍药、青皮之类，皆退翳药也。”余尝用泻青丸治疗此病，疗效颇佳。

如一男性患儿，8岁，家属诉其右眼目赤肿痛3天，曾用西药治疗未见好转，故而来诊。现右眼目赤肿痛，睁眼困难，右眼黑睛上方呈灰白色混浊，视物不清，纳呆，寐尚可，溲黄便结，舌红苔薄黄，脉细数。因肝开窍于目，《灵枢·大惑论》曰：“筋之精为黑睛。”该患儿目赤肿痛，且黑睛混浊，故当从肝论治。结合患儿舌脉，考虑目赤肿痛之症乃因肝火炽盛，循经上犯于目所致。邪热搏结于黑睛，阻滞目络，则翳障骤生，黑睛混浊；肝木横克脾土，脾失健运则纳呆；舌脉有火热之象。故治当清肝泻火，予泻青丸加减治疗：龙胆10 g，栀子10 g，大黄5 g，羌活5 g，防风6 g，当归10 g，川芎6 g，以清肝泻火；酌加青葙子10 g，谷精草10 g，石决明（先煎）6 g，野菊花10 g，以清肝明目；神曲10 g，焦山楂10 g，以健脾开胃。患儿服药7剂后，目赤肿痛之症大减，睁眼好转，黑睛混浊范围缩小，食欲增强，小便微黄，大便正常，舌略红苔薄黄，脉细。继前方服用1周后，诸症尽除而告愈。

泻肝清胆之名方——龙胆泻肝汤

龙胆泻肝汤出自宋代陈师文的《太平惠民和剂局方》，由龙胆、黄芩、栀子、泽泻、木通、车前子、当归、生地黄、柴胡、生甘草组成，是清肝胆实火、泻肝经湿热的常用方。临证见肝胆实火上炎、湿热下注所致的各种病症，皆可用之加减治疗。

☞ 配伍法度与方义

龙胆泻肝汤是立法于清热、利湿的泻肝之剂，而对于湿热之邪当主以苦寒之药燥之、清之，佐以甘淡之品泻之、利之。故本方君以苦寒之龙胆发之：龙胆苦中有涩，苦以发之，涩以收之，泻肝之气热，不泻肝之血热。其苦寒沉降，可泻肝胆实火，利肝胆湿热，泻火除湿两全。臣以苦寒之栀子、黄芩清之：黄芩、栀子性寒味苦，均可泻火除湿，助龙胆清利肝胆湿热。此三药均用酒拌炒，即可引药上行，加强清上之力，又使泻火之中寓疏散之意，使诸药寒而不遏。佐以甘淡之泽泻、车前子、木通泻之，甘味之当归、生地黄补之，辛味之柴胡散之：车前子、木通、泽泻渗湿利尿，导肝胆湿热从水道而去，给邪以出路，使湿邪无留；肝胆实火易耗肝血，且苦寒渗利之药易伤肝阴，故以甘味之生地黄、当归滋阴养血以护肝体，使邪去而阴血不伤；因肝主疏泄，湿热阻滞使肝失条达，且大量苦寒降泻之品易使肝气被抑，故以辛散之柴胡疏肝行气以益肝用，又可引诸药归于肝胆之经，与黄芩相配，既能解少阳之热，又可加强清上之功。使以甘味之甘草缓之：甘草既能甘以缓肝急，又可调和诸药，护胃安中。诸药合用，利肝胆湿热而兼护肝阴，泻肝胆实火而兼散肝气，泻中寓补，降中有升，为泻肝之良方。

☞ 用方要点与诀窍

1. 病位病机　病在肝胆，肝胆实火上炎，湿热下注。

2. 证候特点　肝胆湿热证。

3. 方证要点

（1）关键指征：①肝胆实火上炎的症状，如头痛胁痛，目赤，口苦，耳聋耳肿；②肝胆湿热下注的症状，如阴肿阴痛，阳痿阴汗，小便淋浊，带下黄臭。

（2）舌脉：舌红苔黄或黄腻，脉弦或弦数。

4. 主治病症　本方常用于治疗肝胆湿热所引起的黄疸、急性胆囊炎、偏头痛、阴痒、阴肿、急慢性前列腺炎、带状疱疹、湿疹、丹毒等，还可用于治疗肠易激综合征、胆汁反流性胃炎、胆心综合征、高血压、肝性脑病、失眠、痛风、带下病、阴囊湿疹、阳痿、脂溢性皮炎、睑腺炎、巩膜炎等。

5. 应用方法　①比例：本方原书中未标明药物的剂量，此处依据邓中甲主编的新世纪全国高等中医药院校规划教材《方剂学》第七版中的药物剂量，按比例计算药量。龙胆：黄芩：栀子：泽泻：木通：车前子：

当归：生地黄：柴胡：生甘草＝2：3：3：4：2：3：1：3：2：2。其中木通用量在3~6 g；柴胡用量在10~20 g，若超过20 g多用于解热，小于10 g多用于升阳。②药味：木通改用通草。今之木通，古书称为通草；今之通草，古称之为通脱木。③用法：诸药煎煮去渣，分次温服。或制成丸剂，每服6~9 g，日2次，温开水送服，宜饭后温服。

用法诀窍

凡肝胆实火、肝经湿热所致病症，皆可应用。

☞用方心悟与案例精讲

1. 带状疱疹　肝胆之经循行过胁肋，若肝胆火盛，热毒壅滞肌肤则见带状疱疹。余于临床治疗本病急性期属湿热者，常用龙胆泻肝汤加减。

如一50岁男性患者，诉4天前无明显诱因出现左胁下焮热疼痛并伴有成簇绿豆大小水疱，经消炎药、抗病毒药及止痛药治疗后，未见明显好转，且伴有口苦、咽干、心烦失眠之症，舌红苔黄腻，脉弦滑。患者舌脉乃湿热蕴结之征象，且水疱发于胁下，则肝胆湿热可知。肝火上炎，则口苦；火热伤阴，则咽干；热邪上扰心神，则心烦失眠。故治疗本病当以清利肝胆湿热为根本大法，选用龙胆泻肝汤为主方：龙胆10 g，黄芩15 g，栀子15 g，泽泻20 g，通草10 g，车前子（包煎）15 g，当归10 g，生地黄20 g，柴胡10 g，生甘草10 g，以清利肝胆湿热；酌加板蓝根15 g，以清热解毒；茵陈15 g，以清热利湿；牡丹皮15 g，延胡索30 g，以凉血止痛。患者服药3剂后，红肿尽退，疱疹十去六七，略有瘙痒，灼热感减轻，口苦咽干及心烦失眠之症明显好转。前方加赤芍15 g，蝉蜕10 g。服药5剂后，疱疹结痂，轻微痛痒，灼热感消失；再服药3剂后，诸症尽除。

2. 偏头痛　临床若见肝胆湿热引起的偏头痛，余常以龙胆泻肝汤加减化裁治疗。

如一40岁女性患者，诉左侧头部胀痛反复发作1年余，劳累或紧张后加重，疼痛剧烈，难以忍受，并伴有目赤眼胀、口苦咽干、急躁易怒、心烦失眠之症，舌红苔黄腻，脉弦数。查 TCD 示：左侧脑血管呈痉挛状态。考虑头侧部为少阳经所过之处，肝胆湿热循经上扰清窍，则偏头胀痛；肝开窍于目，湿热熏蒸肝胆，则目赤眼胀；肝火上炎，则口苦咽干；肝失疏泄，则急躁易怒；肝火扰心，则心烦失眠。病在肝胆湿热，故治当清利肝胆湿热，以龙胆泻肝汤加味：龙胆 15 g，黄芩 15 g，栀子 15 g，泽泻 30 g，通草 10 g，车前子（包煎）20 g，当归 10 g，生地黄 20 g，柴胡 15 g，生甘草 15 g，以清利肝胆湿热；酌加石决明（先煎）30 g，以平肝潜阳；半夏 15 g，夏枯草 15 g，以清肝泻火、燥湿助眠。服药 1 周后，头痛发作频率减少、程度减轻，目赤眼胀之症消失，口苦咽干、急躁易怒、心烦失眠之症有所好转，舌淡红，苔黄略腻，脉弦。继前治疗，服药 1 个月后，诸症消失。

3. 阳痿　《类证治裁》云：“阳之痿，多由色欲竭精……亦有湿热下注，宗筋弛纵，而致阳痿者。”肝经绕阴器，若见肝胆湿热所致之阳痿，余常以龙胆泻肝汤加减化裁治疗。

如一 40 岁男性患者，诉阴茎勃起障碍 3 个月余，曾服中西药治疗，未见好转，故而来诊。现阳事不举，小便频数，淋漓不尽，灼热痒痛，口干口苦，阴囊潮湿，纳呆，大便干燥，舌红苔黄腻，脉弦滑，国际勃起功能评分表（IIEF）评分 10 分。患者之舌脉乃湿热互结之征象，湿热蕴结肝经，宗筋弛纵，则阳事不举；湿热下注，则小便频数，淋漓不尽，灼热痒痛，阴囊潮湿；肝火上炎，则口干口苦；湿邪阻遏气机，脾失健运，则纳呆；热邪伤津，则大便干燥。治当清利肝胆湿热，以龙胆泻肝汤加味治疗：龙胆 15 g，黄芩 15 g，栀子 15 g，泽泻 30 g，通草 10 g，车前子（包煎）20 g，当归 10 g，生地黄 20 g，柴胡 15 g，生甘草 15 g，以清利肝胆湿热；酌加黄柏 15 g，以清利下焦湿热。患者服药 7 剂后，诸症减轻，阴茎能勃起，但坚而不久，IIEF 评分 16 分。继前治疗，患者服药 1 个月后，阳事随愿，IIEF 评分 24 分，纳可，二便调。

4. 阴囊湿疹　阴囊湿疹属于中医“浸淫疮”“绣球风”的范畴，多因肝经湿热下注所致，治疗当以清利肝经湿热为法，方用龙胆泻肝汤加减。

如一30岁男性患者，诉阴囊部皮肤反复出现丘疹伴瘙痒1个月余，口服氯雷他定片（息斯敏）等药物后症状有所减轻，但仍反复发作，故而来诊。现阴囊部皮肤反复出现丘疹伴瘙痒，糜烂渗出，目赤，口苦咽干，心烦，纳尚可，入睡困难，小便黄，大便调，舌红苔黄腻，脉弦滑。患者之舌脉乃肝经湿热之征象。因肝经循行过阴器，若肝胆湿热，下注阴器，则阴囊出现丘疹瘙痒；肝开窍于目，肝经热盛上注于目，则目赤；肝火扰心，则心烦、失眠；肝火上炎，则口苦、咽干。治当清泻肝胆之火，以龙胆泻肝汤加减治疗：龙胆20 g，黄芩15 g，栀子15 g，泽泻30 g，通草10 g，滑石粉（包煎）20 g，车前子（包煎）30 g，当归10 g，生地黄20 g，柴胡15 g，生甘草10 g，以清利肝胆湿热；酌加半夏15 g，夏枯草15 g，以清肝泻火、燥湿助眠。患者服药1周后，阴囊部湿疹减退，瘙痒减轻，余诸症皆有好转，舌红苔薄黄，脉弦。前方加地肤子20 g，蛇床子20 g，茯苓20 g。又服2周后，诸症痊愈。

泻肝和胃基础方——左金丸

左金丸出自金元时代朱丹溪的《丹溪心法》，由黄连、吴茱萸组成，为清肝泻火、和胃降逆之祖方，是治疗肝火犯胃的常用方。临证凡肝火犯胃致肝胃不和的各种病症，皆可用之加减治疗。

☞ 配伍法度与方义

左金丸是基于《素问·至真要大论篇》“火淫于内，治以咸冷，佐以苦辛，以酸收之，以苦发之”之说，依肝胃之性而设的泻肝之剂。本方君以苦寒之黄连发之：黄连味苦性寒，它的茎叶即使在寒冷的隆冬也不凋谢，根的形状就像连珠一样，禀寒水之气而直抵极下，所以能使肝热下泻而胃土得安，而具制木之义，可泻心胃肝胆之实火，清心火以泻肝火，使肝火不能横逆犯胃，降胃火，使胃热清则其气自降。这一味药可以同时清肝胃之实火，降胃气之上逆，标本兼治。佐以辛味之吴茱萸散之：吴茱萸一可疏肝解郁，且防纯用苦降而郁结不开；二可降逆止呕，以助君药治呕吐吞酸；三可反佐以制黄连之寒，而防苦寒伤胃；四可引黄连入肝经而清泻肝火。二药相配，辛开苦降，升降相因，寒热并用，相反相成，使泻火而不为凉遏，降逆而不致火郁，共奏清肝泻火、降逆止呕之效。黄连反佐吴茱萸，用治肝火犯胃，本非吴茱萸热药所宜，但吴茱萸苦多于辛，降多而升少，得木气多，肝实非其不泄。左金丸中黄连六份吴茱萸一份，则不至助热，且足以解郁滞之热，开郁热之去路，故为治疗肝火犯胃之祖方。且心属火，肝属木，肺属金，黄连泻心火而生肺金，肝木得肺金所制则生化正常。

本方二味药辛开苦降，相反相成，共为丸剂，意在调和其相反之性，使其舒缓而治之。

☞ 用方要点与诀窍

1. 病位病机　病在肝胃，肝郁化火，横逆犯胃，胃气上逆。

2. 证候特点　肝胃同病，里实热证，无虚象证候。

3. 方证要点

（1）关键指征：①肝郁化火的症状，如胁肋疼痛，口苦；②木邪侮土的症状，如呕吐，吞酸，嘈杂。

（2）舌脉：舌红苔黄，脉弦数。

4. 主治病症　本方常用于治疗肝火犯胃所引起的胁痛、吞酸、痞证、便秘、慢性泄泻、功能性消化不良等，还可用于治疗反流性食管炎、胆汁反流性胃炎、消化性溃疡、痛风、乳痈、小儿泄泻、小儿呕吐、小儿疳证、牙痛、口疮等。

5. 应用方法　①比例：黄连：吴茱萸 = 6 ∶ 1。②药味：黄连以川黄连为宜。吴茱萸有小毒，用量在 1.5~4.5 g。③用法：上药为末，水丸或蒸饼为丸，白汤下五十丸。亦可作汤剂，用量参考原方比例酌定，诸药煎煮去渣，分次温服。

◎ 用法诀窍

凡肝火犯胃之症，皆可应用。

☞ 用方心悟与案例精讲

1. 胁痛　《丹溪心法·胁痛》云："胁痛，肝火盛，木气实，有死血，有痰流注。"余于临床中，若见因肝经火旺而引起的胁痛兼口苦者，多施以左金丸。

如一 50 岁女性患者，诉半年前无明显诱因出现双胁胀痛之症，且兼有心慌，咽部时有堵闷感，口苦，乳房偶有胀痛，平素易怒，食欲欠佳，入睡困难，二便调，舌暗红苔黄，脉弦数。该患者平素急躁易怒，怒则伤肝，且舌脉亦为郁热之征象，故考虑胁痛之症乃因肝郁化火，肝气疏泄失常所致。肝火扰心，则心慌；因肝经循喉咙之后，上入颃颡，故肝经气机郁滞，则咽部堵闷；肝火上炎，则口苦；肝气失调，气机不畅，则乳房胀痛；木邪侮土，脾失健运，则纳呆；肝不敛魂，则入睡困难。故治疗本病当以疏肝解郁、清肝泻火为根本大法，选用左金丸合四逆散加减：黄连 15 g，吴茱萸 3 g，柴胡 20 g，枳壳 15 g，赤芍 20 g，炙甘草 10 g，以清肝疏肝；加半夏 15 g，夏枯草 15 g，清肝通达阴阳以助眠；桃仁 10 g，红花 10 g，延胡索 30 g，活血止痛。患者服药 7 剂后，口苦之症消失，乳房胀痛之症未发，余诸症皆明显减轻，舌暗苔薄黄，脉弦细。续服 7 剂后，诸症痊愈。

2. 吞酸　《寿世保元·吞酸》曰："夫酸者肝木之味也，由火盛制金，不能平木，则肝木自甚，故为酸也。"临床若见肝经热盛横克犯胃所导致的吞酸，可用左金丸加减治疗。

如一 40 岁男性患者，1 个月前因工作压力较大，情绪抑郁后出现嘈杂吞酸之症，且伴有脘满胁胀、善太息、纳少之症，舌暗红苔薄黄，脉弦。本病乃情绪抑郁所致，肝失条达，横逆犯胃，肝胃不和，气失顺降，则嘈杂吞酸；肝失疏泄，气机郁滞，则脘满胁胀，善太息；肝气犯胃，胃失受纳，则纳少；舌脉为肝经郁热之征象。故治当清肝和胃、疏肝解郁，以左金丸合四逆散加味治疗：黄连15 g，吴茱萸3 g，以清肝泻火、和胃降逆；酌加柴胡15 g，枳壳15 g，赤芍15 g，炙甘草15 g，以疏肝解郁、调和肝脾；煅瓦楞子15 g，海螵蛸15 g，以制酸；鸡内金15 g，神曲15 g，以醒脾开胃。患者经2周治疗后，嘈杂吞酸之症消失，脘满胁胀、纳少之症有所减轻，舌暗苔薄白，脉弦细。前方加香附10 g，砂仁15 g。服用7剂药后，诸症基本痊愈。

3. 痞证 《类证治裁·痞满论治》云："暴怒伤肝，气逆而痞。"《临证指南医案·痞》谓："即遵古贤治痞之以苦为泻、辛甘为散二法。"临床治疗胃脘部痞闷不舒伴口吐苦水，因肝火犯胃所致者，常予左金丸。

如一43岁女性患者，诉1年前因大怒后出现胃脘部痞闷不舒之症，后自服顺气疏肝丸等药，症状略有好转，近半年症状有所加重，且伴有反酸、恶心、口吐苦水、纳呆、寐差，舌暗红苔黄，脉弦细。本病乃因大怒而起，怒则伤肝，肝失条达，肝木横克脾土，中焦气机不畅，出现胃脘部痞闷不舒、纳呆之症；肝火上炎，胃失和降，则胃气上逆，口吐苦水，恶心反酸；舌脉为肝经郁热之征象。病在于郁，故治当疏肝解郁、清肝泻火、调和肝胃，以四逆散合左金丸加味治疗：柴胡15 g，枳壳15 g，赤芍15 g，炙甘草15 g，以疏肝理气；黄连15 g，吴茱萸3 g，以清肝泻火、降逆止呕；酌加煅瓦楞子15 g，以制酸；砂仁15 g，鸡内金15 g，以醒脾开胃。患者经治2周后，口吐苦水之症消失，胃脘部痞闷不舒、反酸之症明显减轻，纳呆，舌暗淡苔薄白，脉弦细。前方去左金丸，加木香10 g，海螵蛸15 g。服用1周后，诸症痊愈。

平肝潜阳第一方——镇肝熄风汤

镇肝熄风汤出自清代张锡纯的《医学衷中参西录》，张氏依据《素问·至真要大论篇》"诸风掉眩，皆属于肝"的理论，提出"风名内中，言风自内生，非风自外来也"的观点，并依此创制了镇肝熄风汤，以治疗肝肾阴虚致肝阳上亢、肝风内动之内中风证。该方组成：牛膝、赭石、生龙骨、生牡蛎、生龟甲、白芍、玄参、天冬、川楝子、生麦芽、茵陈、甘草。凡是肝风内动所致病症，皆可用之加减治疗。

☞ 配伍法度与方义

镇肝熄风汤是基于“阴虚火旺，当主以咸寒”，依肝肾之性而设的泻肝之剂。本方君以苦酸之牛膝补之（肾）、泻之（肝）。牛膝性善下行，可引血和诸药下行以治标，补益肝肾以治本。臣以苦寒体重之赭石、甘涩质重之生龙骨和咸涩微寒之牡蛎镇之，以酸甘之白芍泻之、缓之，以甘咸之龟甲补之。赭石苦降甘缓寒清，可重镇泻热；生龙骨甘缓肝急，重可潜镇，涩可固脱，可摄阳以归土；生牡蛎咸泻涩固寒清，潜镇泻阳，可据阴以招阳。三药相伍，以潜阳降逆、镇肝熄风。白芍酸泻甘缓，养血柔肝，以克上亢之肝阳；龟甲色黑应水，可滋阴益肾以涵肝木。佐以苦咸之玄参、甘苦之天冬补之，苦寒清芬之茵陈、咸平善消之麦芽、苦寒性降之川楝子清之。玄参色黑入肾，性善清上彻下，可滋阴清热；天冬性寒而柔润，可滋肾阴清肺热。二药合用，滋肾水，清肺金，金水相生，使肺中清肃之气下行，则金以克木，以制浮游之火。茵陈为青蒿之嫩者，得初春少阳生发之气，其气清芬与肝木同气相求，可泻肝热、疏肝郁；麦芽为谷之萌芽，生用可顺肝木之性而使之不抑郁；川楝子泻肝解郁，既善引肝气下达，又能折其反动之力，其势甚捷，能疗肝风之急。此三者合用可清泻肝热、调达肝气，以平降肝阳。使以甘味之甘草缓之。甘草调和诸药。全方重用潜镇清降之药以治其标，配以滋阴、疏肝之品以治其本，标本兼治，而以治标为主，融泻肝、调肝、柔肝、平肝和壮水于一炉，阳亢风动焉能不降乎！

☞ 用方要点与诀窍

1. 病位病机　病位在肝，肝肾阴虚，肝阳上亢，肝风内动。

2. 证候特点　肝肾同病，肝肾阴虚，肝阳上亢，虚实夹杂，发病每易夹痰夹热。

3. 方证要点

（1）关键指征：①肝阳上亢的症状，如眩晕，头痛，面赤耳鸣，心中烦热；②肝风内动的症状，如口眼㖞斜，言语不利，半身不遂，跌仆，昏不知人，肢体抽动。

（2）舌脉：舌质红，苔少或白腻或黄，脉弦或弦滑或弦数。

4. 主治病症　本方常用于治疗肝阳上亢、肝风内动所引起的面肌痉挛、舞蹈症、不安腿综合征、失眠、眩晕、脑卒中、癫痫、耳聋、更年期综合征等，还可用于治疗血管性头痛、帕金森病、椎－基底动脉供血不足、高血压、甲状腺功能亢进症、月经不调、妊娠高血压综合征、勃起功能障碍、早泄等。

5. 应用方法　①比例：牛膝：赭石：生龙骨：生牡蛎：生龟甲：白芍：玄参：天冬：川楝子：生麦芽：茵陈：甘草＝5 ∶ 5 ∶ 2.5 ∶ 2.5 ∶ 2.5 ∶ 2.5 ∶ 2.5 ∶ 2.5 ∶ 1 ∶ 1 ∶ 1 ∶ 1。②药味：牛膝以怀牛膝为宜，夹有瘀血者白芍改用赤芍。③用法：生龙骨、生牡蛎捣碎先煎 20 分钟，后加入余药继续煎煮，日服一剂，分温二服。

用法诀窍

凡属肝阳上亢、肝风内动者，皆可应用。

☞ 用方心悟与案例精讲

1. 眩晕　眩晕一症，证治多矣，有无虚不作眩、无痰不作眩、无瘀不作眩、无风不作眩等，但眩晕若因肝风内动者，镇肝熄风汤所用必然。

如一 45 岁男性眩晕患者，诉 4 个月前因饮酒而郁怒后导致头晕，当时神清，查头颅 MRI 未见明显异常，曾间断行针灸及中药治疗，头晕之症未见明显好转，且伴有头部两侧太阳穴处憋胀感，双目发胀，行走及站立时有气血上冲头部之感，站立时自觉全身颤动，纳可，便秘，寐安，舌红苔黄，脉弦细。《内经》云："诸风掉眩，皆属于肝。"故本病当从肝论治。肝肾阴虚无以制阳，导致肝阳上亢，则见头部两侧太阳穴处憋胀感，双目发胀，行走及站立时有气血上冲头部之感；肝风内动，则自觉全身颤动。其舌脉亦属肝阳上亢、肝风内动之征。法当平肝潜阳，选用镇肝熄风汤加减治疗：牛膝 30 g，赭石（先煎）30 g，生龙骨（先煎）30 g，生牡蛎（先煎）30 g，生龟甲（先煎）15 g，白芍 15 g，玄参 15 g，天冬 15 g，川楝子 10 g，生麦芽 10 g，茵陈 10 g，甘草 10 g，夏枯草 15 g，菊花 15 g，大黄（后下）10 g，以平肝熄风。患者服药 1 周后，头晕之症明显减轻，大便正常，舌红苔薄，脉弦细。前方去菊花、大黄，加首乌藤 30 g，合欢花 15 g，以安神。患者经过 1 个月的治疗后，诸症消失而告愈。

2. 不安腿综合征　临床治疗肢体不自主抖动的老年患者，如不安腿综合征、帕金森症等，余皆以镇肝熄风汤为基础方化裁。

如一 61 岁女性不安腿综合征患者，3 个月前无明显诱因于夜卧时出现双下肢不自主抖动，并伴有麻木、蚁行感，未予诊治，近日因此症加重并伴有双目发胀、食后腹胀、反酸、嗳气、纳呆、失眠多梦等而来诊，舌红苔薄黄，脉弦细数。“风主动”“肝主筋”，双下肢不自主抖动乃肝风内动所致。肝开窍于目，肝阳上亢则双目发胀；肝木横克脾土导致脾胃运化失司，则出现纳呆、食后腹胀、反酸、嗳气等症；阳亢风动，魂不守舍，则失眠多梦；舌脉亦为肝阳上亢之征。“动极者镇之以静”，故以镇肝熄风汤为基本方加减治疗：牛膝 30 g，赭石（先煎）30 g，生龙骨（先煎）30 g，生牡蛎（先煎）30 g，生龟甲（先煎）10 g，白芍 15 g，玄参 15 g，天冬 15 g，川楝子 10 g，生麦芽 10 g，茵陈 10 g，甘草 10 g，以滋阴潜阳、镇肝熄风；佐以神曲 15 g，鸡内金 15 g，以助脾胃运化；煅瓦楞子 15 g，以制酸；酸枣仁 30 g，以宁心安神。患者经 1 周治疗后，肢体抖动减轻，夜寐好转，纳可，舌红苔薄，脉弦细。前方去神曲、鸡内金，加海螵蛸 15 g，旋覆花（包煎）15 g。患者又经半个月治疗后肢体抖动明显减轻，夜寐好转，余症消失。继以前方去海螵蛸、旋覆花、茵陈、川楝子，加当归 20 g，熟地黄 20 g，以养血柔肝。又调治 2 周后，诸症基本消失。

3. 缺血性中风　《内经》中无中风之病名，而将其归为“煎厥”“大厥”“薄厥”之范畴。《素问・脉解篇》云：“肝气当治而未得，故善怒，善怒者名曰煎厥。”《素问·调经论篇》曰：“血之与气并走于上，则为大厥，厥则暴死，气复反则生，不反则死。”《素问·生气通天论篇》言：“阳气者，大怒则形气绝，而血菀于上，使人薄厥。”可见中风病机与肝有着密切关系。笔者临床常以镇肝熄风汤为主方来治疗肝阳上亢而引起的中风病。

如一65岁男性中风患者，21日前因大怒而致右侧肢体活动不利。查头颅MRI示：脑干梗死。经输液治疗14天后，症状明显好转，但仍遗有头晕、肢体活动不稳、右上肢乏力、精细动作差、纳呆、便秘、心烦易怒之症而来诊。舌暗红苔薄，脉弦滑。该患者乃大怒致肝阳上亢，血气上行，瘀于脑络所致。其舌脉亦为肝阳上亢兼有血瘀之征象。故本病当从肝论治，法当滋阴潜阳，兼以活血通络，以镇肝熄风汤为基本方加减治疗：牛膝30 g，赭石（先煎）30 g，生龙骨（先煎）30 g，生牡蛎（先煎）30 g，生龟甲（先煎）15 g，白芍15 g，玄参15 g，天冬15 g，川楝子10 g，生麦芽10 g，茵陈10 g，甘草10 g，钩藤（后下）30 g，以滋阴潜阳、镇肝熄风；佐以僵蚕15 g，地龙15 g，以活血通络；川厚朴15 g，枳实15 g，以理气除滞。配合养血柔肝针法，取穴风池、支沟、血海、足三里、阳陵泉、阴陵泉、三阴交、太冲，均双侧，配取患侧臂臑、曲池、腕骨、合谷。患者经治1个月后，肢体活动基本正常，精细动作略欠灵活，嘱其自主康复训练以善其后。

凉肝熄风第一方——羚角钩藤汤

羚角钩藤汤出自清代俞根初的《通俗伤寒论》，由羚羊角（代）、生地黄、竹茹、钩藤、桑叶、川贝母、菊花、茯神、白芍、生甘草组成，是治疗肝经热盛动风的常用方，其立法在于清肝泻火，用于治疗热极生风之证。临床凡肝经热盛，热极动风的各种病症，皆可用之加减治疗。

☞配伍法度与方义

羚角钩藤汤是基于《素问·至真要大论篇》“热淫于内，治以咸寒，佐以甘苦，以酸收之，以苦发之”之说，依肝之性而设的泻肝之剂。本方君以咸寒之羚羊角清之。羚羊属木，同气相求，所以它的角咸寒入肝，既可清肝泻火、凉肝熄风，又能清热镇惊。臣以甘寒之钩藤、桑叶、菊花缓之，清之。钩藤的形态纵横交错，就像人经脉一样网络全身，好似筋脉一样联系关键之处，所以能治疗经络筋脉的病变，又因为它甘寒入肝，所以能熄风解痉、清热平肝。桑叶、菊花均轻清凉散，甘凉养阴，苦寒泻热，清肝热而不伤阴，以合肝体，又能清肺肃肺，生金以克肝木。三药同用，可助君药加强凉肝熄风之力。佐以甘苦寒之生地黄、川贝母清之，酸味之白芍泻之，甘味竹茹、茯神缓之。生地黄甘凉滋阴，苦寒清热。白芍酸甘养血益阴。二药合肝喜柔顺、非柔不克之性，可防风火相煽、耗阴竭液。热邪易炼液为痰，故又以川贝母、鲜竹茹清热化痰，以制风生痰动之患。热邪易扰心神，故以茯神宁心安神。使以甘味之甘草缓之。甘草既可助白芍酸甘化阴，又可甘缓和中，调和诸药。本方十味药以咸寒甘苦为主，重在凉肝熄风，同时也考虑到肝经火旺易灼伤津液，炼液成痰，肝火易扰心神之忧，而兼具滋阴、化痰、安神之功，以遂肝脏之性而调，秉热邪致病特点而治。

☞ 用方要点与诀窍

1. 病位病机　病在肝脏，肝经热盛，热极动风。

2. 证候特点　热盛动风证，每易伤阴夹痰。

3. 方证要点

（1）关键指征：①肝经热盛的症状，如高热不退，烦躁，心悸；②热极生风的症状，如手足抽搐，头晕胀痛，耳鸣。

（2）舌脉：舌绛起芒刺而干，苔黄或薄黄，脉弦数。

4. 主治病症　本方常用于治疗肝经热盛动风所引起的高血压、血管性头痛、谵妄综合征、中毒性小儿舞蹈症、小儿惊风、面肌痉挛等，还可用于治疗脑出血继发中枢性高热、头风、小儿高热惊厥、小儿多动症、小儿习惯性抽搐、经行头痛、子痫等。

5. 应用方法　①比例：生地黄∶竹茹∶钩藤∶桑叶∶川贝母∶菊花∶茯神∶白芍∶生甘草 = 5∶5∶4∶4∶4∶3∶3∶3∶1。其中羚羊角粉用量在 1~3 g；白芍用量在 10~20 g，若大剂量 30~60 g 多用于养血柔筋。②药味：菊花以滁菊为宜，夹有瘀血者白芍改用赤芍，羚羊角可用珍珠母代之。③用法：诸药煎煮 20 分钟后，纳入钩藤，煎 15 分钟汤成后，以药汁冲服羚羊角粉。

用法诀窍

凡属肝经热盛，热盛动风之证，皆可应用。

☞ 用方心悟与案例精讲

1. 谵妄　张山雷（寿颐）在《中风斠诠》中曰："凡猝倒昏瞀，痰气上壅之中风，皆由肝火自旺，化风煽动，激其气血，并走于上，直冲犯脑，震扰神经……唯以潜降为主，镇定气血上冲之热，使神经不受震激。"余于临床若见肝经热盛导致的中风患者，常用羚角钩藤汤加减治疗。

如一 50 岁男性患者，因发怒后突然意识不清 5 小时入院，查头颅 CT 示左侧丘脑出血，出血量约 10 ml，入院后一直处于浅昏迷状态，期间予相应的中西医治疗。入院第二日清醒后出现烦躁易怒，胡言乱语，不能识人，寐欠安，入睡困难，大便二日未行，小便黄，舌红绛苔黄，脉弦数。本病因发怒而起，其舌脉乃肝经热盛之征象，由此可知该患者之烦躁谵语为肝经热盛，风火上扰心神所致。肝火扰心，则入睡困难；热盛伤阴，则大便困难。故治疗当以凉肝熄风为根本大法，选用羚角钩藤汤为主方：羚羊角粉（冲服）3 g，桑叶 30 g，川贝母 15 g，生地黄 30 g，钩藤（后下）30 g，菊花 20 g，茯神 20 g，白芍 20 g，生甘草 10 g，竹茹 20 g，以凉肝熄风；酌加大黄（冲泡）10 g，决明子 30 g，以泻热平肝通便；生龙骨（先煎）30 g，生牡蛎（先煎）30 g，以镇静安神。患者服药 1 剂后，大便通畅，烦躁之症减轻，情绪较前平稳，但仍有胡言乱语之症，舌红苔薄黄，脉弦细。前方去大黄，加枳实。续服 7 剂后，情绪平稳，言语正常，可识亲人，寐安，舌淡红苔薄白，脉弦。继以中药、针灸调治其后遗症。

2. 小儿惊风 小儿“肝常有余，脾常不足”“阳常有余，阴常不足”，是纯阳之体，其发病每易生热动风。对于小儿热盛动风之惊风，余于临床多以羚角钩藤汤加减治疗。

如一9岁男性患儿，3天前因感冒而致身热，经中西药治疗，身热时起时伏，昨晚因高热而致手足抽动，遂来诊。体温39.5 ℃，手足冰凉，神疲纳呆，便秘，舌红绛芒刺苔黄，脉弦数。此乃热极生风之故，肝旺肝木乘脾，脾失健运，则纳呆；热盛伤阴，则便秘；舌脉亦为肝经热盛之征象。法当清热泻火、凉肝熄风，以羚角钩藤汤加味治疗：羚羊角粉（冲服）1.5 g，桑叶15 g，川贝母15 g，生地黄20 g，钩藤（后下）15 g，菊花10 g，茯神10 g，白芍10 g，生甘草5 g，竹茹15 g，以凉肝熄风；酌加玄参10 g，牡丹皮10 g，以滋阴泻热；炒麦芽10 g，鸡内金6 g，以健脾开胃；生龙骨（先煎）15 g，生牡蛎（先煎）15 g，以镇静安神。患者服3剂后，热退身静，诸症痊愈。

3. 头风 王肯堂《证治准绳·杂病·头痛》云:“浅而近者名头痛，其痛猝然而至，易于解散速安也。深而远者为头风，其痛作止无常，愈后遇触复发也。”临证每见体有内热遇风而发头痛者，其痛如裂，触头发则头痛如裂，按之则头痛不发，每以羚角钩藤汤加减化裁治疗而奏效。

如一40岁男性患者，3天前因大怒后出现偏头胀痛如裂之症，后于当地医院查头颅CT未见明显异常，查经颅多普勒示：脑动脉血管痉挛。其平素性情急躁，嗜酒吸烟，来诊时头痛如裂，不能触及头发，恶风，伴有头晕、目赤、入睡困难之症，舌红边尖芒刺苔黄，脉弦数。考虑其嗜酒吸烟，性情急躁，当属易生肝热之体；复因大怒，怒则伤肝，肝失条达，肝经热盛动风，外风引动内风，风火相煽，则出现偏头胀痛如裂、头晕、目赤之症；肝火扰心，则入睡困难；舌脉亦为肝经热盛之征。故治当清热凉肝、熄风止痛，以羚角钩藤汤加味治疗：珍珠母（先煎）30 g，桑叶15 g，川贝母15 g，生地黄20 g，钩藤（后下）30 g，菊花10 g，茯神10 g，赤芍15 g，生甘草10 g，竹茹15 g，以凉肝熄风；加龙胆15 g，黄芩15 g，僵蚕 10 g，以清热凉肝、熄风止痛；川芎 15 g，延胡索 30 g，以行气活血止痛；半夏、夏枯草，以调和阴阳、安神助眠。患者经治 1 周后，头部胀痛大减，余诸症皆有所好转，舌淡红苔薄黄，脉弦细。前方去龙胆、珍珠母、川贝母、竹茹，加神曲 10 g。服药 1 周后，诸症痊愈。

第二章　心脏用方

心为五脏六腑之大主，是人体生命活动的中心，为神赖以生存之处所。其生理功能主要体现在两个方面：一是主血脉，也就是说，血液运行于脉道之中，全赖心气心阳之推动和约束；二是藏神，即心是人体生命活动的主宰，人之精神意识和思维由其所发。心血必须充盈，才能舍神；心脏必须宁静，神才能守舍。

由此可知，心脏的生理特点是喜宁静而不宜狂越，心神宜收敛而恶涣散；心气宜充盈，心血宜盈满，喜温而恶寒。其病理特点是心气易虚，心阳易衰，心血易虚，心阴易亏，而心火易亢，心血易瘀，临证以虚证、瘀证多见。因此，根据心的生理和病理特点，治疗心脏疾患，在临证施方时应遵循《内经》“心欲软，急食咸以软之，用咸补之，甘泄之”“心苦缓，急食酸以收之”的原则。咸味之品能遂从心气柔软之性，用于补法；对于心脏来说，甘味之药能缓和心火之亢盛，用于泻法；酸味之药能收敛涣散之心气。用药时，按照用药法象之理，以形、味、色、性来区分用药。凡药形似心、色赤、味苦、气焦、性属火者，皆入手少阴心经，凡药味咸者能润能软，甘者能和能缓。故临证心神涣散不收，出现失眠、多梦、焦虑之症时，当用酸枣仁、五味子、白芍等味酸入心经之药，收敛固心而凝神，酸以收之。心为火脏，阳中之阳，以阳气为用，故其宜温温之火，不喜刚燥，所谓“少火生气”“壮火食气”是也。又心主血脉，当柔软滋润；心开窍于舌，当柔软灵活而恶亢盛。若心火亢盛，当用生地黄、阿胶等咸味滋养柔润之品，遂从心气柔软之性，以软之补之；用木通、淡竹叶、甘草甘味之药，缓和心火亢盛之势，以甘泄之。

第一节 和心之剂

和心之剂，旨在平和心脏。在用药方面，主要以攻补兼施为“和”，用清上滋下、咸补甘泄之法。总之，和心之剂，和心之不和而为和，具有调和心脏的基本功能。

调心和心第一方——导赤散

导赤散出自宋代钱乙的《小儿药证直诀》，由生地黄、木通、甘草梢、淡竹叶组成，是治疗心经火热之名方，历代医家皆作为泻心之剂。笔者认为导赤散可作为调和心脏之基础方，临证凡因心经火热导致的各种病症，皆可用之加减治疗。

☞ 配伍法度与方义

导赤散是依心之性而设的和心之剂。本方君以咸甘寒之生地黄软之、补之，苦寒之木通清之。生地黄甘寒而润，入心肾经，滋肾养阴以制心火。木通茎形态中空，故善于通利水道；苦寒而淡，入心与小肠经，上清心经之热，下泻小肠之火，导心经之热从小肠而出。二药相配，滋阴制火而不恋邪，利水通淋而不伤阴。臣以甘淡之淡竹叶泻之。淡竹叶甘淡微寒，清上导下，清心泻火，淡渗利尿而导心火下行。使以甘味之生甘草梢泻之。生甘草梢直达茎中，既可清热解毒，又可缓茎中之痛，且能调和诸药，防木通、生地黄之寒凉伤胃。诸药合用，清上滋下，使水火既济，共奏清心利水养阴之效。本方中四味药等分为散剂，取其平之义，以平和心脏、清心利水养阴，一方面壮水以制火，另一方面依据“阴经实证泻在阳经”之原则，导心经之热从小肠而去，补泻兼施，标本兼治。

☞ 用方要点与诀窍

1.病位病机 病在心脏，心经火热，下移小肠。

2. 证候特点　心经火热证，每易伤阴，夹瘀。

3. 方证要点

（1）关键指征：①心火上炎的症状，如心胸烦热，面赤口渴，口舌生疮；②心火下移的症状，如小便赤涩刺痛；③火郁肉理的症状，如痛痒疮疡。

（2）舌脉：舌红脉数。

4. 主治病症　本方常用于治疗心经火热所引起的心悸、口腔溃疡、失眠、痤疮、血淋等症，还可用于治疗病毒性心肌炎、尿路感染、鹅口疮、小儿尿道综合征、灼口综合征、急性扁桃体炎、斑秃、崩漏、带下过多、慢性前列腺炎等。

5. 应用方法　①比例：生地黄：木通：甘草：淡竹叶＝1∶1∶1∶1。其中木通用量在3~6 g。②药味：木通以川木通为宜，因其有不良反应，余于临床常以通草代之。有云：今之木通，古书称之为通草；今之通草，古书称之为通脱木。③用法：生地黄、甘草、木通为末，每服三钱，水一盏，入淡竹叶同煎至五分，食后温服。现代用法：水煎温服，用量按原方比例酌情增减。

用法诀窍

凡属心火亢盛，心经瘀热所致之症，皆可应用。

☞ 用方心悟与案例精讲

1. 痤疮　《素问·至真要大论篇》云："诸痛痒疮，皆属于心。"余治疗皮肤病时，多从心、肺论治。从心论治，则以导赤散为基本方加减治疗。

如一25岁男性患者，6年前因高考压力大，突发面部痤疮，后渐进加重，先后辗转多处行中西医结合治疗，病情未能明显控制，后经友人介绍慕名来我处求诊。现面颊部、下颌部有散在暗红色斑疹，平素急躁易怒，舌暗红苔薄黄，脉弦细。该患者年少气盛，因高考压力大，火气上炎，逆于肉理，郁热外扬，则发为痤疮；舌脉乃郁热之象。故法当清心泻火，以导赤散加味治疗：生地黄 20 g，通草 10 g，滑石粉（包煎）20 g，淡竹叶 10 g，以清心泻火；酌加桃仁 15 g，红花 15 g，川芎 15 g，以活血化瘀；柴胡 15 g，枳壳 15 g，赤芍 20 g，薄荷（后下）10 g，以疏肝解郁；杏仁 15 g，茯苓 30 g，炙甘草 15 g，以宣肺达皮；蝉蜕 15 g，浮萍 15 g，以透疹消疮。配合针泻内关、腕骨，大椎、肺俞刺络拔罐，隔日 1 次。经治 20 余天后，面部痤疮全消。

2. 心悸 余于临床若见心经热盛所致心悸之症，常用导赤散加减治疗。

如一 69 岁男性患者，诉 2 个月前无明显诱因出现心慌、气短之症，且伴有舌尖疼痛，左下肢遍布红色斑丘疹伴瘙痒，入睡困难，舌红苔薄黄，脉沉细。其心慌气短之症，乃心经热盛扰动心神所致。心火上炎，熏蒸舌窍，则舌尖疼痛；心火扰动血液，血热生风，则发为斑丘疹伴瘙痒；热邪扰动心神，则入睡困难；舌脉乃火热之象。故治当清心泻火，以导赤散加味治疗：生地黄 20 g，通草 10 g，滑石粉（包煎）20 g，淡竹叶 10 g，以清心泻火；酌加黄连 15 g，紫草 15 g，茜草 15 g，生甘草 15 g，丹参 30 g，牡丹皮 15 g，以清热凉血。患者服药 2 周后，心慌、气短之症明显好转，左下肢红色斑丘疹减少，瘙痒消失，舌尖疼痛消失，入睡改善，舌淡红苔薄白，脉沉细。前方加柏子仁 15 g，以养心安神；生龙骨（先煎）30 g，生牡蛎（先煎）30 g，以镇静安神。继服 2 周后，诸症痊愈。

3. 灼口综合征 灼口综合征是发生在口腔黏膜，以烧灼样疼痛为主要表现的一组症状。余曾用导赤散加减治疗此病。

如一 58 岁女性患者，诉 2 个月前感冒后出现咽痛之症，渐至舌痛，后于当地医院服中药治疗，未见明显改善。来诊时舌咽部灼痛，且伴有口干、腹胀、反酸、嗳气及两胁肋胀满之症，舌红苔薄，脉细数。因心开窍于舌，且“诸痛痒疮，皆属于心”，故对于口舌之疼痛考虑从心论治，分析认为舌咽疼痛乃因心火上炎所致。子病及母，心火上炎，则导致肝失疏泄而出现腹胀、反酸及胁肋胀满之症；母病及子，心经热盛导致脾失健运，胃气上逆，则嗳气；热盛伤津，津不上承，则口干；舌脉亦为热盛之象。故治当清心泻火，兼以疏肝健脾，以导赤散合逍遥散加减治疗：生地黄 20 g，通草 10 g，滑石粉（包煎）20 g，淡竹叶 10 g，黄连 15 g，以清心泻火；柴胡 15 g，赤芍 20 g，茯苓 15 g，炒白术 15 g，薄荷（后下）10 g，以疏肝健脾；酌加海螵蛸 15 g，煅瓦楞子 15 g，以制酸。患者经治 1 周后，反酸、嗳气之症消失，舌痛、咽痛、口干之症较前好转，偶有腹胀及两胁肋胀满之症，舌淡红苔薄白，脉沉细。前方去煅瓦楞子、黄连，加枳壳 15 g，以增强疏肝行气之力。续服药 7 剂后，诸症痊愈。

4. 斑秃　余于临床曾用导赤散加味治疗心火上炎所致的斑秃之症，疗效甚佳。

如一 27 岁女性患者，10 年前因压力太大而出现脱发，现头部斑秃，纳可，寐欠安，多梦，二便调，舌红苔薄，脉弦数。该患者长期压力过大，心火上炎，因发为血之余，而心主血脉，心火蒸腾血液，血热生风，热盛则木枯，生斑秃；心不藏神，则多梦；舌脉亦为热盛之征象。病在于血热，故治当清心凉血，以导赤散加味：生地黄 20 g，通草 10 g，滑石粉（包煎）20 g，淡竹叶 10 g，以清心泻火；酌加当归 20 g，赤芍 20 g，以活血行血；牡丹皮 15 g，玄参 30 g，以清热凉血；制何首乌 15 g，墨旱莲 15 g，以滋阴养血。经治 2 周后，原脱发处长出部分新发，但仍有多梦之症，舌红苔薄黄，脉弦细。前方加首乌藤 30 g，合欢花 15 g，以安神助眠。患者服药 2 周后，原脱发处继续长出新发，多梦之症消失，舌略红苔薄白，脉沉细。前方去通草、滑石粉，加女贞子 15 g，黑芝麻一匙（冲服）。续经 1 个月治疗后，新发长成，诸症痊愈。

5. 血淋　淋证病因复杂，但其基本病机则为肾与膀胱气化不利，因其变化不同，而有六淋之分。其中血淋为热邪灼伤血络，迫血妄行，血随尿出，有虚实之分：虚者乃阴虚火旺，虚火扰动阴血，治宜滋阴清热、补虚止血；实者乃火热迫血妄行，治宜清热利小便、凉血止血，余常用导赤散合小蓟饮子化裁治之。

如一 60 岁男性患者，诉小便淋漓不尽 3 个月余。患者 3 个月前无明显诱因出现排尿不尽之感，后尿色如茶，遂前来就诊。现尿频、尿急，排尿时尿道灼热刺痛，尿色如茶，小腹胀满疼痛，心烦多梦，舌尖红苔薄黄，脉沉细。查尿常规：隐血（+++）。本病乃心火亢盛，下移膀胱，热邪伤络，迫血妄行所致；舌脉乃心火亢盛之象。故法当清心泻火、通淋止血，以导赤散合小蓟饮子加减治疗：生地黄 20 g，通草 10 g，滑石粉（包煎）20 g，淡竹叶 10 g，小蓟 15 g，白茅根 30 g，藕节 10 g，炒栀子 15 g，生甘草 10 g，以清心泻火、凉血止血；酌加金樱子 30 g，芡实 20 g，以收敛固涩。患者服药 7 剂后，排尿较前顺畅，尿色如茶、尿道灼热刺痛及小腹胀满疼痛减轻，心烦明显好转，舌尖红苔薄白，脉沉细。尿常规检查：隐血（++）。前方加黄连 15 g，牡丹皮 20 g，棕榈炭 30 g，以加强凉血止血之功。患者服药 7 剂后，诸症消失，舌淡红苔薄白，脉沉细。查尿常规：隐血（±）。继以前方巩固治疗。

第二节　补心之剂

补心之剂，或补心之气血阴阳；或补在肾者，壮水伏火以使水火既济；或补在脾胃者，补子实母以益心。在用药方面，则主以甘平、咸甘之品，以养心血、益心阴；辛散之品，以助心阳、化心气；甘平之品，健脾以补益心之气血；咸苦之品，入肾滋阴以调和心之阴阳。总之，补心之剂，补心之不足为补。

养心安神之名方——天王补心丹

天王补心丹出自明代洪基的《摄生秘剖》，由生地黄、五味子、天冬、麦冬、酸枣仁、柏子仁、当归、玄参、茯苓、远志、人参、丹参、桔梗、朱砂组成，是治疗阴虚血少致虚火上炎、心神失养之名方。临证凡心阴亏虚所致各种病症，皆可用之加减治疗。

☞ 配伍法度与方义

天王补心丹是依心之性而设的补心之剂。本方君以咸味之生地黄、玄参软之，补之。生地黄滋阴养血，壮水伏火，冀肾水上升而心火不亢，心火下降而肾水不寒，使水火既济。玄参色黑入肾，滋阴生津，壮水以制浮游无根之火，使心神不为虚火所扰。臣以苦甘寒之天冬、麦冬清之，酸味之酸枣仁收之，甘平之柏子仁、辛温之当归补之。天冬益水之上源，下通足少阴肾，清金降火。麦冬滋阴润肺，清心泻热除烦。两者合用，滋阴以养心阴，尤可清上浮虚火。酸枣仁味酸入肝，皮赤入心，内黄入脾，为心、肝、脾三经之药，可收敛耗散之心气、心神。柏子仁养心安神。当归补血养血。五药合用，共奏滋阴养血、养心安神之功。佐以甘味之茯苓、人参及苦辛温之远志补之，味苦甘寒之丹参补之、清之，味酸之五味子收之，甘寒体重之朱砂镇之、泻之。茯苓健脾生血。人参补气生血。远志养心安神。三药合用，有益气养血、宁心安神之功。丹参既可清血中郁热而除烦，又能使补而不滞，易生心血。五味子可收敛耗散之心气，使心神自宁。朱砂色赤属火，可泻心经邪热，安神定惊。使以辛散苦泄之桔梗引之。桔梗色白得肺金之质，味辛得肺金之用，善于升提，可引诸药上行入心。全方以补心为本，以安神为标，标本兼治，为养心安神之名方。

☞ 用方要点与诀窍

1. 病位病机　病位在心，阴血不足，心神失养，阴虚火旺。

2. 证候特点　阴血亏虚，心失所养，发病每易夹热、夹瘀。

3. 方证要点

（1）关键指征：①心神失养的症状，如心悸怔忡，虚烦失眠，神衰健忘；②阴虚火旺的症状，如梦遗盗汗，手足心热，口舌生疮，大便干结。

（2）舌脉：舌红少苔，脉细数。

4. 主治病症　本方常用于治疗心阴亏虚致虚火上扰所引起的心悸、失眠、舌疮、梦遗、神经衰弱等病症，还可用于治疗房颤、心绞痛、甲状腺功能亢进症、更年期综合征、老年性外阴瘙痒症、女性青春期痤疮、慢性荨麻疹、口腔溃疡等。

5. 应用方法 ①比例：生地黄：五味子：天冬：麦冬：酸枣仁：柏子仁：当归：玄参：茯苓：远志：人参：丹参：桔梗＝8：2：2：2：2：2：2：1：1：1：1：1：1，朱砂三五钱。②药味：气虚者人参改用党参。③用法：上药为末，炼蜜丸如梧子大，朱砂用三五钱为衣，空心白滚汤下三钱，或圆眼汤俱佳。或诸药煎煮去渣，早晚分次服用。忌胡荽、大蒜、萝卜、鱼腥、烧酒。

用法诀窍

凡属阴血亏虚致阴虚火旺、心神失养之证，皆可应用。

☞用方心悟与案例精讲

1. 失眠 《景岳全书·不寐》曰：“盖寐本乎阴，神其主也，神安则寐，神不安则不寐。其所以不安者，一由邪气之扰，一由营气之不足耳。”心主神明，心神不安则入睡困难。余常用天王补心丹治疗阴血亏虚所致心悸失眠之症。

如一 23 岁男性失眠患者，诉 1 年前无明显诱因出现失眠之症，近来伴见心悸而来诊，并有头晕、周身乏力、便秘之症，舌嫩红龟裂苔少，脉沉细。结合患者舌脉，考虑本病乃心阴亏虚，心神失养所致。阴血不足，心神失养，则心悸、头晕；阴血亏虚，周身失于濡养，则乏力；大肠失润，则便秘；舌脉为阴虚之象。故当滋阴养血安神，从心论治，选用滋阴养心安神之天王补心丹为主方加减：生地黄 40 g，天冬 15 g，麦冬 15 g，酸枣仁 30 g，柏子仁 15 g，当归 15 g，玄参 10 g，茯苓 10 g，远志 10 g，党参 15 g，丹参 10 g，五味子 15 g，桔梗 10 g，以滋阴清热、养心安神；酌加黄连 10 g，阿胶（烊化）10 g，以交通心肾。患者经治 1 个月后，入睡困难之症明显好转，周身乏力、头晕及便秘之症消失，但仍心悸，食欲欠佳，舌淡红苔薄白，脉沉细。前方去黄连、阿胶、五味子，生地黄改为 20 g，加神曲 15 g，砂仁 15 g，以健脾开胃。服药 1 周后，诸症尽除。

2. 惊悸、怔忡　《丹溪心法·惊悸怔忡》亦言："人之所主者心，心之所养者血，心血一虚，神气不守，此惊悸之所肇端也。"余常用天王补心丹治疗心阴亏虚，虚火妄动所致惊悸、怔忡，疗效颇佳。

如一 66 岁女性患者，1 年前因情绪激动而出现心悸之症，自服美托洛尔（倍他乐克）、硝苯地平（心痛定），症状有所好转；1 周前因情志不遂，心悸加重，遂前来就诊。现心悸惕惕然，动则尤甚，心烦头晕，失眠多梦，周身乏力，舌暗红少苔，脉沉细。考虑患者心悸之症乃心阴亏虚，虚火妄动，扰动心神所致；舌脉乃阴虚兼有血瘀之征象。故治当滋阴清热、养血安神，兼以活血化瘀，用天王补心丹加味：生地黄 20 g，天冬 15 g，麦冬 15 g，酸枣仁 30 g，柏子仁 15 g，当归 15 g，玄参 15 g，茯苓 20 g，远志 20 g，党参 10 g，丹参 15 g，五味子 15 g，桔梗 10 g，以滋阴清热、养心定悸；酌加桃仁 10 g，红花 10 g，赤芍 15 g，以活血化瘀。患者服药 7 剂后，心悸、失眠之症有所缓解，舌暗红苔少，脉沉细。前方改玄参为 30 g，加生龙骨（先煎）30 g，生牡蛎（先煎）30 g，黄连 10 g，阿胶（烊化）10 g。患者服药 1 周后诸症明显好转，心悸、头晕之症基本消失；继服 1 周后，诸症痊愈。

3. 梦遗　《景岳全书·遗精》云："梦遗精滑，总皆失精之病。虽其证有不同，而所致之本则一。盖遗精之始，无不病由乎心，正以心为君火，肾为相火，心有所动，肾必应之。故凡以少年多欲之人，或心有妄思，或外有妄遇，以致君火摇于上，相火炽于下，则水不能藏，而精随以泄。"故梦遗之病，以从心论治为主。余尝用天王补心丹治疗一梦遗患者，疗效颇佳。

该患者 30 岁，男性，未婚，诉梦遗 1 年余，未系统治疗。现形体消瘦，少寐多梦，每隔二三日即发生梦中遗泄，且伴有心烦、疲倦、口干、小便黄赤之症，舌红苔少，脉细数。患者舌脉乃阴虚火旺之象。心火亢盛扰动肾精，则梦遗；热扰心神，则心烦；热盛伤阴，则口干、疲倦。故应从心论治，法当滋阴清热、安神固遗，以天王补心丹加减治疗：生地黄 30 g，天冬 15 g，麦冬 15 g，酸枣仁 30 g，柏子仁 15 g，当归 20 g，玄参 20 g，茯苓 20 g，远志 20 g，丹参 20 g，五味子 15 g，桔梗 10 g，以滋阴清热、养心安神；酌加桑螵蛸 15 g，煅牡蛎（先煎）30 g，以涩精止遗；芡实 15 g，以补肾固精；煅龙骨（先煎）30 g，以重镇安神。患者服药 2 周后，遗精次数减至 1 周 1 次，多梦、心烦、口干之症明显减轻，仍有少寐、疲倦，舌淡红苔薄白，脉沉细。前方改煅牡蛎为 20 g，加莲子心 10 g，首乌藤 30 g，以清心安神。服药 2 周后，诸症痊愈。

养心复脉之名方——炙甘草汤

炙甘草汤出自汉代张仲景的《伤寒杂病论》，由炙甘草、生地黄、人参、阿胶、麦冬、火麻仁、桂枝、生姜、大枣组成，是治疗气血虚衰、心脉失养之名方。临证凡心之阴阳气血亏虚所致各种病症，皆可用之加减治疗。

☞ 配伍法度与方义

《内经》言："血气者，喜温而恶寒。"炙甘草汤正是基于《素问·阴阳应象大论篇》"形不足者，温之以气；精不足者，补之以味"之说而设的温心之剂。本方以甘温之炙甘草为君：炙甘草味甘资中焦之气，补离中之虚，率众甘味之药贯心脉以行血，安神复脉。以甘温之人参、甘平之大枣，咸甘之生地黄、阿胶、麦冬为臣：人参、大枣补中益气，助炙甘草补气生血以益后天之本，养心复脉；生地黄、阿胶、麦冬滋中焦之精，滋阴养血以充血脉。而善补阴者必于阳中求阴，故佐以辛散之桂枝、生姜，甘平之火麻仁：桂枝、生姜通阳化气，既可使气血流畅而通心脉，又可使养血之品滋而不腻；火麻仁配阿胶、生地黄、麦冬以益阴，配生姜、桂枝以通阳。以辛热之清酒为使，煎服，以行药势，引诸药上行，温通血脉，且生地黄、麦冬得酒力而更优。诸药合用，滋而不腻，温而不燥，使阴血足而血脉充，阳气复而心脉通，气血充沛，阴阳调和，为补心之良剂。此方妙在加清酒煎服，清酒辛热，既可温通心脉，以行药力，又可助阳化气，使阴液得化为气血，意在补子实母，通过补益气血生化之源，达到补心气、益心阴，使阴阳调和而血脉复通的目的。

☞ 用方要点与诀窍

1. 病位病机　病在心脾，气血虚弱，阴阳失和，心脉失养。

2. 证候特点　心之阴阳气血虚弱，易夹血瘀。

3. 方证要点

（1）关键指征：①心脉失养的症状，如心悸气短，虚烦少眠，形体羸瘦；②阴虚火旺的症状，如咽干舌燥，自汗盗汗，干咳无痰或咳吐涎沫，大便干结。

（2）舌脉：舌淡嫩少苔，脉结代或虚数。

4. 主治病症　本方常用于治疗心之阴阳气血亏虚所引起的心悸、胸痹、头晕、自汗、盗汗等病症，还可用于治疗心房颤动、心绞痛、白细胞减少症、习惯性便秘、浅表性萎缩性胃炎、甲状腺功能亢进症、习惯性流产、功能性子宫出血、小儿病毒性心肌炎、小儿汗证等。

5. 应用方法　①比例：炙甘草∶生地黄∶人参∶阿胶∶麦冬∶火麻仁∶桂枝∶生姜＝2∶8∶1∶1∶1.5∶1.5∶1.5∶1.5，大枣30枚。桂枝大剂量40 g以上可通阳、下气，中剂量20~40 g主要用于利水、行瘀，小剂量10~15 g多用于和营、补中。②药味：气虚较甚者人参改用党参，阴虚有热者用玄参。③用法：上九味药以清酒七升，水八升，先煮八味，取三升，去滓，纳胶烊尽，温服一升，日三服，久煎效佳。或诸药煎煮去渣，烊化阿胶，分次服用。

> **用法诀窍**
>
> 凡属心之阴阳气血虚弱之证，皆可应用，尤以心律失常者为宜。

☞ 用方心悟与案例精讲

1. 心悸　《丹溪心法·惊悸怔忡》言：“人之所主者心，心之所养者血，心血一虚，神气不守，此惊悸之所肇端也。”余于临床治疗气血阴阳亏虚所致的心悸，多以炙甘草汤加减化裁。

如一69岁女性患者，诉1个月前无明显诱因出现心慌乏力之症，且伴有胸闷憋气、口干欲饮、入睡困难、盗汗、大便质干之症，舌暗红光滑，苔少，脉代。心慌乏力之症，乃气血亏虚，心脉失养所致。心气亏虚，胸阳不振，则胸闷憋气；心开窍于舌，且心经循行上挟咽部，故阴血亏虚，津不上承，则口干欲饮；心藏神，心失所养，则神失所藏，入睡困难；心在液为汗，阴血亏虚，虚热内生，迫津外泄，则盗汗；阴血津液亏虚，肠道失润，则大便干；舌脉乃阴阳亏虚之象。故治当滋阴养血、温阳复脉，以炙甘草汤加味：炙甘草20 g，生地黄30 g，党参15 g，阿胶（烊化）10 g，麦冬15 g，火麻仁15 g，桂枝15 g，生姜10 g，大枣4枚，以益气养血、滋阴复脉；酌加丹参30 g，以养血活血；生龙骨（先煎）30 g，生牡蛎（先煎）30 g，以镇静安神敛汗；柏子仁15 g，以养心安神；酸枣仁30 g，以养血安神。患者服药2周后，心慌乏力之症明显减轻，口干、入睡困难、大便干之症消失，仍偶有胸闷憋气，舌暗红少苔，脉沉缓。前方去生龙骨、生牡蛎、酸枣仁，加降香10 g，延胡索15 g，以行气活血、化瘀通络。服药1周后，诸症尽除。

2. 头晕 《杂病源流犀烛·心病源流》云：“心主血，血即精也，心气原自有余，特精伤而失血，心便不足，故血盛则神明湛湛，血衰则志气昏蒙。”临床若见心血亏虚所致的头晕之症，可用炙甘草汤加减治疗。

如一42岁女性患者，因头部昏沉1周余来诊。患者述3周前因咳嗽于社区医院输液，并口服抗生素治疗，经治咳嗽好转，但1周余前出现头部昏沉，心慌，胸闷，神疲乏力，自觉脚下如踏絮之感，右下肢麻木，舌淡苔薄白，脉沉细。患者舌脉乃为血虚之象，故考虑患者头部昏沉乃因心血不足，无以濡养清窍所致。气血不足，心脉失养，则心慌胸闷；气血亏虚，不能濡养四肢百骸，则神疲乏力，肢体麻木。病在于气血亏虚，故治当气血双补，以炙甘草汤加减：炙甘草20 g，生地黄30 g，党参15 g，阿胶（烊化）10 g，麦冬15 g，桂枝10 g，生姜10 g，大枣4枚，以补益气血；酌加黄芪 30 g，炒白术 10 g，当归 20 g，以健脾益气养血；生龙骨（先煎）30 g，生牡蛎（先煎）30 g，以镇静安神。患者服药 1 周后，头晕心悸之症明显好转，但肢麻如故，舌淡红，苔薄白，脉沉细。加柴胡 15 g，黄芩 10 g，以调和少阳，取“麻取少阳”之义。继服 2 周后，诸症痊愈。

第三节　泻心之剂

泻心之剂，或苦寒泻心为泻；或因势利导，给邪以出路为泻；或泻在胃者，既取其“实则泻其子”之义，又有“阴经实证泻在阳经”之意。在用药方面，除苦寒直折之品外，还可以苦寒味厚之品导热邪从大便而出，亦不乏以宣透之品透热转气而清气营。总之，泻心之剂，损其有余而为泻。

清心泻火第一方——泻心汤

泻心汤出自汉代张仲景的《金匮要略》，功善泻火解毒、燥湿泻热，由大黄、黄连、黄芩组成，为治疗因心火亢盛，迫血妄行而致吐血、衄血之名方，清代陈修园谓其为治吐衄之神方。临证凡心火亢盛所致各种病症，皆可用之加减治疗。

☞ 配伍法度与方义

泻心汤是基于《素问·至真要大论篇》“热淫于内，治以咸寒，佐以甘苦，以酸收之，以苦发之”“苦先入心”之说而设的泻心之剂。本方以苦寒沉降、气味俱厚、专入阳明胃腑大肠之大黄，使上炎之火下泻，热邪由大便而出，火清血自宁，不仅能泻热凉血，且可使血止而不留瘀。以气寒味苦、唯治血热之黄连，除心经之热，又因其花黄实黄根黄，以色治色，脾与肠胃亦皆其所司，故又可泻脾胃之火。以苦寒善清上中二焦湿热邪火之黄芩，去诸热、利小肠，助大黄、黄连苦寒直折，清泻亢盛之心火。三黄合用，清阳明以泻少阴，合“阴经实证泻在阳经”之义。三药相伍，重用大黄导热走泻下行，载一治血热之要药、一治气分热之要药，使火热下行得除。三药合用，集苦寒清热于一炉，直折火毒，寓泻心于泻胃之中，取其“实则泻其子”之义。

☞ 用方要点与诀窍

1. 病位病机　病位在心，心火亢盛，迫血妄行。

2. 证候特点　心经实火，胃肠积热，实多虚少，可夹瘀、夹虚。

3. 方证要点

（1）关键指征：①邪热迫血妄行的症状，如吐血，衄血；②心火上扰的症状，如口舌生疮，口干喜饮，烦躁谵语，目赤肿痛；③热毒内蕴的症状，如疮疡肿毒；④胃肠积热的症状，如便秘溲赤。

（2）舌脉：舌红苔黄，脉数。

4. 主治病症　本方常用于治疗心火亢盛所引起的鼻衄、吐血、口腔溃疡、便秘、疔疮、癫证等，还可用于治疗上消化道出血、急性黄疸性肝炎、肺结核及支气管扩张咯血、高血压、冠心病、急性结膜炎、急性牙周炎、疮疡、痤疮等。

5. 应用方法　①比例：大黄∶黄连∶黄芩＝2∶1∶1。②药味：黄连以生用为宜，黄芩宜酒炒。③用法：上三味药，以水三升，大火煮取一升，一次顿服之。或诸药煎煮去渣，分次服用。用治疮疡肿毒，亦可研末外敷。

用法诀窍

凡属心火亢盛之证，皆可应用，尤以伴有大便干燥秘结者为宜。本方为大苦大寒之剂，久服或过量易伤脾胃，非火盛者不宜使用。

☞ 用方心悟与案例精讲

1. 鼻衄　《金匮要略》云：“心气不足，吐血衄血，泻心汤主之。”心中之阴气不足，阳气独盛，邪热迫血妄行，故发为吐血、衄血。余于临床若见心火亢盛所致之鼻衄，常用泻心汤加减治之。

如一38岁男性患者，诉鼻衄1天，曾外用云南白药，但出血未止，血色鲜红，且伴有口苦、心烦、入睡困难、大便秘结、小便黄赤之症，舌尖红苔黄，脉数。鼻衄之症乃心火亢盛，破血妄行所致。心火上炎，则口苦、失眠；热扰胸膈，则心烦；热盛津伤，肠燥失润，则大便秘结；舌脉乃心火亢盛之征象。故治当清心泻火、凉血止血，方用泻心汤加减：大黄（后下）15 g，黄芩10 g，黄连10 g，以清心泻火；酌加生地黄15 g，以清热凉血；侧柏叶10 g，藕节10 g，三七粉（冲服）6 g，以止血。患者服药1剂后，出血次数明显减少；3剂后，鼻衄止，大便通畅，余诸症皆除。

2. 口腔溃疡　《圣济总录·口舌生疮》言："口舌生疮者，心脾经蕴热所致也。盖口属脾，舌属心，心者火，脾者土，心火积热，传之脾土，二脏俱蓄热毒，不得发散，攻冲上焦，故令口舌之间，生疮肿痛。"余曾用泻心汤治一口腔溃疡患者，疗效甚佳。

该患者40岁，女性，20年前因过食辛辣而诱发口腔溃疡，后常常病发口苦生疮，曾多方治疗无效，经朋友介绍来诊。现口舌生疮，疼痛难耐，且伴有口苦、口干、大便秘结之症，舌红苔黄，脉滑数。本病乃因过食辛辣而起，且口苦，口干，舌红苔黄腻，脉滑数，湿热之征可见，且热重于湿。故知该病乃心脾积热，湿热内蕴，毒蚀口窍所致。治当清泻心脾湿热，方用泻心汤合泻黄散加减：大黄（后下）10 g，黄芩10 g，黄连10 g，以清心泻火燥湿；藿香15 g，炒栀子15 g，生石膏（先煎）30 g，甘草10 g，防风30 g，以清泻脾胃伏火。患者服药5剂后，口腔溃疡面缩小，口苦消失，口干之症减轻，大便正常，舌淡红苔薄，脉滑。继服药半个月后，诸症痊愈。

3. 癫证　《素问·灵兰秘典论篇》云："心者，君主之官也，神明出焉。"心是人体生命活动的中心，主宰人的精神意识和思维活动，若心不藏神，则神失安宁，易引起情志疾患。

一72岁女性患者，因半年前右侧股骨颈骨折而不能行走，终日心情郁闷，急躁易怒，近日病情逐渐加重，现神志错乱，语无伦次，躁扰不宁，按其腹不硬，小便自利，夜尿 6~8 次，舌紫暗苔白腻，脉沉滑。该病乃瘀热互结于下焦，痰热上扰清窍所致。其舌脉乃痰瘀互结之象。故法当破瘀泻热、化痰开窍，以泻心汤合抵当汤、温胆汤加减治疗：大黄 10 g，黄芩 10 g，黄连 15 g，桃仁 15 g，水蛭 10 g，红花 10 g，清半夏 15 g，石菖蒲 20 g，茯苓 20 g，陈皮 10 g，竹茹 10 g，枳实 10 g，郁金 15 g，通草 10 g，生甘草 10 g。患者服药 10 剂后，神志大为好转，应答切题，夜尿减少，诉左侧肢体麻木、上半身瘙痒，舌暗红苔白，脉沉弦。患者痰热渐除，故前方去清半夏、石菖蒲、陈皮、竹茹、枳实、郁金、通草，加鸡血藤 30 g，钩藤 30 g，络石藤 30 g，首乌藤 30 g，海风藤 30 g，威灵仙 15 g，蝉蜕 10 g，以通络消风除痒。患者服药 10 剂后，左侧肢体麻木症状消失，唯觉上半身瘙痒。故上方去黄芩、钩藤、络石藤、海风藤、首乌藤，加杏仁 10 g，以宣肺定魄止痒。患者经近 2 个月治疗，诸症基本消失。

4. 疔疮 《素问·至真要大论篇》云："诸痛痒疮，皆属于心。"余于临床对疮疡、皮肤痛痒之症，常用导赤散合茯苓杏仁甘草汤，从心肺论治。对于热毒炽盛所致疔疮者，常用泻心汤内服或外敷治疗。

如一 50 岁男性患者，诉臀部患疔疮 1 周，疔疮大小约为 1.5 cm×2 cm，伴有红肿疼痛，纳可，受疼痛影响而夜寐欠安，二便可，舌红苔黄，脉沉细。考虑疔疮之症多因心火亢盛，瘀热蕴结肌肤所致，且患者之舌脉亦为热盛之象，故治当清心泻火，予泻心汤加减：大黄 10 g，黄芩 15 g，黄连 15 g，生地黄 15 g，桃仁 15 g，以清热凉血、活血消肿。以上药物研末，用醋调和敷于疔疮之处，每日 1 次。患者经治 1 日痛减，3 日肿消，1 周后痊愈。

清心凉血第一方——清营汤

清营汤出自清代吴鞠通的《温病条辨》，由生地黄、犀角、玄参、麦冬、金银花、丹参、连翘、黄连、竹叶组成，是清营透热、养阴生津之名方，为治疗热入营分证之常用方。临证凡温热之邪，传入营分所致各种病症，皆可用之加减治疗。

☞ 配伍法度与方义

清营汤是基于《素问·至真要大论篇》“热淫于内，治以咸寒，佐以甘苦，以酸收之，以苦发之”之说而设的泻心之剂。本方君以咸寒之犀角治之：犀角咸寒，气味清香，清灵透发，寒而不遏，可清解血分热毒，尤能清心安神。以甘苦之生地黄、玄参、麦冬为臣：生地黄苦甘大寒，清热凉血，养阴生津；玄参甘苦咸寒，清上撤下，滋阴降火；麦冬甘寒质润，养阴清热。三药相伍，既可养阴生津，又可助君药清营凉血。佐以甘寒芬芳之金银花，苦寒之黄连、连翘，甘淡微寒之竹叶清之：金银花清热宣透，黄连清心泻热解毒，连翘内清外透，竹叶清心利尿。四药合用，重在清气分热，透热转气，使邪热转出气分而解，给邪以出路。使以苦寒之丹参发之：丹参既可清心凉血，又能活血化瘀，防止血与热结，引诸药入心而清热凉血。本方甘寒与咸寒并用，祛邪与扶正兼顾，清营热而滋营阴，再佐以透热转气之品，使热邪从气分而去，气营两清。

☞ 用方要点与诀窍

1. 病位病机　病在营分，热灼营阴。

2. 证候特点　营热蒸腾，易伤营阴，心神被扰。

3. 方证要点

（1）关键指征：①营热蒸腾的症状，如身热夜甚，心烦躁扰，甚或时有谵语；②营阴耗伤的症状，如咽干，口不渴；③热闭营中，迫血妄行的症状，如斑疹隐隐，吐血，衄血。

（2）舌脉：舌绛或紫，无苔或少苔，脉细数有力。

4. 主治病症　本方常用于治疗热入营分所引起的斑疹、发热、丹毒等病症，还可用于治疗流感、流行性出血热、大叶性肺炎、上消化道出血、过敏性紫癜、带状疱疹后遗神经痛。

5. 应用方法　①比例：生地黄∶犀角∶玄参∶麦冬∶金银花∶丹

参：连翘：黄连：竹叶＝5：3：3：3：3：2：2：1.5：1。②药味：犀角用水牛角代替。③用法：以水八杯，煮取三杯，去渣兑入水牛角粉，日三服。或诸药煎煮去渣，以药汁冲服水牛角粉，分次服用。

用法诀窍

凡温热之邪进入营分之证，皆可应用。

☞用方心悟与案例精讲

1. **斑疹**　章虚谷言："热闭营中，故多成斑疹。斑从肌肉而出属胃，疹从血络而出属肺。"斑疹多为热邪迫血妄行，虽为出血，但不能收涩止血，清热凉血便是止血。故余于临床治疗本病，多用清营汤加减。

如一44岁女性患者，诉周身发斑疹1周。患者1周前无明显诱因出现周身斑疹，色由紫变浅，但无痒痛之症，曾就诊于他院，诊为过敏性紫癜，予以克林霉素、地塞米松、鱼腥草注射液静脉滴注，辅以外用药，症状不见好转而来诊。现周身红色斑疹，以腰下为重，无痒痛发热之症，纳可，口干不渴，二便调，夜寐安，舌深红苔黄，脉细数。患者之舌脉乃里热炽盛之象，考虑斑疹当为里热内盛，营分受劫，迫血妄行所致。热蒸营阴，则口干而不渴。治以清热凉血为根本大法，以清营汤加减治疗：水牛角粉（冲）0.6 g，生地黄30 g，玄参30 g，麦冬15 g，生石膏（先煎）30 g，金银花20 g，连翘20 g，黄连15 g，以清营凉血消斑；酌加牡丹皮30 g，赤芍20 g，知母15 g，侧柏叶15 g，黄芩10 g，栀子15 g，以清热凉血；半夏15 g，陈皮10 g，云茯苓15 g，炙甘草15 g，以健脾化湿。患者服药4剂后斑疹愈多，仍无痒痛、身热之症，但疹色较前浅，口已不干，舌红苔黄，脉弦细。患者虽皮疹较前增多，但颜色转浅，口不干，舌质变浅，说明血热减轻。仍守原法，予中药原方7剂；加大椎、肺俞刺络拔罐，1次/日，以增强清热解毒之功。患者经半个月治疗，斑疹全退，余无不适，舌淡苔黄腻，脉沉细。患者热退阴伤，夹有湿热。前方加竹茹

10 g，茵陈 20 g，薏苡仁 20 g，萆薢 20 g，以清利湿热。患者经 3 周治疗，斑疹尽退，唯舌红，脉弦细，说明其血中余热未尽。予清营汤合茯苓杏仁甘草汤以善其后：生地黄 30 g，麦冬 15 g，金银花 20 g，连翘 20 g，牡丹皮 15 g，玄参 15 g，赤芍 15 g，茯苓 15 g，杏仁 10 g，炙甘草 15 g。随访病未再发。

2. 带状疱疹后遗神经痛　带状疱疹属中医“蛇串疮”“腰缠火丹”范畴，多因肝胆火盛，热毒壅滞肌肤所致。余于临床，曾用清营汤治疗瘀热内蕴导致的带状疱疹后遗神经痛，疗效显著。

该患者为女性，52 岁，诉左胁肋疼痛 1 个月余。患者于 1 个月前患带状疱疹，经输液、口服中西药后，疱疹消退，但遗留胁肋疼痛，现左侧胁肋刺痛，皮肤无疱疹，散在暗色，阵发性痛不可忍，纳食可，大便干，小便调，夜寐差，舌红绛苔薄黄，脉弦细。患者疱疹发于春季，为热迫血妄行，属于“春温”范畴，考虑疼痛乃邪热未尽，血热互结，瘀热痹阻脉络所致。热扰心神，则夜寐差；舌脉亦为血热互结之征象。故法当清热凉血、活血通络，以清营汤加减治疗：生地黄 20 g，丹参 20 g，玄参 30 g，麦冬 15 g，连翘 10 g，牡丹皮 15 g，以清营凉血；酌加桃仁 10 g，红花 10 g，当归 20 g，延胡索 20 g，赤芍 15 g，以活血止痛；川楝子 10 g，以疏肝清热；炙甘草 15 g，以调和诸药。水煎服，每日 1 剂。针刺取穴：曲池、支沟、内关、血海、阳陵泉、三阴交、太冲。所选穴位常规消毒，针刺深度以得气为度，得气后诸穴均施以平补平泻法，留针 30 分钟，每日 1 次。患者经 4 次治疗后，疼痛明显缓解，夜寐安，二便调，舌暗苔薄，脉弦细。治当加强养血活血通络之力，原方去连翘、牡丹皮，加地龙 10 g，威灵仙 15 g，乌蛇 15 g，针刺加取地机。患者经 3 周治疗，诸症消失，而告病愈。

3. 发热　发热有外感、内伤之分。内伤发热，多由脏腑功能失调，气、血、阴、阳失衡所致；外感发热多为外邪侵袭人体，有在卫、在气、在营、在血之不同，治疗总以祛邪透热为要。《外感温热论》云：“大凡看法，卫之后方言气，营之后方言血，在卫汗之可也，到气才可清气，入营犹可透热转气。”余于临床常用清营汤来治疗邪入营分所致之发热，收效颇佳。

如一 6 岁男性患儿，其家长诉持续低热半个月余而来诊。现发热，体温 37.9 ℃，面红，咽痛，口干，纳少，寐欠安，二便可，舌红少苔，脉细数。舌脉乃热伤营阴之征象，考虑该病乃因感受风热之邪，邪入营分所致。热灼营阴，则口干；热邪上扰心神，则夜寐欠安；火热上炎，则面赤肿痛，纳少。结合小儿生理特点“阴常不足”，故治当清营养阴、疏风透热，予清营汤化裁：水牛角粉（冲）0.3 g，生地黄 20 g，牡丹皮 15 g，玄参 15 g，麦冬 10 g，生石膏 30 g，金银花 10 g，连翘 10 g，赤芍 10 g，以清营透热。患者服药 3 剂后，热退身凉。继以生地黄 15 g，玄参 15 g，麦冬 10 g，砂仁 15 g，神曲 10 g，鸡内金 10 g，养阴和胃而善后。

泻心凉血之名方——犀角地黄汤

犀角地黄汤首载于唐代孙思邈的《备急千金要方》，源于《小品方》之芍药地黄汤，由犀角、生地黄、芍药、牡丹皮组成，为治疗热入血分证的常用方。临证凡温热之邪传入血分之各种病症，皆可用之加减治疗。

☞ 配伍法度与方义

犀角地黄汤是基于《素问·至真要大论篇》“热淫于内，治以咸寒，佐以甘苦，以酸收之，以苦发之”“火淫于内，治以咸冷，佐以苦辛，以酸收之，以苦发之”之说而设的泻心之剂。本方君以苦咸大寒之犀角泻之：犀牛为神灵之兽，其角禀至高清灵之性，清灵透发，寒而不遏，清香走散，既可清热解毒，又可凉血散瘀，尤能清心安神。臣以苦甘大寒之生地黄清之：生地黄既助犀角凉血止血，又可养阴生津以复所失之血。赵献可谓：“唯犀角能下入肾水，引地黄滋阴之品由肾脉而上，故为对证。若阴虚火动吐血与咳咯，可借用成功。”佐以酸甘微寒之芍药收之，苦辛微寒之牡丹皮发之：芍药敛血止血，可助犀角、生地黄滋阴凉血；牡丹皮色赤入血分，既可泻血中之伏火，凉血而生血，又可破血通经。四药相伍，清热与滋阴兼施，凉血与活血并用，使热清血宁而无耗血动血之虑，凉血止血而无冰伏留瘀之弊。血得温则行，遇寒则凝，而本方集凉血与散瘀之品于一炉，实乃另开寒冷散血之门也。

☞ 用方要点与诀窍

1. 病位病机　病在血分，热毒炽盛，迫血妄行。

2. 证候特点　热入血分，耗血动血。

3. 方证要点

（1）关键指征：①邪热扰心的症状，如身热谵语，喜忘如狂；②热邪迫血妄行的症状，如吐血，衄血，便血，尿血，血崩；③热毒闭阻的症状，如斑色紫黑；④热邪伤阴的症状，如但欲漱水不欲咽。

（2）舌脉：舌绛，无苔或少苔，脉细数。

4. 主治病症　本方常用于治疗热入血分所引起的鼻衄、斑疹、痤疮、疔疮肿毒等病症，还可用于治疗支气管扩张咯血、系统性红斑狼疮、脓毒败血症、糖尿病性周围神经病变、红斑性肢痛症、荨麻疹、神经性皮炎、病毒性角膜炎等。

5. 应用方法　①比例：犀角：生地黄：芍药：牡丹皮 ＝ 1 ∶ 8 ∶ 3 ∶ 2。②药味：犀角用水牛角代替，夹有瘀血者用赤芍，阴虚者用白芍。③用法：上药煎煮去渣，以药汁冲服水牛角粉末，分次服用。

用法诀窍

凡属热毒炽盛于血分之证，皆可应用。

☞ 用方心悟与案例精讲

1. 痤疮　《外科正宗》曰：“肺风、粉刺、酒渣鼻三名同种，粉刺属肺、酒渣鼻属脾，总皆血热郁滞不散。”血热之邪上冲头面不得宣泻而蕴结于面部肌肤，发为痤疮，可用犀角地黄汤加减治疗。

如一 23 岁女性患者，诉面部患散在痤疮半年余。患者半年前饮食辛辣后于面部两颊、额头及下颌部出现散在红色丘疹且伴有压痛，近日由于工作压力较大，红色丘疹有增多趋势，且伴有心烦、失眠之症，纳可，二便调，舌红绛苔黄，脉细数。患者之舌脉乃血热互结之征象，考虑痤疮当为热入营血，血热蕴结于面部所致。邪热上扰心神，则心烦、失眠。治当清热凉血，以犀角地黄汤合导赤散、茯苓杏仁甘草汤加减治疗：水牛角粉（冲服）0.6 g，生地黄 30 g，赤芍 20 g，牡丹皮 15 g，以清热凉血；酌加小通草 10 g，滑石粉（包煎）20 g，淡竹叶 10 g，以清心泻火；茯苓 20 g，杏仁 10 g，生甘草 15 g，以宣肺达皮。患者服药 7 剂后，丘疹颜色变浅，疼痛减轻，心烦、失眠之症有所好转，舌红苔薄黄，脉沉细。效不更方，并加大椎、肺俞刺络拔罐，隔日一次，以增强清热解毒之功。患者经 1 个月治疗，诸症尽除。

2. 鼻衄　鼻衄可归为虚实两类，实证者因火热迫血妄行所致，虚证者因阴虚血热或气虚不摄血而致，但以火热迫血妄行者最为常见。正如《济生方·血病门》所载："夫血之妄行也，未有不因热之所发。"对于血热内盛，迫血上出所致的鼻衄，可用犀角地黄汤加减治疗。

如一 22 岁男性患者，诉 1 周前因饮食辛辣后出现鼻衄，后鼻腔间断反复出血，量多色鲜红，口渴喜饮，纳食可，大便干燥，小便黄，夜寐可，舌红苔薄黄，脉细数。患者鼻衄因饮食辛辣而诱发，考虑其为热邪迫血妄行所致。热邪伤阴，则口渴喜饮，大便干燥。其舌脉亦有热盛之象。故治当清热凉血，以犀角地黄汤加减：水牛角粉（冲服）1 g，生地黄 30 g，赤芍 20 g，牡丹皮 15 g，以清热凉血；酌加白茅根 30 g，藕节 10 g，血余炭 20 g，以凉血止血。患者服药 3 剂后血止，口渴好转，大便干，小便黄，舌红苔薄白，脉沉细。继前方服用 1 周后，诸症消失，而告病愈。

3. 系统性红斑狼疮　系统性红斑狼疮属于中医学"肌衄""日晒疮""蝶疮流注"和"阴阳毒"等范畴。《瘟疫论》曰："邪热久羁，无由以泻，血为热搏，留于经络，败为紫血。"故本病可因热毒炽盛燔灼营血，迫血妄行而致。余尝用犀角地黄汤治疗本病，疗效颇佳。

一 50 岁女性患者，诉双下肢散在青紫斑 1 年余，曾服泼尼松治疗无效，遂前来就诊。现双下肢散在青紫斑，鼻梁两侧蝶形红斑，时伴有疼痛灼热感，时有烘热汗出，口干喜饮，纳寐尚可，小便黄，大便干燥，舌暗红少苔，脉细数。其舌脉乃瘀热之象，考虑本病乃热入营血，邪热迫血妄行，热毒闭阻所致。热邪伤阴，则口干、大便干燥；热邪蒸腾营阴，则烘热汗出。故治当清热解毒、凉血化瘀，予犀角地黄汤加减：水牛角粉（冲服）1 g，生地黄 30 g，赤芍 20 g，牡丹皮 15 g，以清热凉血；酌加紫草 15 g，茜草 15 g，白茅根 30 g，棕榈皮 15 g，以凉血止血；玄参 20 g，丹参 20 g，当归 15 g，以养血活血。患者服药 7 剂后，青紫斑及红斑逐渐消退，疼痛灼热感减轻，余诸症皆有所好转，舌红少苔，脉沉细。前方去水牛角粉，加槐花 10 g，玫瑰花 10 g，以化瘀消斑。患者服用 1 个月后，青紫斑及红斑基本消退。

第三章　脾脏用方

脾居中焦，为后天之本，主运化水谷精微，为气血津液化生之源。太阴湿土得阳始运，宜健运升提。其生理功能主要体现在两个方面：一是主运化升清，也就是说，脾消化水谷，吸收其精微物质化为气血津液，上输心肺，转输全身，以营养五脏六腑、四肢百骸，所以脾气宜健运上升；二是统摄血液，即血液之生成运行，有赖于脾气之升发统摄。

由此可知，脾脏的生理特点是脾气宜升发健运而恶呆滞下陷，喜燥而恶湿。其病理特点是脾气易虚，脾阳易衰，脾血易虚，血失统摄；而水谷不化，水聚为湿，谷停为滞；脾气下陷，气血乏源，临证虚、实、寒、热之证皆可见。因此，根据脾的生理和病理特点，治疗脾脏疾患，在临证施方时应遵循《内经》“脾欲缓，急食甘以缓之，用苦泄之，甘补之”“脾苦湿，急食苦以燥之”的原则，使用甘味之品遂其和缓畅达之性，用于补法；对于脾脏来说，苦味药能燥湿邪以解脾之所困所恶，用于泻法。脾喜燥而恶湿，湿气太过，则脾土不能胜运，当用苦燥之品，以燥其湿。用药时，按照用药法象之理，以形、味、色、性来区分用药。凡药形似脾、色黄、味甘、气香、性属土者，皆入于足太阴脾经，而药味苦者能燥能泄，甘者能补能和。故临证若湿气太过，则脾土不能胜运而运化无权，出现腹胀、泄泻、纳呆之症时，当用苍术、白术、黄连、厚朴等苦味入脾经之品，燥湿解脾，苦以泻之。清代医家张志聪提出消渴病用燥脾之药以治之，用苍术即是。若脾失于和缓，脾气虚而不能胜运，当用人参、茯苓、甘草等甘味入脾之药，遂脾和缓之性，以补之缓之。

第一节 和脾之剂

和脾之剂，或和在中焦气机，以使脾气升清，胃气降浊；或和在中焦湿浊，以燥湿、渗湿，复中焦运化如常。而在用药方面，以寒温并用而为和，以升降相因而为和，以攻补兼施而为和。总之，和脾之剂，和脾之不和而为和，具有调理脾胃之基本功能。

调脾柔肝之名方——痛泻要方

痛泻要方出自明代张介宾的《景岳全书》，由炒白术、白芍、陈皮、防风组成，为治疗脾虚肝旺之痛泻名方。临证见脾虚肝旺之痛泻各种病症，皆可用之加减治疗。

☞ 配伍法度与方义

痛泻要方是遂肝脾苦欲之性而设的甘苦酸辛之剂。君以甘苦而温之白术燥之补之：白术结实于夏伏湿热弥漫之时，故外可御湿邪，内可健脾土，其苦味能燥湿，甘味能补脾，温性能和中。臣以酸苦微寒之白芍泻之燥之：白芍味酸，酸性收敛，敛肝木刚躁之性，养血敛阴，柔肝缓急以止痛；苦助白术燥湿。佐以辛苦而温之陈皮散之燥之：陈皮辛能疏散，符肝欲散之性而疏肝；苦能燥湿，除脾苦湿之患而醒脾。使以辛散甘温之防风散之祛湿：防风乃治风祛湿之要药、风药之润剂，亦为理脾引经要药。其辛可散肝郁，风能除脾家之湿邪。白芍、防风二药相伍，一收一散，敛而不过，肝郁得开，肝体得养，脾气得舒，疏肝以健脾。诸药合用，疏肝理气以止痛，燥湿健脾以止泻，使肝气条达，脾气充实，痛泻得止，为健脾柔肝、燥湿止泻之良剂。

☞ 用方要点与诀窍

1. 病位病机　病在肝脾，肝郁脾虚，肝脾不和，脾失健运，湿浊骤生，湿阻气机，浊阴下流。

2. 证候特点　肝脾同病，肝气疏泄太过，脾虚湿浊太盛，疼痛必兼腹泻。

3. 方证要点

（1）关键指征：①肝气郁滞的症状，如烦躁易怒，精神紧张；②脾气不足的症状，如腹胀，纳呆；③肝郁克脾的症状，如肠鸣腹痛，腹痛则泻，泻后痛减。

（2）舌脉：舌淡暗苔薄白（脾虚肝旺日久舌质为暗，初起舌质为淡），脉左弦而右缓。

4. 主治病症　本方常用于治疗脾虚肝旺所引起的膈肌痉挛、腹泻、慢性胃炎、慢性肠炎、肠易激综合征等病症，还可以治疗小儿厌食、小儿腹泻、痛经、带下病等。

5. 应用方法　①比例：炒白术∶白芍∶陈皮∶防风 = 3 ∶ 2 ∶ 2 ∶ 2。白芍用量在 15 g 左右，多用于养血柔肝；若大剂量 30~60 g 多用于养血柔筋。②药味：夹有瘀血者白芍改用赤芍，白术宜酒炒减其寒性。③用法：诸药煎煮去渣，以药汁再煎煮 10~15 分钟，分次服用。

用法诀窍

凡属肝脾不和，侧重于肝旺土衰，湿阻气机者，皆可应用。

☞ 用方心悟与案例精讲

1. 慢性肠炎　《景岳全书·泄泻》云：“泄泻之本，无不由脾胃。”临证若由肝旺攻伐脾土所致痛泻，常以痛泻要方化裁治之。

如一 43 岁男性腹痛患者，诉 45 天前于饮酒后出现腹痛，痛则欲泻，便质稀，未予诊治。尔后每于食后出现腹痛，痛则欲泻，泻后痛解，纳差，寐安，大便次数不规律，小便调，舌暗苔薄，左脉弦，右脉沉缓。查体：腹部压痛，无反跳痛及肌紧张。麦氏点压痛（–），墨菲征（–）。考虑酒性升散，肝得升散之力，易使肝气疏泄太过，横逆乘脾，加之酒易酿湿伤脾，脾失健运，湿浊骤生，阻遏气机，则腹痛、腹泻；泻后湿浊骤减，气机调畅，则泻后疼痛缓解；脾虚日久，失于运化，则便次无常；舌脉乃脾虚肝旺、瘀滞日久之征象。故法当疏肝泻木、健脾止泻，选用痛泻要方加减治疗：炒白术 20 g，赤芍 15 g，陈皮 15 g，防风 10 g，柴胡 15 g，党参 10 g，乌梅 15 g，延胡索 30 g，炙甘草 15 g，以健脾柔肝、祛湿止泻。患者经 1 周治疗后，自诉腹痛、便溏缓解，仍感周身乏力，胃脘部畏寒，纳差，寐安，大便 1 日 2 次，便质稀，舌暗淡苔白，左脉弦，右脉沉细，舌质由暗变为暗淡，说明瘀滞得减。故前方去赤芍，改白芍 20 g；李东垣将脐腹痛归为足少阴所主，乃脾肾阳虚所致，故加干姜 10 g，附子 10 g，寓附子理中汤之义。患者又经 1 周治疗后，腹痛较前明显改善，胃脘部不适感及纳食较前好转，寐安，大便仍不规律，便质软，不成形，舌暗红苔白，脉弦滑。舌质渐红，脉弦滑，说明胃阳已复，故前方去干姜、附子，加五味子 15 g，补骨脂 15 g，肉豆蔻 15 g，以补肾止泻。患者又经 1 周治疗后，诸症痊愈。

2. 肠易激综合征　肠易激综合征的主要临床表现为腹痛或腹部不适、排便习惯和粪便性状的改变。其症状与痛泻要方所治之症相似，余常以此方治之。

如一 35 岁间断性腹泻男性患者，诉 1 年前因大怒后致腹痛、腹泻，未予诊治，后每遇情绪激动时则并发腹痛腹泻之症，泻后疼痛较前缓解，平素乏力，纳少腹胀，寐安，便溏，舌暗苔薄，左脉弦，右脉缓。《景岳全书·泄泻》曰："凡遇怒气便作泄泻者，必先以怒时夹食，致伤脾胃。故但有所犯，即随触而发，此肝脾二脏之病也，盖以肝木克土，脾气受伤而然。"考虑诸症皆因郁怒而起，而致腹泻，故本病当从肝脾论治。肝旺时作，克伐脾土，湿浊内生而阻碍气机，则腹痛腹泻；脾气亏虚，脾失健运，气机升降失调，清浊不分，则纳少腹胀、便溏；舌脉乃脾虚肝旺、瘀滞日久之征象。病在肝因疏泄太过，脾因湿浊太盛，故法当疏肝健脾，以痛泻要方加味治疗：炒白术 20 g，白芍 15 g，陈皮 15 g，防风 10 g，柴胡 15 g，枳壳 15 g，党参 15 g，茯苓 15 g，炙甘草 10 g，乌梅 15 g，芡实 10 g。患者经 1 周治疗后，逢情绪波动后偶有腹痛腹泻，二便调，纳少腹胀，舌暗淡苔薄，脉沉。前方加木香 10 g，砂仁 8 g，肉豆蔻 15 g，以增强健脾行气之力。患者又经 2 周治疗后，诸症基本消失，舌淡红苔薄，脉沉。

温中和脾之名方——苓桂术甘汤

苓桂术甘汤出自汉代张仲景的《伤寒论》，由茯苓、桂枝、白术、炙甘草组成，为治疗中阳不足、痰饮内停之名方。临证凡见中阳不足、痰饮内停所致各种病症，皆可用之加减治疗。

☞ 配伍法度与方义

苓桂术甘汤是基于“病痰饮者，当以温药和之”之说而设的“温化”之剂。君以甘淡之茯苓缓之：茯苓结于土中，久而不变，得土气最多，而脾五行属土，故茯苓入中焦，淡渗利水向下，折上犯之水饮，使饮邪由小便而去。臣以辛温之桂枝通阳：桂枝辛温通阳化气，平冲降逆。君臣相伍，温化水饮，御水气之上犯。佐以甘苦之白术燥之泻之：白术苦味居多，而苦味之药可燥湿而固中焦之气，蠲生痰之源。白术得土之冲气，配合结于土中、得土气多的茯苓，乃成健脾化湿之绝配。使以甘平之炙甘草缓之补之：炙甘草甘缓补中，合桂枝，辛甘发散，温化痰饮，益心阳而化气，亦含《内经》“辛甘发散为阳”之意；合茯苓、白术，崇脾土以化湿。四药合用，共奏温阳化饮、平冲定悸、健脾利湿之功，为治疗痰饮病之名方。

☞ 用方要点与诀窍

1. 病位病机　病位在脾，脾阳不足，脾失运化，气不化水，痰饮上犯。

2. 证候特点　脾阳虚弱，气化失司，湿邪停滞为痰为饮，痰饮易随气升降，或停于心下，或停于心肺，或停于清窍。

3. 方证要点

（1）关键指征：①痰饮内停的症状，如头晕目眩，胸胁支满，心悸，心下逆满；②脾失健运的症状，如神疲乏力，纳呆腹胀，便溏。

（2）舌脉：舌苔白滑，脉沉紧或沉滑。

4. 主治病症　本方常用于治疗脾阳不足，痰饮内停所引起的风心病、左心衰竭、慢性支气管炎急性发作、支气管哮喘、慢性浅表性胃炎、脑干梗死等病症，还可以治疗糖尿病神经源性膀胱、急性肾炎、慢性肾功能不全、带下病、慢性盆腔炎、宫颈糜烂等。

5. 应用方法　①比例：茯苓∶桂枝∶白术∶炙甘草 = 4∶3∶2∶2。其中桂枝用量在20~40 g以利水、行瘀，若超过40 g多用以通阳、下气，用量在10~15 g多用于和营、补中。②药味：脾虚泄泻甚者可改白术为炒白术。③用法：诸药煎煮去渣，分温三服。

用法诀窍

凡属脾阳不振，痰饮内停者，皆可应用。

☞ 用方心悟与案例精讲

1. 慢性支气管炎急性发作　喘证无论初起还是久病，均应当兼顾扶助正气，临床常用黄芪、白术、茯苓等。此外，喘证日久，亦碍宗气之生成，宗气不足，不能助心行血，易为血瘀，余常配用川芎、地龙、桃仁、当归等。

如一70岁女性咳喘患者，诉患慢性支气管炎20余年，每于季节更替时诱发，自服药物控制病情，2天前因伴周身浮肿，咳喘不能平卧，心悸，纳呆，便溏而来诊，并被收治入院，舌暗紫苔水滑，脉沉滑。查体：端坐呼吸，唇甲中度发绀，杵状指，双下肢Ⅱ度水肿，桶状胸，肋间隙增宽，双肺呼吸音低，散在湿啰音，心率100次/分，律齐，肝大，肋缘下4 cm。心电图示：肺型P波，顺钟向转位，心肌缺血。胸X线片示：双肺气肿征，肺纹理增多，心腰饱满，双肺门处可见结节影。西药以抗感染、改善循环、扩张冠状动脉及利尿药治疗。患者纳呆，便溏，舌苔水滑，则脾阳不足可知；脾阳不足，土虚不能制水，痰饮壅滞于肺，肺宣肃失常，则喘；水饮凌心，则心悸；水湿泛溢肌肤，则周身浮肿；水饮停滞，气血运行不畅，则唇甲重度发绀；舌脉乃阳虚水停、瘀滞为甚之征象。故选用温阳化饮、健脾利湿之苓桂术甘汤加味治疗：茯苓 40 g，桂枝 30 g，炒白术 20 g，炙甘草 20 g，葶苈子 15 g，车前子 30 g，桑白皮 15 g，杏仁 10 g，厚朴 10 g，枳壳 10 g，桔梗 10 g。同时考虑到肺宣降受累，宗气不足，运血无力，凝滞为瘀，故酌加桃仁 10 g，红花 10 g，丹参 15 g，川芎 15 g，地龙 10 g 活血化瘀之品。患者经过 2 周治疗，喘息较前好转，可平卧，周身浮肿消失，二便调，舌暗苔白，脉沉细。前方去葶苈子、车前子、桑白皮、地龙、桃仁、红花，加党参 15 g，炙黄芪 15 g，五味子 15 g，当归 20 g，以益气固本、纳气平喘。患者经过 2 周治疗后，临床症状基本消失，能平卧，双肺呼吸音低，未闻及干湿啰音，心率 90 次/分，律齐，舌淡苔薄白，脉沉细，病情好转出院。

2. *左心衰竭* 余常在辨证基础上，加血府逐瘀汤治疗左心衰竭，每获良效。

如一 74 岁男性憋喘患者，诉有冠心病 20 余年，3 天前因感冒而发憋喘，经静脉滴注西药效果不明显，且不能平卧，心悸乏力，咳少量白黏痰，不易咳出，纳少，便溏，小便量少，双下肢水肿，舌暗红苔白腻，脉沉滑。一般内科检查阳性体征：端坐呼吸，唇甲重度发绀，杵状指；肝颈静脉反流征（+），肝大，肋缘下 4 cm，双下肢Ⅲ度水肿，腹水征（+），左肺偶可及少量湿啰音，心律失常，心音强弱不等。EKG 示：HR 70 次/分，房颤，心肌缺血。血 K^+ 3.38 mmol/L，肌酐 122 μmol/L。心脏多普勒示：主动脉硬化，左室压力负荷过重，舒张能力下降，心律失常，房颤，期前收缩，心力衰竭。西药予以抗感染、改善循环、扩张冠状动脉及利尿药治疗。考虑患者水肿之症状及体征，兼有纳少、便溏，则脾阳虚衰，水饮内生可知；饮邪迫肺，气道壅塞，肺气上逆，则喘；肺失于宣降，则咳痰；水饮内停，碍气血运行，则唇甲重度发绀；舌脉乃痰瘀内阻之征象。病在于饮与瘀，故治当温通化瘀，以苓桂术甘汤合血府逐瘀汤加味治疗：茯苓 40 g，桂枝 30 g，炒白术 20 g，炙甘草 20 g，猪苓 20 g，泽泻 20 g，杏仁 10 g，车前子（包煎）30 g，丹参 15 g，桃仁

15 g，红花 15 g，当归 20 g，生地黄 15 g，牛膝 30 g，川芎 30 g，桔梗 15 g，赤芍 15 g，枳壳 15 g，柴胡 15 g，以温阳化饮、化瘀通脉。患者服用 5 剂后，水肿消失，可平卧，憋喘心悸及咳痰明显减轻，尿量增多，舌暗红苔薄白，脉沉细。考虑痰瘀已化，心肺职复，前方去车前子、猪苓、生地黄、桃仁、红花。患者又经 1 周治疗，动则微喘，纳食可，乏力减轻，二便调，舌暗苔薄白，脉沉细。前方加生黄芪 30 g，党参 15 g，以补益肺气。患者又经 1 周治疗，症状基本消失，活动后无憋喘，临床治愈出院。

3. 脑干梗死（恢复期） 脑干梗死的患者，大部分以眩晕及步态不稳为主症，据其舌脉，多责之于痰饮上犯清窍，余皆以苓桂术甘汤加减化裁治疗。

如一 72 岁女性患者，因头晕、双下肢无力来诊，诉 2 个月前无明显诱因出现头晕，双下肢无力，行走摇摆不稳，双目视物不清伴复视之症，就诊于西医医院，查头颅 CT 提示：脑干、半卵圆中心梗死，经静脉滴注改善脑细胞代谢药，症状改善不明显，且出现时感心慌，食欲不佳，舌暗红苔滑，脉沉滑。患者既往糖尿病史 8 年，冠心病史 2 个月。患者消渴日久，脾虚湿盛之体可知；湿浊困脾，脾失健运，则食欲不佳；饮停心下，则心下悸；痰饮阻滞中焦，清阳不升，脑髓不养，则见头晕、双目视物不清；舌脉乃痰饮瘀阻为甚之征象。病因痰饮而起，故选用苓桂术甘汤合真武汤加减治疗：茯苓 40 g，桂枝 30 g，炒白术 20 g，炙甘草 20 g，炮附子 15 g，赤芍 10 g，生姜 10 g，玄参 15 g，桃仁 15 g，红花 10 g，淫羊藿 15 g，柴胡 15 g，升麻 10 g，鸡内金 10 g，黄芩 10 g，川牛膝 30 g，葛根 30 g，车前子 30 g，以温阳利水、祛湿化痰。治疗 1 个月后，头晕、心下不适感减轻，纳可，寐安，二便调，舌暗红苔薄白，脉沉滑。继以前方治疗 1 个月，头晕、复视消失，行走步态较稳定，在别人搀扶下可缓慢行走，舌淡红苔白，脉沉。

4. 糖尿病神经源性膀胱 糖尿病神经源性膀胱常以尿频、尿急为主要临床表现，多为湿邪不化，注于下焦，膀胱失司，余常以苓桂术甘汤振中阳不足，以蠲湿邪之源。

如一 61 岁男性患者，因少腹满、夜尿多来诊，诉 2 个月前无明显诱因出现少腹胀满，夜尿多，未曾诊治，近来症状加重。现少腹胀满，夜尿多、6~7 次，口渴，但不喜饮，心烦失眠，舌暗红苔白腻，脉弦细。既往糖尿病史 10 余年。查肾功能正常，空腹血糖 6.6 mmol/L，尿常规示尿糖（++）。患者以少腹满而夜尿多为主证，则病在膀胱可知。湿邪内阻，津液输布不利，则渴不多饮；小便自利，故非蓄水；舌质暗红，故为蓄血；湿阻血瘀，留于下焦，则血蓄下焦；舌脉乃痰湿血瘀之征象。故当以温阳利水、活血逐瘀为大法，以桃核承气汤合苓桂术甘汤加减治疗：茯苓 30 g，桂枝 20 g，白术 15 g，炙甘草 15 g，大黄（后下）10 g，桃仁 15 g，泽泻 15 g，丹参 30 g，生黄芪 30 g，生地黄 20 g，玄参 20 g，黄连 30 g，苍术 10 g。患者经 1 周治疗后，夜尿次数明显减少，夜间 1~2 次小便，睡眠可，少腹满症状消失，唯觉口干。前方去苍术、桂枝，加天花粉 15 g，玉竹 10 g，以生津止渴。患者又经 2 周治疗后，每日夜尿 1~2 次，睡眠状况明显改善，口干症状减轻。继前治疗 2 周，患者失眠及夜尿多症状消失而告愈。

调和中焦第一方——温胆汤

温胆汤最早出自唐代孙思邈的《备急千金要方》，由半夏、竹茹、枳实、生姜、陈皮、炙甘草组成，至宋代陈言的《三因极一病证方论》，于方中纳入茯苓、大枣而沿用至今，是治疗胆郁痰扰之名方。临证凡痰湿或痰热之邪，郁于少阳胆腑，中焦升降运化失司所致各种病症，皆可用之加减治疗。

☞ 配伍法度与方义

温胆汤是基于《素问·至真要大论篇》“湿淫于内，治以苦热，佐以酸淡，以苦燥之，以淡泻之”之说，遂“胆为中精之府，以温为候”之性而设的和胆之剂。君以辛平性温之半夏开之：半夏辛以辛开散结，平以降逆止呕，温以和胃化痰。臣以甘淡微寒之竹茹泻之，以辛苦甘之陈皮辛开苦降，以苦酸微寒之枳实苦降之：竹青而中空，与胆为清净之府相似，竹茹甘而微寒，又与胆喜温和相宜，其为少阳腑热之药，可清热化痰，和中止呕；陈皮具有墙头上草哪面风硬哪面倒之习性，随辛而升，随苦而降，随甘而补，可理气宽中，健脾化痰；枳实可苦寒降气，消滞化痰，和中除痞。佐以甘淡性温之茯苓助竹茹淡泻之，以辛温之生姜调和胃肠，以甘温之大枣补之：茯苓健脾渗湿，绝中焦痰湿；生姜化痰止呕，兼制半夏之毒；大枣补益中气。使以甘平之炙甘草补之调之：甘草补中和中，协调诸药。诸药合用，辛开苦降，升降相因，寒温并用，攻补兼施，辛温升散之中又具苦寒清泄之性，甘温补中健脾之中又具淡渗利湿化痰之能。

笔者随津门名医包信教授行医时，观之诸病常以温胆汤作为基础方，加减化裁治疗，每获良效。请教之，告曰温胆汤实乃辛开苦降、调理脾胃升降之方也。余细思之，甚是赞同。本方以半夏、陈皮、生姜之辛温，辛以开结，陈皮又具苦味，集辛苦于一身，三药再配以苦寒之枳实，苦以降逆，辛开苦降，升降相因，以复中焦升降之枢机。以甘淡微寒之竹茹，配以甘淡性温之茯苓，取其甘淡，甘以补之，淡以泻之，以助中焦运化之能使。更妙者，竹茹之竹青而中空，与胆为清净之府相似；甘而微寒，又与胆喜温和相宜。佐以大枣、炙甘草，甘补和中。诸药合用，升降相因，寒温并用，攻补兼施，和剂三要素皆俱，实乃调和中焦之良方。

☞ 用方要点与诀窍

1. 病位病机　病在中焦少阳胆腑，中焦湿热，脾胃升降失常，胆虚痰扰失和。

2. 证候特点　升降失司，枢机不利，气郁不畅，痰浊内扰。

3. 方证要点

（1）关键指征：①胆郁痰扰的症状，如心烦心悸，失眠多梦，胆怯易惊；②中焦湿热的症状，如眩晕头重，呕恶口苦（终日口苦），呕吐痰涎。

（2）舌脉：舌红苔白黄、腻（痰郁为腻，湿郁为白，郁久为黄），脉弦滑。

4. 主治病症　本方常用于治疗胆郁痰扰所引起的功能性消化不良、反流性食管炎、慢性浅表性胃炎、呕吐、眩晕、癫痫、偏头痛、失眠、抽动障碍等病症，还可以治疗梅尼埃病、耳鸣、耳聋、妊娠呕吐、更年期综合征、带状疱疹后遗神经痛、中风后偏身麻木、汗证等。

5. 应用方法　①比例：半夏：竹茹：枳实：茯苓：陈皮：炙甘草＝4：4：4：3：3：2，生姜5片，大枣1枚。②药味：气郁痞满不甚者，改用枳壳。半夏需炮制后方能入药，清半夏长于化湿痰，姜半夏长于止呕，法半夏长于燥湿和胃，半夏曲长于化痰消食。③用法：诸药加生姜、大枣煎煮去渣，以药汁再煎煮10~15分钟，分次服用。

用法诀窍

凡属痰浊或痰热，内阻胆腑，中焦湿热，升降失常之证，皆可应用。

☞ 用方心悟与案例精讲

1. 眩晕　眩晕一证，诸说颇多，有无风不作眩，无虚不作眩，无痰不作眩，无瘀不作眩及从风火立论等，离不开风、火、痰、瘀、虚诸端。风眩多主以镇肝熄风汤；火眩多主以天麻钩藤饮；瘀眩多主以通窍活血汤；虚眩多主以归脾汤或左归丸；痰眩多主以半夏白术天麻汤。而于痰眩，笔者多施以温胆汤加减治之。

如一52岁男性眩晕患者，诉头晕头重数年，曾间断治疗多年，病情时轻时重，近来因头晕加重而来诊。现症：头晕昏蒙，如坐舟车，伴呕吐耳鸣，纳呆多寐，舌暗红苔黄腻，脉弦滑，舌脉乃湿热中阻之征象。法当清热化痰、升清降逆，以温胆汤加味治疗：半夏15 g，枳实15 g，竹茹15 g，茯苓10 g，陈皮10 g，生姜10 g，大枣10 g，黄连15 g，珍珠母20 g，煅磁石20 g，砂仁15 g，神曲15 g，诸药提纯为颗粒，开水冲泡，早晚分服。经 1 周治疗后，眩晕之症大减，呕吐未发，纳呆耳鸣改善。效不更方，继以原方，服用 1 周后，诸症皆消而告愈。

2. 失眠 《素问·灵兰秘典论篇》云："胆者，中正之官，决断出焉。"若痰湿阻滞于胆，则决断不出，调和不能，易致不寐。

如一 43 岁女性失眠患者，诉 1 个月前无明显诱因出现失眠之症，未系统治疗，近日因症状加重，甚则彻夜不眠，伴有耳鸣如蝉、口鼻干燥之症而来诊，舌暗红苔黄腻，脉弦滑。不寐总属阳不得入于阴，若湿热结于胆腑，则决断不出，少阳气机不利，阴阳失交，以致不寐渐起。足少阳胆经过耳，湿热之邪阻于胆经，经气逆乱于耳窍，则耳鸣如蝉；湿热阻滞，津液不能上承官窍，则口鼻干燥；舌脉乃痰湿壅盛，郁久化热之征象。法当清热利湿、调和中焦，故以温胆汤加味治之：半夏 15 g，竹茹 15 g，枳实 15 g，茯苓 15 g，陈皮 10 g，炙甘草 10 g，夏枯草 15 g，远志 20 g，煅磁石（先煎）20 g，生龙骨（先煎）30 g，生牡蛎（先煎）30 g。患者经 1 周治疗后，口鼻干燥之症消失，不寐之症明显好转，但睡后易醒，耳鸣如故，舌暗苔黄白，脉弦。前方加首乌藤 30 g，合欢花 15 g，重用磁石至 30 g，以增强安神利眠之效。患者经 2 周治疗后，耳鸣消失，已能安眠入睡，但睡眠较浅，舌暗苔白，脉沉。前方去远志，加酸枣仁 30 g。患者又经 1 周治疗后，不寐告愈。

3. 呕吐 脾主升清，胃主降浊，二者升降之性又有赖于肝胆为之调畅。若肝胆生变，升降则更，胃失和降，气逆而上则呕吐。

如一 61 岁女性呕吐患者，诉 5 个月前因行肝血管瘤切除术后出现呕吐之症，辗转多家医院治疗，症状未见改善，且出现食入即吐，时有呕吐清水痰涎，反酸，头晕乏力，纳呆，寐差，舌嫩红苔白腻，脉弦细。查胃镜示：反流性食管炎。考虑患者肝体受损，疏泄失司，气机不畅，导致脾胃升降运化失常，痰浊内阻，胃气上逆，则呕吐、反酸；中阳不振，清气不升，则头晕乏力；运化失常，则纳呆；气血生化乏源，血不养心，则失眠；舌脉乃脾气不足，痰湿内盛之征象。病因痰饮内停、中焦升降运化失司而起，故法当清化痰饮、和胃降逆，以温胆汤加味治之：半夏 15 g，竹茹 15 g，枳实 15 g，茯苓 15 g，陈皮 10 g，炙甘草 10 g，海螵蛸 15 g，煅瓦楞子 15 g，白及 15 g，丹参 30 g，蒲黄（包煎）15 g，神曲 15 g，鸡内金 15 g，夏枯草 15 g。患者经 1 周治疗后，乏力、反酸之症明显好转，呕吐痰涎之症已消失，时有恶心，纳少，寐欠安，舌淡苔白，脉沉细。前方加赭石（先煎）10 g，厚朴 10 g。患者又经 1 周治疗后，恶心之症已消失，纳可，寐安，舌淡苔薄，脉沉细。前方去赭石，加党参 10 g，炒白术 10 g，黄芪 10 g。患者又经 1 周治疗后，诸症痊愈。

4. 偏头痛 《灵枢集注·厥病》云："少阳之上，相火主之，火气上逆，故头痛甚。"邪犯少阳，易从火化，扰乱胆经经气而生偏头作痛，可予温胆汤治之。

如一 50 岁男性患者，因双侧偏头痛来诊，诉 1 个月前无明显诱因出现双侧偏头痛，以胀痛为主，未予诊治，近日因头痛加重，伴头晕心悸、神疲乏力、食后腹胀、便溏、夜寐多梦等症而来诊，舌暗红苔黄腻，脉弦滑。考虑头两侧为少阳经经脉循行部位，故本病病位在胆；脾虚不运水湿，浊气壅滞中焦，则便溏、腹胀；湿浊郁久化热，炼液为痰，痰热上扰胆经，不通则痛，则发为双侧偏头痛；痰热扰动胆腑，胆气郁而不舒，决断失用，则心悸、夜寐不安；少阳主升发，痰热阻滞，阳气不得升腾，脑神不养，则头晕、神疲乏力；舌脉乃痰热之征象。病本于痰，因痰而郁，故治当清热化痰，复胆温和之性，以温胆汤合小柴胡汤治之：半夏 15 g，竹茹 15 g，枳实 15 g，茯苓 15 g，陈皮 10 g，炙甘草 10 g，柴胡 15 g，党参 10 g，黄芩 10 g，川芎 15 g，延胡索 30 g，远志 20 g，首乌藤 30 g，合欢花 15 g。患者经 1 周治疗后，疼痛明显减轻，仅局限于太阳穴处，腹胀、头晕、心悸之症已愈，仍存夜寐不安、便溏之症，舌暗苔黄，脉沉。故前方去竹茹、枳实，加五味子 15 g，夏枯草 15 g。患者又经 1 周治疗，诸症痊愈。

5. 中风后偏身麻木 《素问·逆调论篇》云："荣气虚则不仁，卫气虚则不用，荣卫俱虚，则不仁且不用。"麻木多因气血不调而致，而少阳主调和，故麻木之症余常从少阳论治，即"麻取少阳"。

如一72岁男性患者，左侧肢体麻木，诉2年前无明显诱因出现左侧肢体不遂之症，当时神清，无头痛、头晕、恶心、呕吐之症，后就诊于当地医院，查头颅CT，诊为右基底节区脑出血，出血量为4 ml，经中西医治疗后遗有左侧肢体麻木、寒凉之症，伴左眼干涩，胸闷偶作，舌暗红苔黄腻，脉弦滑，查四肢肌力V-，左霍夫曼征（+）。考虑其以麻木为主，故当从少阳论治，本当主以小柴胡汤，但其舌脉乃湿热蕴结之象。湿热蕴结于少阳，少阳枢机不利，则发为麻木；营卫不调，卫气不能温分肉，营气不能养眼目，则肢体寒凉、眼目干涩；少阳之气郁而不发，则胸闷。法当清热化湿、分消走泻，故以温胆汤加味治之：半夏20 g，竹茹15 g，枳实15 g，茯苓20 g，陈皮15 g，炙甘草10 g，乌蛇15 g，威灵仙15 g，丹参30 g，桃仁10 g，红花10 g，赤芍20 g，僵蚕10 g，地龙10 g。患者经1周治疗后，肢体寒凉感明显减轻，麻木之症较前好转，余症仍存，舌暗红苔黄略腻，脉弦。效不更方，继以前方治疗。患者又经1周治疗后，肢体寒凉之症基本消失，麻木之症较前减轻。前方加鸡血藤30 g，络石藤30 g，以增强活血通络之力。患者又经1周治疗后，仅存手足麻木之感，舌暗苔白，脉沉弦。继以前方调治1周后，诸症尽除而痊愈。

6. 带状疱疹后遗神经痛　带状疱疹后遗神经痛多由余毒未清，阻塞经络，气血瘀滞不散所致。余治痰邪壅滞于胆经之症，常用温胆汤化裁。

如一63岁男性患者，诉1个月前无明显诱因出现左胁下疼痛，伴发红色疱疹，就诊于长征医院皮肤科，诊断为带状疱疹，予以中西药治疗后，疱疹已愈，遗有左胁下皮肤疼痛，伴有皮肤色红，痛触觉过敏，寐欠安，舌暗红苔黄腻，脉弦滑。考虑胁肋部为胆经循行所过，故当从胆论治。因痰邪阻于胆经，胆经经气不利，气滞血瘀，则疼痛不绝；舌脉乃痰热内蕴之征象。法当清热利胆、活血通络，以温胆汤加减治之：半夏15 g，竹茹15 g，枳实15 g，茯苓15 g，陈皮10 g，炙甘草10 g，延胡索30 g，生薏苡仁30 g，藿香15 g，佩兰15 g，桃仁10 g，红花10 g，川芎15 g，赤芍20 g，当归20 g，僵蚕15 g。患者经1周治疗后，疼痛减轻，皮色变淡，舌暗苔黄，脉弦。前方去藿香、佩兰，加络石藤20 g，威灵仙

15 g，以加强活血通络之力。患者又经 1 周治疗后，疼痛大减，皮肤微有触痛，皮色正常，舌暗苔白，脉弦。前方加蝉蜕 10 g。患者又经 1 周治疗后，诸症消失而告愈。

7. 汗证 《景岳全书·汗证》云："汗发于阴而出于阳，此其根本则由阴中之营气，而其启闭则由阳中之卫气。"若营卫不调，则汗出无时无度，治疗当以调和营卫为主，但余治汗证亦有以除少阳胆腑之邪为先之例，枢机一利，营卫自调。

如一 60 岁男性患者，因一侧上肢汗出来诊，诉 10 年前无明显诱因出现一侧上肢汗出，时左时右，未系统治疗，近日自觉醒后症状加重，昼重夜轻，汗出湿衣，伴双手及口唇周围麻木，便溏，舌暗苔白腻，脉弦。头颅 MRI 检查无异常。考虑患者便溏日久，定为脾虚不运而致，日久则痰浊内蕴可知。少阳主调和，痰浊内蕴少阳，气机不畅，营卫失和，则汗出湿衣，昼重而夜轻，更兼麻木；舌脉乃痰浊内蕴，气机不畅之征象。故治当以清利胆腑湿热为主，以温胆汤加味治疗：半夏 20 g，竹茹 15 g，枳实 15 g，茯苓 20 g，陈皮 15 g，炙甘草 10 g；酌加防风 15 g，生黄芪 30 g，浮小麦 15 g，煅牡蛎（先煎）30 g，以固表止汗；苍术 15 g，泽泻 20 g，车前子（包煎）30 g，以利小便而化湿。患者经 1 周治疗后，已无腹胀、口唇周围麻木之症，汗出大减，偶有双手麻木，舌暗苔白，脉沉。前方去泽泻、车前子，加桂枝 15 g，白芍 15 g，柴胡 15 g，以增强调和营卫、疏利少阳之功。患者又经 1 周治疗后，汗出、便溏等症消失而告愈。

调中升降之名方——半夏泻心汤

半夏泻心汤出自汉代张仲景的《伤寒论》，由半夏、干姜、黄芩、黄连、人参、大枣、炙甘草组成，为治疗中焦痞证名方。临证凡胃热脾虚，中焦气机升降失常之各种病症，皆可用之加减治疗。

☞ 配伍法度与方义

半夏泻心汤是基于辛开苦降之法而设的调和上下之剂。君以辛平性温之半夏合大辛大热之干姜辛开之：半夏辛散以开中焦寒热之互结，性平以镇升降反作之呃逆；干姜以母姜去皮而得，色黄白而气味辛温，性散不守，辛热温中，合半夏以辛开升散，分阴而行阳，散其结。臣以苦寒直降之黄芩、黄连苦降之：黄芩、黄连以苦降泻下，降阳而升阴，除其满。四药同炉，去性取用，去诸药寒热之性，取诸药辛苦之用，辛开苦降，升降相因，复中焦升降之枢机，分心下之痞。佐以甘温之人参、大枣补之：人参、大枣固护中焦，健运脾胃。中焦一和，阴阳自交。使以甘平之炙甘草补之缓之：炙甘草甘缓和中，调中焦之虚。参、枣、草合用，补益中焦，绝痞证之源，中焦一固则三焦畅达。

☞ 用方要点与诀窍

1. 病位病机　病在中焦，胃气上逆，脾气下陷，升降失常，枢机不利。

2. 证候特点　脾胃同病，气机逆乱，寒热错杂，易夹瘀、夹滞、夹痰、夹湿。

3. 方证要点

（1）关键指征：①痞闭中焦的症状，如心下痞满，但满而不痛或微胀痛；②呕吐，以干呕为主；③胃脘嘈杂，嗳气，伴反酸纳呆；④下利，无腹痛、里急后重。

（2）舌脉：舌淡红或红，苔薄黄或白（痞塞日久为薄黄苔，痞塞日短为薄白苔），脉弦细或弦滑。

4. 主治病症　本方常用于治疗中焦气机升降失常之痞症所引起膈肌痉挛、功能性消化不良、胃痛、食管炎、急慢性胃炎、胃溃疡、慢性肠炎、失眠等病症，还可以治疗荨麻疹、口腔扁平苔藓、癌症放化疗术后等。

5. 应用方法　①比例：半夏∶干姜∶黄芩∶人参∶炙甘草∶黄

连=3∶3∶3∶3∶3∶1，大枣4枚。②药味：人参用党参代之。③用法：诸药煎煮去渣，以药汁再煎煮10~15分钟，分次温服。

◎用法诀窍

凡属脾胃不和，中焦气机升降失常所致之证，而无有形之结者，皆可应用。

☞用方心悟与案例精讲

1. 膈肌痉挛　膈肌痉挛属中医“呃逆”之范畴。《景岳全书·呃逆》云：“然致呃之由，总由气逆，气逆于下，则直冲于上，无气则无呃，无阳亦无呃，此病呃之源所以必由气也。”正所谓中焦气机升降失常，阳不降反升，则气逆动膈。

如一77岁男性患者，因呃逆频作来诊，诉7天前因进食生冷后出现呃逆，遂就诊于附近医院，服中药汤剂2剂，症状无改善，现呃逆频作，胃脘部未有不适感，无压痛，畏食生冷，纳食少，夜寐差，二便调，舌绛紫苔白腻，边有瘀斑，脉弦。考虑呃逆由进食生冷而发，寒邪易伤中焦，故本病当从中焦脾胃论治。中焦受邪，升降则更，阴阳失交，阳气上逆而动膈，则呃逆频作；呃逆总由气致，非实邪阻滞，则胃脘无痛；舌脉乃痰浊血瘀之征象。病在于中焦，因气机失序而起，故法当以辛开苦降之法，调达脾胃枢机之气，以半夏泻心汤加味治疗：半夏15g，干姜15g，黄芩15g，黄连5g，党参15g，炙甘草15g；酌加桂枝40g，以通阳下气；加当归20g，赤芍15g，以活血化瘀；加紫苏梗15g，旋覆花（包煎）15g，赭石（先煎）10g，以降逆下气。患者经1周治疗，呃逆消失而告愈。

2. 胃痛　胃痛之因多矣，然无论虚实寒热，详其所由，无外乎升降失常，清阳不升，浊阴不降，壅塞中焦。诚如《临证指南医案》所云：“脾胃之病，虚实寒热，宜燥宜润，固当详辨，其于升降二字，尤为紧要。”故治疗当以和为贵，施以辛开苦降之代表方半夏泻心汤，以复中焦升降之职。

如一39岁男性胃脘部隐痛患者，诉3年前因贪食冷饮，进食无规律而渐致胃脘部隐痛，辗转多家医院治疗，未见改善，且出现食后痞闷腹胀，纳少消瘦，神疲乏力，大便溏，每日2次，小便调，舌暗苔白腻、间有裂纹，脉沉细。查体：胃脘部无压痛、反跳痛，麦氏点压痛（–），墨菲征（–）。实验室检查：胃镜示贲门口炎症，慢性浅表性胃炎伴糜烂；肠镜示直肠炎症。考虑其贪食冷饮，伤脾损胃，气机升降不相承顺，壅于中焦，痞满不通，则胃痛、腹胀；脾失健运，气血精微生化乏源，则消瘦、乏力；脾失健运，湿邪不化，则便溏；舌脉乃痰浊内阻之征象。病在于痞，脾不升清，胃不降浊，法当调和升降，故选用辛开苦降、消痞散结之半夏泻心汤加减治之：半夏15 g，干姜15 g，黄芩15 g，黄连10 g，党参15 g，炙甘草15 g；加白术15 g，茯苓15 g，合四君子汤之意，以健运中土；酌加鸡内金15 g，焦三仙各15 g，以健脾消食；延胡索15 g，丹参15 g，蒲黄（包煎）15 g，木香15 g，以行气止痛。患者经过半个月治疗，食后腹胀及隐痛感较前明显改善，纳食较前增多，大便每日2次，便质稀，小便调，舌暗苔薄白，左脉沉细，右脉沉弦。前方加补骨脂15 g，五味子10 g，以合四神丸止泻之意。患者又经1周治疗后，食后胃脘部隐痛已基本消失，食后偶觉腹胀，可稍进食生冷硬食，纳食可，夜寐安，口干欲饮，便质成形，小便调，舌暗苔薄白，脉弦。患者又经过1个月治疗，诸症好转。

3. 失眠症　《素问·逆调论篇》云："胃不和则卧不安。"说明失眠一症，非独心之变也，脾胃不和亦能导致阳不入阴而不得安卧，余于临床常以半夏配合夏枯草以交通阴阳治之。

如一72岁女性失眠患者，诉16年前无明显诱因出现失眠之症，未系统治疗，现伴有胃中嘈杂，腹胀，时有呃逆，胃脘部畏寒，大便每日3次，质溏稀，小便调，舌暗红苔黄腻，脉沉细。考虑患者胃中时有嘈杂，且伴腹胀、畏寒之症，则脾虚胃弱可知。《灵枢·营卫生会》曰："人受气于谷，谷入于胃，以传与肺，五脏六腑皆以受气，其清者为营，浊者为卫。营在脉中，卫在脉外，营周不休。”故营卫出于中焦，若中焦受邪，营卫亏虚，运行失常，阴阳不交，则不寐生矣。正如《灵枢·营卫生会》所云：“营气衰少而卫气内伐，故昼不精，夜不瞑。”脾胃素虚，脾阳不振，则胃脘部畏寒；脾胃升降失常，清气在下，则便溏；舌脉乃湿热内蕴之征象。故法当辛开苦降，调和脾胃。脾胃如常，营卫得生，阴阳乃交。以半夏泻心汤加味治之：半夏15 g，干姜15 g，黄芩15 g，黄连10 g，党参15 g，炙甘草15 g，夏枯草15 g，生龙骨、生牡蛎（先煎）各30 g，远志30 g，陈皮15 g，茯苓20 g，神曲15 g，鸡内金15 g。患者经1周治疗后，胃脘嘈杂之症已愈，失眠症状较前明显好转，时有呃逆、腹胀、便溏，舌暗红苔黄，脉沉细。前方加木香10 g，旋覆花15 g，芡实10 g。患者又经1周治疗后，偶有失眠，呃逆、腹胀消失，二便调，舌略红苔薄，脉沉细。前方去旋覆花、鸡内金、木香，加合欢花15 g，首乌藤30 g。患者又经1周治疗后，诸症痊愈。

4. 慢性浅表性胃炎　慢性浅表性胃炎，其临床所见之症，多与中医痞证相符。痞证乃痞塞不通、上下不能交泰之谓，是以阴不升，阳不降，气机不畅，寒热错杂结于心下，余常以半夏泻心汤治之，以寒热平调，消痞散结。

如一23岁男性患者，餐后脘腹痞满、腹胀、嗳气，诉平素饮食不规律，嗜食辛辣，1年前因食辛辣之品后，致呕吐、腹泻，自服多潘立酮片、胃肠安丸、蒙脱石散治疗，症状好转，但常有食后脘腹痞满、腹胀之症，近日因过食辛辣之品后，上述症状加重，且伴有嗳气、反酸、纳少、寐欠安、便溏，舌淡红苔薄黄，脉弦细。考虑患者脾胃素虚，辛辣之品则复伤中焦，脾之清阳不升，胃之浊阴不降，气机失常，结于心下，则脘腹痞满；清气在下，则生飧泻；浊气在上，则生䐜胀；脾失健运，胃纳不佳，则纳少；中焦一损，营卫失和，阴阳失交，则寐欠安；舌脉乃郁热内阻之征象。故治当复脾胃气机升降、除痞消满，以半夏泻心汤加减治之：半夏15 g，干姜15 g，黄芩15 g，黄连10 g，党参15 g，炙甘草15 g，煅瓦楞子15 g，旋覆花（包煎）15 g，赭石（先煎）10 g，柴胡20 g，枳壳

15 g，赤芍 15 g，神曲 15 g，鸡内金 15 g。患者经 2 周治疗后，脘腹痞满、腹胀之症较前好转，偶有嗳气、反酸，舌淡红苔薄，脉沉细。前方加木香 15 g，吴茱萸 3 g。患者又经 2 周治疗后，诸症基本消失，舌淡苔薄，脉沉，饮食调养以善其后。

5. 卵巢癌术后放化疗　放化疗药物常易攻伐脾胃，脾损胃伤，气机升降则乱，中焦生化乏源，易致虚劳，治疗当调养脾胃，复其升降，则气血自生。

如一 54 岁女性头昏伴周身乏力患者，诉 4 个月前因行卵巢癌切除术后，放化疗致头昏、周身乏力，且伴有畏寒，双目干涩，纳少，食后脘腹痞满，腹胀，恶心欲吐，寐欠安，舌暗略红苔薄白，脉弦细。血常规示：WBC 3.48×10^9/L，NEUT% 0.454，LYM% 0.515。放化疗药物虽克癌毒，但亦伤脾胃。脾胃同居中焦，中宫一损，则气血无以化生，四肢百骸无以濡养，以致周身乏力、头昏、双目干涩；脾气不升，胃气不降，气机逆乱，寒热错杂，则痞满，腹胀；胃气上逆，则恶心欲吐；血不养心，心神失养，则寐欠安；舌脉乃气虚日久，因虚致瘀，虚实夹杂之征象。故治当以复脾胃气机升降为本，脾气升，胃气降，中焦得运，生化有源，血脉和利，则肌腠得养，精神乃居，故以半夏泻心汤加减治之：半夏 15 g，干姜 15 g，黄芩 15 g，黄连 5 g，党参 15 g，炙甘草 15 g，赤芍 20 g，当归 20 g，砂仁 15 g，鸡内金 15 g，丹参 15 g，夏枯草 30 g，猫爪草 30 g，鸡血藤 120 g，全瓜蒌 15 g。患者经 2 周治疗后，周身乏力、脘腹痞满较前明显好转，已无恶心欲呕之感，食量较前增加，复查血常规：WBC 3.73×10^9/L，NEUT% 0.432，LYM% 0.497。前方去苦寒之黄连、夏枯草，加酸枣仁 30 g，焦神曲 15 g。患者续服 3 个月，周身乏力、脘腹痞满之症基本已无，复查血常规：WBC 4.07×10^9/L，NEUT% 0.429，LYM% 0.477。于外院查妇科 B 超示：盆腔未见明显肿物。颈部 B 超示：双颈部未见明显肿大淋巴结。

和中温化之名方——藿香正气散

藿香正气散出自宋代陈师文的《太平惠民和剂局方》，由藿香、半夏、陈皮、厚朴、桔梗、白术、炙甘草、茯苓、白芷、紫苏、大腹皮组成，为治疗外感四时不正之气、内伤湿滞之名方。临证凡外感风寒、秽浊之气、内伤寒湿所致各种病症，皆可用之加减治疗。

☞配伍法度与方义

藿香正气散正是基于《素问·至真要大论篇》"金位之主，其泻以辛"及《金匮要略》"病痰饮者，当以温药和之"之说而设。君以辛温芳香气正之藿香泻之：藿香温而不偏燥热，香不嫌其峻烈，禀清和芳香之气，外可宣散表邪，内可醒脾快胃，统领诸辛温之药，辛利毛窍，香合五脏，以复正气。臣以苦温之白术泻之燥之，甘淡之茯苓缓之，辛温之半夏、陈皮化浊行气：白术祛湿健脾，燥湿浊之邪；茯苓渗脾家湿邪；半夏、陈皮化浊阴，降逆气，散结气。臣中四药，合以成二陈汤，方中辛性向上，淡渗向下，燥湿健脾补中，四药调和中焦，复其升降如常。佐以苦降之厚朴合辛温之大腹皮畅气，以辛温之紫苏、白芷助藿香泻之，以辛苦之桔梗利膈：湿郁中焦，则气滞不行，厚朴、大腹皮二药辛散苦泄，散降中焦无形之滞气；紫苏、白芷二药有辛散上达之性，宣表散邪以解肺卫不正之气，又有辛香醒脾之功，白芷燥湿升清，紫苏解郁利气、宽中化湿解中焦气湿壅滞；桔梗色白，心中微黄，其色由肺胃所主，味又兼苦，故其功能由肺以达肠胃，辛升而散，苦降而泻，苦先辛后，降而复升，通利膈膜。使以炙甘草和之：炙甘草调和中焦。诸药为散剂，取"散者散也"之意，以辛散表郁，馨香化浊，表里兼顾，散不正之外邪，助中营之清气，宽中焦之壅气，消中宫之滞浊。

☞用方要点与诀窍

1. 病位病机　病在肺脾，风寒袭表，湿邪内伤，湿浊中阻，气机壅滞。

2. 证候特点　肺脾同病，风寒束表于外，湿阻气滞于内，脾胃不和。

3. 方证要点

（1）关键指征：①湿阻气滞的症状，如头昏，头痛，恶心呕吐，胸膈满闷，脘腹疼痛，肠鸣泄泻，或感受山岚瘴疟，或水土不服；②风寒外束的症状，如发热恶寒。

（2）舌脉：舌苔白腻，脉濡缓。

4. 主治病症　本方常用于治疗外感风寒、内伤湿滞所引起的功能性消化不良、急性胃肠炎、胃肠型感冒、眩晕、头痛等病症，还可用于治疗经行泄泻、妊娠恶阻病、湿疹、神经性皮炎等。

5. 应用方法　①比例：藿香：半夏：陈皮：厚朴：桔梗：白术：炙甘草：茯苓：白芷：紫苏：大腹皮=3：2：2：2：2：2：2：1：1：1：1。②药味：脾虚泄泻甚者可改白术为炒白术。③用法：诸药提取为散末，以生姜、大枣煎汤送服。或诸药加生姜、大枣，煎煮去渣，分次温服。

用法诀窍

凡属表寒外束，中焦湿滞，气滞不行之证，皆可应用。

☞用方心悟与案例精讲

1. 胃肠型感冒　胃肠型感冒常表现为外邪束表兼见吐泻之内伤里证，为外有表郁、中有内伤、肺脾同病，故可以藿香正气散加减化裁治之。

如一34岁女性患者，呕吐腹泻伴低热，诉平素脾胃虚寒，1日前因冒雨涉水后而出现呕吐、腹泻伴低热之症，自服胃肠安丸治疗未见好转，且发热37.5 ℃，食入少时即吐，脘腹满闷，不思饮食，身重乏力，头部昏沉，舌淡苔白微腻，脉濡缓。考虑患者诸症为外感寒湿所起，且表里之证俱存，则寒邪外束、湿邪内伤可知。风寒外袭，卫阳郁遏，则发热；湿困脾土，浊阴中阻，气机升降失常，则吐泻并作；湿阻气滞，则脘腹满闷；脾虚清阳不升，则身重头昏；舌脉乃痰湿内停之征象。故法当外散风寒、内化湿浊、理气和中，以藿香正气散加减治之：藿香20 g，半夏10 g，陈皮10 g，厚朴10 g，桔梗10 g，炒白术10 g，炙甘草10 g，茯苓10 g，白芷10 g，紫苏10 g，大腹皮10 g，佩兰10 g，草果10 g，生姜10 g。患者经3剂治疗后，热退吐止，纳差便溏，周身乏力，舌淡苔白，脉濡。前方去厚朴、白芷、紫苏、大腹皮，加神曲15 g，鸡内金15 g。患者又经1周治疗后，纳可，二便调，诸症痊愈。

2. 急性胃肠炎　急性胃肠炎属于中医学“泄泻”范畴，其病或因寒湿或因湿热或因伤食等而起，藿香正气散以治寒湿之泄泻者为佳。

如一34岁男性腹痛腹泻患者，诉3日前因食生冷后出现腹痛、腹泻之症，自服胃肠安、十六角蒙脱石（思密达）治疗，症状未见好转。现腹痛，日泻十余次，便后腹痛得缓，下利清水，无脓血，偶见少量泡沫及黏液，神疲，口渴不欲饮，纳少，寐差，小便量少，舌淡苔白腻，脉紧。生冷之品伤及脾阳，水湿不化，聚而成湿，清阳不升，浊阴下流，则腹泻；寒性收引，胃络绌急，则腹痛；湿困脾阳，清阳不升，则神疲；湿阻中焦，则口渴不欲饮；胃不和则卧不安，则寐差；浊阴偏流魄门，膀胱气化无源，则小便量少；舌脉乃痰浊内阻之征象。法当温中散寒、理气化湿，以藿香正气散加味治之：藿香15 g，半夏10 g，陈皮10 g，厚朴10 g，桔梗10 g，炒白术10 g，炙甘草10 g，茯苓10 g，白芷10 g，紫苏10 g，杏仁10 g，白芍10 g，防风15 g，泽泻15 g。患者经5剂治疗后，腹痛已消，泄泻已止，纳少神疲，便溏，舌淡苔白，脉沉。前方去厚朴、白芷、紫苏、杏仁，加神曲15 g，砂仁15 g，芡实15 g。患者又经1周治疗后，纳食佳，二便调，诸症痊愈。

第二节　补脾之剂

补脾之剂，有补在气者，或以健脾而益气，或以升阳而举陷，或以燥湿而健脾；有补在阳者，振阳而散寒。在用药方面，则主以甘温、辛温、甘淡之品，入中焦以健运脾胃，燮理阴阳。总之，补脾之剂，补脾之不足为补。

益气健脾基础方——四君子汤

四君子汤出自宋代陈师文的《太平惠民和剂局方》，为《圣济总录》中“白术汤”之异名。其方之溯源，乃由《伤寒论》中理中丸衍化而来，易干姜而为茯苓，变温中补虚而为健脾渗湿，由人参、白术、茯苓、炙甘草组成，为补气健脾的基本方，许多补益之剂都由此方化裁而来。

☞配伍法度与方义

四君子汤是遂脾之性而设的平补之剂。君以甘温之人参补之：人参色黄，而黄色为中土脾主之色，故其可补后天而复其气，治脾虚之本。臣以苦甘温之白术泻之燥之：白术味甘多脂，似太阴湿土，土润则滋养万物，其入脾胃，燥湿浊之邪，祛湿而健脾。臣助君药，胜湿化气，脾气自实，气得周流。佐以甘淡之茯苓缓之：茯苓结于土中，久而不变，以其得阴气多，为胃之正药，有利湿浊阴邪之功，意在利水而助臣，渗脾家之湿。使以甘平之炙甘草补之：炙甘草皮赤而中黄，黄则入脾，且炙后甘味更浓，确入中焦，意在甘补而和其中，调中焦之虚。诸药合用，甘温平和，补而不滞，利而不峻，阴阳双补，蕴健脾益气燥湿于方中，补之、缓之、泻之，则中焦得安，其气自生，谷精输布，其形自补。

☞用方要点与诀窍

1. 病位病机　病在脾胃，脾胃虚弱，运纳失常，升降失序，生化乏源。

2. 证候特点　脾胃同病，脾胃气虚，气血生化无源，以气虚为主，发病每易夹湿生痰，久之易致气陷。

3. 方证要点

（1）关键指征：①运纳失常的症状，如腹胀食少，便溏或肠鸣、泄泻；②气血乏源的症状，如面色萎白，语言轻微，气短乏力，时自汗。

（2）舌脉：舌淡，苔薄或花剥，脉虚软无力。

4. 主治病症　本方常用于治疗脾气亏虚所引起的胃痛、泄泻、慢性胃炎、消化性溃疡、失眠、糖尿病、月经不调、贫血等病症，还可用于治疗小儿遗尿贫血、妊娠呕吐、不孕症、阳痿、早泄、过敏性鼻炎等。

5. 应用方法　①比例：人参∶白术∶茯苓∶炙甘草＝3∶3∶3∶2。②药味：现多将人参改为党参，量增一倍；脾虚泄泻甚者可改白术为炒白术。③用法：古之服法为"通口服，不拘时，入盐少许，白汤点亦得"，即服此药，不拘于早晚，服时可入盐少许，因咸味入肾经，可引诸药达肾，滋肾以助脾，亦可饮米汤以固护脾胃。今之服法加生姜3片，大枣2枚，煎煮去渣，依照病情，重则频服，轻则少服。

用法诀窍

凡属脾胃气虚，或因气虚而致血虚，以气虚为主者，皆可以此为基础方。

☞ 用方心悟与案例精讲

1. 失眠　人之寤寐，皆由心所主。若邪内扰，必心神不安而寤寐乱。然不寐一症，其因颇多，非独归君主之责，必细察其因。

如一39岁男性患者，失眠1个月，诉近期因工作劳累而致失眠，入睡困难，易醒多梦，甚则彻夜不眠，日间则神疲乏力，纳呆，食后腹胀，大便溏，舌淡暗苔白，脉沉细。综观诸症，乃脾虚气弱，气血亏虚，血不舍神，渐致失眠。患者劳倦太过则脾气伤，伤则气血生化乏源，伤则升清降浊无序，伤则湿邪浊阴内生，诸症峰起故耳；舌脉乃虚瘀之征象。正如《类证治裁·不寐》所云："思虑伤脾，脾血亏损，经年不寐。"故遣健脾益气之四君子汤加味：党参15 g，茯苓15 g，炒白术15 g，炙甘草10 g，柴胡20 g，白芍20 g，山药15 g，生龙骨（先煎）20 g，生牡蛎（先煎）20 g，首乌藤30 g，合欢花15 g，酸枣仁30 g。患者经1周治疗后，神疲乏力、食后腹胀之症消失，睡眠质量较前好转，仍纳呆，便溏，舌淡苔白，脉沉细。前方加神曲15 g，肉豆蔻15 g，鸡内金15 g，以增加健脾运化之力。患者经半个月治疗后，诸症基本消失，舌淡苔薄，脉沉。嘱其劳逸结合，饮食调养以善后。

2. 胃痛　在治疗气虚所生诸疾时，余常以四君子辅以香附，因恐气虚日久，或生气滞，碍补气之药力，如《韩氏医通》主张“香附为君，参、芪为臣，甘草为佐，治气虚甚速”，意在先散滞气，而后补药方能得力。

一 60 岁女性患者，胃脘部胀痛 1 个月余，诉 1 个月前因感寒，食后出现胃脘部不适，行中西医治疗，病情未有变化，而来我处求诊。其症见头部昏沉蒙晕，胃部痞满胀痛不舒，食后较甚，双下肢乏力，纳呆，大便不成形，舌淡暗苔白，脉沉滑。虑其感受风寒，寒中太阴，脾胃受损，中气不足，气机升降失调，浊气反上，则胀痛生；清气不升，则头部昏沉蒙晕；湿困脾土，运化不利，清气陷下，则纳呆、乏力、便溏；舌脉乃中虚痰湿内停之征象。正如《素问·阴阳应象大论篇》曰:“清气在下，则生飧泻；浊气在上，则生䐜胀。”又如《景岳全书·心腹痛》所言:“因寒者常居八九，因热者十唯一二……盖寒则凝滞，凝滞则气逆，气逆则痛胀由生。”故选四君子汤加味：党参 15 g，茯苓 20 g，炒白术 15 g，炙甘草 10 g，生黄芪 30 g，香附 15 g，川芎 15 g，柴胡 10 g，葛根 15 g，延胡索 15 g，神曲 15 g，鸡内金 12 g。患者经 1 周治疗，症状明显好转，胃部痞满胀痛明显改善，头晕及双下肢乏力减轻，仍自觉食欲缺乏，舌淡苔薄，脉沉细。前方加山楂 10 g，白芷 12 g。又经 1 周治疗后，诸症基本消失。

3. 贫血　《景岳全书·脏象别论》曰:“血者水谷之精也，源源而来，而实生化于脾。”若中焦虚弱，水谷精微不受，则阴血无以化生。《医醇剩义·虚劳》云:“虚劳内伤，不出气血两途，治气血者莫重于脾肾。”

一 44 岁女性贫血患者，诉半年前无明显诱因出现月经周期提前、经量减少之症，后就诊于某医院，诊为贫血，经西药治疗，症状时有反复，近日因过劳后月经提前 10 日来潮，量多、色淡，面色萎白，周身乏力，头部昏沉，背部约第 7 胸椎处隐痛，食后腹胀，纳少，寐欠安，睡后易醒，大便一日 2~3 次，便溏，舌淡苔白，脉沉细，查睑结膜苍白，血常规示多项指标异常。综观其症舌脉，乃气血两虚所致，以气虚为主。中焦脾胃为气血生化之源，若脾胃虚弱，运纳失常，化血无源，则为贫血；脾气亏虚，气虚不摄，经血不足，则月经提前、量少；精微不化，新血不生，血失濡养，则乏力，头部昏沉；第7胸椎处两侧为膈俞穴位，又名血会，营血不足，失于濡养，则隐痛；中焦气虚运化失常，则腹胀、便溏；血不养心，神不守舍，则寐差；舌脉乃气血两虚之征象。故法当健运中焦、益气养血，以四君子汤加味：党参20 g，茯苓15 g，炒白术15 g，炙甘草10 g，泽兰10 g，鹿角胶（烊化）15 g，阿胶（烊化）10 g，鸡血藤120 g，酸枣仁30 g，神曲15 g，鸡内金15 g。患者经过2周治疗后，纳食佳，二便调，头部昏沉、周身乏力之症较前好转，夜寐欠安，睡后易醒，大便一日1~2次、质软，舌淡苔薄，脉沉细，血常规示各项指标改善。前方去鹿角胶，加当归20 g，远志10 g，木香10 g，龙眼肉15 g，合欢花15 g，而成归脾汤加减，以增健脾养心之力。患者又经过2周治疗后，周身乏力及寐差之症明显好转，期间月经来潮，提前5日，量少、色淡。前方去远志、木香，改鸡血藤为60 g，加赤芍15 g，川芎15 g，熟地黄20 g，而为八珍汤加减。患者又经过1个月治疗后，血常规示各项指标基本正常，月经来潮，提前2日，量可、色鲜红，舌淡红苔薄，脉沉细。

4. 过敏性鼻炎　鼻有病，非独属于肺也。脾为肺之母，脾气散精，上归于肺，凡脾胃一虚，肺气先绝。

如一37岁男性患者，1年前因闻鞭炮硫黄味出现喷嚏、鼻塞、流清涕之症，辗转多家医院治疗，未见缓解。现每于遇寒时出现上述症状，伴鼻痒，恶风，无汗，咽干，纳少，食后腹胀，寐欠安，大便不成形，舌淡暗苔花剥，脉沉细。纳少、食后腹胀，则脾虚之症可知；脾气亏虚，不得散精，则肺气失充，宣降失司，以致喷嚏、鼻塞、鼻流清涕；脾肺之气一虚，营卫不调，则恶风，无汗；舌脉乃脾虚之征象。故当以四君子汤健脾，培土生金：党参15 g，茯苓15 g，炒白术15 g，炙甘草10 g，辛夷15 g，苍耳子15 g，杏仁15 g，柴胡15 g，防风15 g，乌梅15 g，蝉蜕10 g，五味子15 g。患者经2周治疗后，喷嚏、鼻塞之症明显减轻，舌淡苔花剥，脉沉细。在前方基础上加黄芪 30 g，山药 15 g，以健脾。患者经 2 个多月治疗后，诸症基本消失。

此外，根据四君子汤制方之理，我们创立了“调理脾胃针法”：君以足三里（人参）、阴陵泉（茯苓）、中脘（白术）补益脾胃，化湿健脾，调理升降；臣以血海、三阴交、地机养血活血，祛瘀生新；佐以曲池、合谷通降胃肠，丰隆化湿祛痰和胃，太冲（甘草）平肝调肝。该方用于治疗脾胃功能失常所致的一系列病症，如脾胃升降运化失常所致的消渴，痰湿中阻所致的眩晕等，收效颇丰，为我科特色治疗方法之一。

甘温除热之名方——补中益气汤

补中益气汤出自金代李杲的《内外伤辨惑论·饮食劳倦论》，该方主要用于气虚发热之证，由黄芪、当归、白术、炙甘草、人参、陈皮、柴胡、升麻组成，是为甘温除大热之法所立之名方。临证凡脾虚气陷及病后失调之各种脾虚病症，皆可用之加减治疗。

☞ 配伍法度与方义

补中益气汤是基于“劳者温之”“损者益之”“陷者举之”之说而设。君以甘温之黄芪举之温之：黄芪肉黄皮白，恰似脾肺之主色，其功效可由胃达肺，无发汗之力，而又实表之能，可补气升阳而固表。臣以甘温之人参合甘平之炙甘草补之，以苦温之白术泻之燥之：人参补脾而治脾虚之本；炙甘草和中而调中焦之虚；白术燥湿而祛湿浊之困。三药亦符“劳者温之”“损者益之”之意。君臣四药皆甘温之品，补中益气，培土生金，升陷下之脾气，益先绝之肺气，则中气得以复位，阴火得以潜藏。佐以辛味之柴胡、升麻助黄芪扭转中气下陷之势，以辛温之陈皮理气，以辛温之当归养血：柴胡可升少阳之气，脾得少阳春生之气助，其气自升；升麻能升阳气于至阴之下；二药相合，轻清而升散，引脾胃清阳之气上升，以复其本位；陈皮理中焦气机，散中焦滞气，清者自升，浊者自降；当归辛甘养血和血，既可使气生于血，又可使补气升阳之品不致化燥伤阴。炙甘草兼为使药。诸药合用，补中有升，补中有行，补气、升气、行气于一身，气虚得补，气陷得升，发热得消，下陷得除，达益气固表、升阳举陷之效。

☞ 用方要点与诀窍

1. 病位病机　病在脾胃，皆因脾胃虚弱，中气下陷，清气不升，浊阴不降，脾气不濡，胃气乃厚，郁而生热，复穷其元气，谷气不盛，阴血不生，阴火上冲而起。

2. 证候特点　脾胃气虚，清阳陷于下焦，郁遏而不达，阴火上冲发热。

3. 方证要点

（1）关键指征：①中气下陷的症状，如脏气脱垂，久泻脱肛，气虚身热，自汗乏力，月经延迟量多或崩漏；②运纳失常的症状，如面色萎黄，少气懒言，食少便溏。

（2）舌脉：舌淡苔白，脉沉细或浮大中空。

4. 主治病症　本方常用于治疗脾虚气陷所引起的崩漏、子宫脱垂、月经先后不定期、腹泻、胃下垂、慢性结肠炎、脱肛、眩晕、重症肌无力、发热等病症，还可用于治疗上睑下垂、突发性耳聋、干眼症、口臭、尿失禁、肥胖、截瘫等。

5. 应用方法　①比例：黄芪：当归：白术：炙甘草：人参：陈皮：柴胡：升麻＝4：4：3：3：3：3：2：2。其中柴胡用量小于10 g以升阳，若超过20 g多用以解热，若10~20 g多用于疏肝解郁。黄芪用量从20 g起，可依次累加至40 g，60 g，90 g，120 g止。②药味：柴胡以北柴胡为宜；脾虚甚者可用炒白术；兼瘀者炙黄芪改为生黄芪；人参若改党参者，量增一倍。③用法：诸药煎煮去渣，饭后分次温服。

用法诀窍

凡属气虚下陷，诸虚不足之证，兼乏力，食无味，舌必淡，苔必白，脉必沉细，或浮大中空者，皆可应用。

☞用方心悟与案例精讲

1. 午后发热　辨证，遣药之先决，断不可一叶障目，亦如面瘫一病，若不究其本，概投清热之品，置正虚而不顾，耗其正气，其形可复否？戒之！

如一50岁女性患者，左侧口眼㖞斜20余天，伴身热1周，诉20余天前无明显诱因出现左侧口眼㖞斜之症，伴耳后疼痛明显，就诊于西医医院，经口服、静脉滴注西药治疗，因效果不明显而收入我院。入院时左侧口眼㖞斜，耳后疼痛，偶有胸闷憋气，头晕，心慌，汗出，畏冷肢寒，口干多饮，多食，多尿，大便每日1~2次，小便频，舌暗淡，苔白微腻，脉沉细。入院后予葛根素、双黄连等药物静脉滴注以活血化瘀，抗病毒；考虑其耳后疼痛明显，予地塞米松5 mg静脉滴注。针刺取穴：风池、合谷、支沟、丝竹空、听宫、颊车、地仓等。并以牵正散加板蓝根、大青叶、蒲公英、桃仁、红花、地龙等水煎服。3日后患者自觉症状大有好转，考虑激素长期使用会影响面神经的康复，故停用，仍以葛根素、双黄连药物静脉滴注，但患者自觉耳后疼痛又明显加重，并诉咳嗽，咽痛，咽痒，患侧腮部肿痛。针刺加翳风，在牵正散基础上加宣肺止咳清热之品。7剂未效，后邀余诊之。见患者左侧口眼㖞斜，头晕倦怠，口渴纳少，身热汗出，午后发热，胸闷腹胀，畏冷肢寒，夜寐欠安，大便不爽，小便频，舌淡紫苔白腻，脉弦。余细思之，该患者形体肥胖，乃脾虚湿盛体质，且伴有头晕汗出、畏冷肢寒、纳少、便溏等脾虚湿蕴之象，非清热之品宜之。脾胃气虚，气血生化乏源，清阳不升，则头晕倦怠；气虚卫外不固，则肢冷汗出；脾失健运，则纳少、便溏。医者反投苦寒清热之品，脾虚愈甚，阴火上冲，则身热，咳嗽咽痛，患侧腮部肿痛而不热不红；舌脉乃气虚痰浊瘀阻之征象。综观诸症，乃脾胃气虚，阴火上冲故耳，故选健脾益气、甘温除热之补中益气汤加减治之：生黄芪20 g，党参15 g，白术15 g，炙甘草15 g，升麻10 g，柴胡10 g，当归20 g，陈皮15 g，桔梗15 g，枳壳15 g，地龙15 g，远志20 g，杏仁10 g。针刺在原方基础上，加调理脾胃针法

（曲池、合谷、中脘、血海、足三里、丰隆、阴陵泉、地机、三阴交、太冲）。所选穴位常规消毒，针刺深度以得气为度，中脘、血海、太冲施以平补平泻法；足三里、阴陵泉、三阴交施以徐疾提插补法；曲池、合谷、丰隆、地机施以徐疾提插泻法。患者经治 1 周后，咳嗽、咽痛、咽痒、患侧腮部肿痛及发热之症消失，头晕、汗出、口渴欲饮、倦怠、纳呆之症明显改善，仍觉夜寐欠安，大便 1 日 1 行，小便频，舌淡暗苔白腻，脉弦。此乃方证相符，脾健气充，阴火复位，而遗中虚湿滞之弊，故前方去桔梗、枳壳，加茯苓 20 g，丹参 15 g，白扁豆 15 g，莱菔子 15 g，以健脾祛湿，针刺如前法。患者又经 1 周治疗而痊愈。

2. 眼睑下垂 按"五轮八廓"学说，目胞为肉轮，属脾。若脾气虚弱，升举无力，则眼睑下垂，发为睑废。

一 24 岁男性患者，因左上眼睑下垂伴视物重影 20 天来诊，诉 20 天前因剧烈运动后出现左目不适伴恶心呕吐，次日则发为左上眼睑下垂，后去医院就诊，行头颅 CT、磁共振及头部血管造影检查，均显示无异常，于某院予西药治疗，仍遗有左眼睑下垂伴视物重影之症，且伴口干多饮，时有腹胀，舌淡暗苔白，脉弦滑。《素问 · 举痛论篇》曰："劳则气耗。"此病恰因剧烈运动后而发，且肉轮乃脾之所主，脾气素虚，升举无力，加之气耗，而致睑废。脾不升清，津液不能上腾于口，则口干多饮；浊气不降，则时有腹胀；舌脉乃虚瘀为甚、痰湿内停之征象。其病以虚陷为主，故应以补、升治之，当以补中益气汤加味：生黄芪 20 g，党参 15 g，白术 15 g，炙甘草 15 g，升麻 10 g，柴胡 10 g，当归 20 g，陈皮 15 g，杏仁 15 g，厚朴 15 g，茯苓 30 g，炮附子 15 g，僵蚕 15 g，地龙 15 g。针刺取穴：调理脾胃针法（曲池、合谷、中脘、血海、足三里、丰隆、阴陵泉、地机、三阴交、太冲）、风池、攒竹、丝竹空、阳白、鱼腰、申脉。所选穴位常规消毒，针刺深度以得气为度。中脘、血海、太冲施以平补平泻法；足三里、阴陵泉、三阴交施以徐疾提插补法；曲池、合谷、丰隆、地机施以徐疾提插泻法。攒竹→丝竹空，阳白→鱼腰，通以穴位神经刺激仪，选择波形等幅疏密波 100 Hz，脉冲宽度 0.2~0.6 ms，通电 30 min，余穴均留针30 min，每日1次。患者经治2周后眼睑下垂明显好转，腹胀已消失，视物重影，二便调，舌淡红苔薄黄，脉弦细。遂去杏仁、炮附子、地龙，加半夏15 g，黄连15 g，防风15 g，夏枯草15 g，莱菔子15 g，针法同前。又经2周治疗，诸症痊愈。

3. 月经先后不定期　余医月经病，常在辨证基础上，加入益母草，用量40 g以下活血化瘀，40 g以上化瘀利水。

如一29岁女性患者，月经不调1年，诉1年前因情绪波动后出现月经不调，后行西药治疗，症状未见缓解，近日因月经先后不定期而来诊。现月经以延期为主，延期10~15天，行经天数少则1天，多则3天，量可，色红，夹杂血块，伴腰酸，双膝关节酸胀感，大便不成形，舌淡暗苔薄白，脉沉细。脾胃为气血生化之源，其气若虚，血自不足，经血亦亏，则月经后期；其气若虚，失于固摄，经血先行，则月经先期；其气若虚，因虚致瘀，瘀阻胞络，则血块夹杂；舌脉乃虚瘀之征象。患因乎气虚，故以补中益气汤加减以补气、生血、摄血、行瘀：生黄芪20 g，党参15 g，白术15 g，炙甘草15 g，升麻10 g，柴胡10 g，当归20 g，陈皮15 g，熟地黄20 g，益母草30 g，茜草20 g，女贞子15 g，墨旱莲15 g。患者经1个月治疗，月经来潮，延期4日，行经5天，量可，色红，无血块，二便调，舌淡苔薄白，脉沉细。前方加熟地黄20 g，赤芍15 g，山茱萸10 g，川芎10 g，以养血调经。患者又经1个月治疗，诸症告愈。

4. 截瘫　《素问·生气通天论篇》载："阳气者，精则养神，柔则养筋。"对截瘫一病，余倡重阳学说，注重于阳气之培补，俾阳气盛，则筋脉可柔。亦不忘"治痿独取阳明"之法。

如一20岁女性患者，双下肢截瘫1个月，诉1个月前感冒后出现右下肢无力，继而出现左下肢无力，于他院诊为脊髓炎，行西药治疗遗截瘫后遗症。现下肢瘫痪，神疲懒言，纳可便溏，舌暗淡苔白，脉沉细。查体双上肢肌力Ⅴ级，双下肢肌力Ⅰ级，肌张力减低，肌肉萎缩，肌容量减低，双侧深浅感觉对称存在，双侧腱反射减弱，余病理反射及感觉平面未引出。考虑肌肉乃脾所主，脾胃一伤，气血乏源，阳气不养筋脉，则足萎废不用；舌脉乃瘀虚并见之征象。故该病应从中焦论治。神疲懒言，便溏，皆脾虚脾阳不升、浊气不降所致，故以补中益气汤合补阳还五汤加减治之：生黄芪 30 g，党参 15 g，白术 15 g，炙甘草 15 g，升麻 10 g，柴胡 10 g，当归 20 g，陈皮 15 g，地龙 15 g，桃仁 10 g，红花 10 g，茯苓 15 g，海风藤 30 g，鸡血藤 30 g，钩藤 30 g，络石藤 30 g，赤芍 15 g，生薏苡仁 30 g，水蛭粉 10 g。治疗 2 周后患者双下肢活动不利好转，伴疼痛、胀感及抽搐，以臀部、腘窝为重，右下肢肌力Ⅲ级，左下肢肌力Ⅱ级，肌张力增高，肌容量减少，舌暗红苔薄白，脉沉细。脉症提示邪气已去，而正虚日显。前方去茯苓、薏苡仁、桃仁、红花、水蛭，加生地黄 20 g，黄精 15 g，天冬 15 g，以滋阴通络。患者又经 2 个月治疗，双下肢无力好转，肌力Ⅲ－～Ⅲ＋级，可站立，在别人帮助下能行走。继以针刺，取督脉穴、膀胱经和胆经及阳明经穴为主治之。

5. 口臭 《景岳全书·口舌》曰："口臭虽由胃火，而亦有非火之异。盖胃火之臭，其气浊秽，亦必兼口热口干，及别有阳明火证者是也。若无火脉火证而臭如馊腐，或如酸胖，及胃口吞酸、饮食嗳滞等症，亦犹阴湿留垢之臭，自与热臭者不同，是必思虑不遂及脾弱不能化食者多有之。"故口臭非胃火实证独有，脾虚不运而致浊阴垢腻亦可发为口臭。

如一 50 岁男性患者，口中异味，诉 2 年前无明显诱因出现口中异味，未予诊治，近日自觉口中秽臭加重，餐后尤甚，且食后脘腹胀满，睡中时有流涎，纳可，便溏，寐差，舌淡边有齿痕，苔薄黄，脉沉细。余初虑口臭乃脾胃伏火蒸腾浊阴于口而生，且腹胀、便溏当为脾胃升降运化失常而致，加之心神不养则寐差渐生，是以心脾两虚合而为患是也，故予泻黄散合归脾汤治之。患者经 1 周治疗后，流涎、寐差较前好转，唯口臭之症无明显改善。余细思之，口臭自当源于脾胃生患无疑，然浊阴何以上犯于口亦需当辨，脾主升清，胃主降浊，脾胃虚弱，升降则更，清气不升，浊阴不降，中气下陷，流于下焦，郁遏不达，阴火上冲，夹杂浊阴，冲咽而出，故口臭乃阴火上冲而致，阴火乃中气下陷而生；舌脉乃脾虚痰湿化热之征象。法当以补中益气为要，故以补中益气汤加味治之：生黄芪 30 g，党参15 g，白术15 g，炙甘草15 g，升麻10 g，柴胡15 g，当归20 g，陈皮10 g，酸枣仁30 g，熟地黄20 g，浙贝母10 g，盐菟丝子15 g，淫羊藿20 g，生山楂15 g，清半夏15 g，藿香15 g，佩兰15 g。患者经1周治疗后，口中异味已清，睡时流涎已无，仅食凉后便溏，舌淡苔薄白，脉沉细。后以参苓白术丸调理2周而告愈。

6. 胃下垂　《灵枢·本脏》曰："脾应肉……肉䐃不称身者胃下，胃下者，下管约不利。肉䐃不坚者胃缓。"可见胃下垂亦称之为胃缓，与脾之功能相系。余常以补中益气汤治之，以升提中气。

如一33岁女性腹胀纳呆患者，诉患胃下垂2年，曾多次行X线及钡剂造影检查，结果示中度胃下垂，辗转多家医院行中西医治疗，症状时有反复，近日食后腹胀加重，纳呆，时有嗳气，呕恶，食后胃脘部坠痛，伴消瘦，头晕，神疲乏力，寐欠安，便秘，舌淡苔白，脉沉细。考虑患者脏器脱垂，乃脾胃气虚，升提无力，中气下陷可知。中焦虚弱，运化无力，则纳呆；脾不升清，脾虚气陷，则头晕；胃不降浊，失于通降，浊阴上冲，则嗳气、呕恶；气血生化乏源，味不能归于形，则消瘦乏力；中气不足，气虚无力，津液不润，则便秘；舌脉乃脾虚之征象。其病因乃中气虚而致陷，故法当益气举陷，以升脏器之位，以补中益气汤加味治之：生黄芪50 g，党参15 g，白术15 g，炙甘草15 g，升麻10 g，柴胡10 g，当归20 g，陈皮15 g，桔梗15 g，鸡内金15 g，神曲15 g，葛根10 g，肉苁蓉15 g。患者经2周治疗后，腹胀、纳呆、乏力、便秘之症较前好转，胃脘部坠痛减轻，前方去肉苁蓉，加砂仁15 g，木香10 g。患者经2周治疗后，纳食佳，食后偶有腹胀、坠痛，二便调。前方去当归、葛根、砂仁，改升麻6 g。患者经2个月治疗后，诸症基本消失，X线检查结果示胃底位置恢复正常。

7. 肥胖　肥胖之症有虚胖和实胖之分，多责之于痰湿。脾主肌肉，主运化水谷，脾虚不适，谷反为滞为湿，若水湿不化，水湿泛溢于肌肤，归于四肢，则身体肥胖，故可健脾益气以固其本。

如一32岁女性肥胖患者，诉1年前无明显诱因出现体重逐渐增加，曾自服减肥茶等减肥药治疗，症状未见改善，反而肥胖之症较前加重，且伴有头部昏沉，倦怠乏力，自汗，偶有心慌气短，食少，寐欠安，入睡困难，便溏，经期时有延期、量少、色淡，舌淡边有齿痕，苔白腻，脉沉细。身高 1.66 m，体重 78 kg，BMI = 28.3 kg/m^2。考虑脾虚气陷，清阳不升，脑神不养，则头部昏沉；脾气亏虚，生化乏源，肌腠不养，则倦怠乏力；营卫出于中焦，中焦虚弱，营卫不和，则自汗；气血生化不足，血不养心，则心悸、气短、寐差；脾胃运化失司，则纳少；脾气不化，脾虚生湿，则便溏；气血不足，经血乏源，则经期延后 7~8 天，量少，色淡；舌脉乃脾虚中气不足，兼夹湿浊之征象。故法当补中益气、健脾除湿，以补中益气汤加减治疗：生黄芪 30 g，党参 15 g，炒白术 15 g，炙甘草 15 g，升麻 10 g，柴胡 10 g，当归 20 g，陈皮 15 g，清半夏 15 g，茯苓 15 g，泽泻 20 g，薏苡仁 30 g，夏枯草 15 g，嘱患者少食生冷油腻之品。患者经 2 周治疗后，乏力、昏沉、寐差之症明显改善，偶有自汗，大便每日 2~3 次、时不成形，舌淡苔白，脉沉细，体重减少 4 kg。前方加白扁豆 15 g，白豆蔻 15 g，佩兰 15 g，以增健脾化湿行气之功。患者又经 2 周治疗后，体重续减 3 kg，偶有乏力、自汗之症，纳可，寐安，二便调，月经来潮、延后 3 天、量可、色鲜红，舌淡苔薄，脉沉细。前方去夏枯草、清半夏。患者又经 1 个多月治疗后，体重 66 kg，BMI = 23.9 kg/m^2，诸症消失。

8. 久泻　《景岳全书·泄泻》曰："泄泻之本，无不由于脾胃。盖胃为水谷之海，而脾主运化，脾健胃和，则水谷腐熟，而化气化血以行营卫。若饮食失节，起居不时，以致脾与胃受伤，则水反为湿，谷反为滞，精华之气不能输化，乃致合污下降，而泻痢作矣。"泄泻之症，主脏在脾，湿邪是其主要病理因素。暴泻以湿盛为主，因湿而困脾；久泻以脾虚为主，因脾虚而生湿。余曾以补中益气汤加减治疗一久泻患儿，收效颇佳。

该患儿 9 个月，男性，家属代诉 3 个月前患儿曾轻微咳嗽，家属自行配制食疗方川贝雪梨汤，服用 1 个月余后，患儿出现大便次数增多，日行

3~5 次，时而粥样，时而水样，且精神萎靡，面色萎黄，囟门凹陷，涎液较多，腹胀，纳差，寐欠安，小便量少，舌淡苔白腻，指纹淡红。查便常规示：无异常。考虑川贝雪梨乃寒凉之品，久服易伤中焦，中焦受损，浊阴下流，则泄泻；浊气在上，则腹胀；脾虚不运，则纳差；脾胃虚弱，气血生化不足，则精神萎靡；脾虚气陷，则囟门凹陷；脾气不足，失于收摄，则流涎；舌脉乃脾虚湿盛之征象。法当补脾益胃、升阳举陷，故以补中益气汤加减治之：生黄芪 4 g，太子参 3 g，炒白术 3 g，炙甘草 3 g，升麻 2 g，柴胡 2 g，陈皮 3 g，茯苓 6 g，鸡内金 3 g，补骨脂 3 g，益智仁 3 g，高良姜 4 g。患儿经 5 日治疗后，大便日行 2~3 次，未见水样，精神可，腹胀已消，囟门轻微凹陷，口角偶有流涎，纳差，舌淡苔白，指纹淡紫。前方去高良姜，加焦三仙各 3 g。患儿经 5 日治疗后，二便调，精神佳，纳食可。

健脾化湿第一方——参苓白术散

参苓白术散出自宋代陈师文的《太平惠民和剂局方》，由人参、茯苓、白术、甘草、山药、莲子肉、薏苡仁、白扁豆、砂仁、桔梗组成，为健脾化湿第一方。临证凡脾虚夹湿之各种病症，皆可用之加减治疗。

☞ 配伍法度与方义

参苓白术散是遂脾之性而设。君以甘温之人参补之，以苦温之白术泻之燥之，甘淡之茯苓缓之：人参益气健脾，治在脾虚之本；茯苓渗湿健脾，治在湿邪困脾；白术祛湿健脾，燥湿浊之邪。三药健脾之用，补脾之体，顺脾欲缓之性，促中州运化。臣以甘平之山药、莲子肉助人参补之，以甘淡之薏苡仁、甘温之白扁豆助茯苓及白术渗湿燥湿之力：山药、莲子肉味甘性涩，既合脾虚以甘补之理，又解泄泻连绵之困；薏苡仁、白扁豆淡渗利湿，解脾苦湿之患。佐以辛温之砂仁醒脾：砂仁化湿醒脾，祛湿困脾土气机不畅之嫌。使以辛苦之桔梗利膈载药，以甘平之炙甘草补之：桔梗宣肃肺气，载药上行，培土生金，使水精四布，一身之气旺；炙甘草甘补而和中，调中焦之虚。诸药合用，温而不燥，补其中虚，行其气滞，渗其湿邪，调其肺气，为治疗脾虚湿盛之良方。

☞ 用方要点与诀窍

1. 病位病机　病在中焦，脾气亏虚，健运失职，湿滞中焦。

2. 证候特点　肺脾同病，虚、湿共存，湿邪为盛。

3. 方证要点

（1）关键指征：①脾气亏虚的症状，如神疲乏力，面色萎黄；②中焦湿盛的症状，如肠鸣泄泻，四肢困重，饮食不化，胸脘痞闷。

（2）舌脉：舌淡，苔白或腻，脉沉细或濡缓。

4. 主治病症　本方常用于治疗脾虚湿滞中焦所引起的功能性消化不良、慢性泄泻、慢性胃炎、消化性溃疡、糖尿病肾病、慢性支气管炎、过敏性鼻炎、带下病、不孕症、反复呼吸道感染等病症，还可以治疗口腔干燥综合征、脱发、阴唇肿痛、上腔综合征、疱疹样大疱性表皮松解症、湿疹、肌衄等。

5. 应用方法　①比例：人参：茯苓：白术：甘草：山药：莲子肉：薏苡仁：白扁豆：砂仁：桔梗＝2：2：2：2：2：1：1：1：1：1。但笔者认为薏苡仁用量要大于诸药，方能充分发挥其化湿之功。②药味：泄泻甚者可改白术为炒白术，改薏苡仁为炒薏苡仁；人参若改党参，则量增一倍。③用法：诸药提取为散末，以枣汤冲服。或诸药煎煮去渣，分次温服。

用法诀窍

凡属脾虚夹湿，侧重于湿邪为盛，皆可应用。

☞ 用方心悟与案例精讲

1. 慢性泄泻合并脱发　脾胃为气血生化之源，脾气亏虚，浊气在上，清气在下，飧泄生之；发为血之余，若气血无以生，则发堕也。

如一 37 岁男性泄泻伴脱发患者，诉 7 年前无明显诱因出现泄泻，一年四季从不间断，近2年头发逐渐脱落，其来诊时，面色淡白无华，神疲乏力，形体瘦弱，声低息短，头发稀疏，少则日泻3~4次，多则日泻7~8次，伴腹满，食纳减少，若遇饮食不适，或稍事劳累，则泄泻加重，甚则肠鸣腹痛，粪便中常夹有不消化之食物残渣，舌淡胖苔白，脉沉细。考虑患者长期泄泻，而渐致形体消瘦，头发脱落，为脾虚湿盛所致。湿盛则木烂，气血生化乏源可知；气血无以化生，肌腠无以充养，神无以充盛，则面色淡白无华，神疲乏力，形体瘦弱，声低息短；脾虚失运，清浊不化，水谷不分，则泄泻；脾胃气机升降失常，壅塞于中焦，则腹满；发不得气血滋养，加之湿盛木烂，则发堕；舌脉乃脾虚湿盛之征象。病在于虚、湿，故治当以参苓白术散加味：党参20 g，茯苓20 g，白术20 g，甘草20 g，山药20 g，莲子肉10 g，薏苡仁30 g，白扁豆10 g，砂仁10 g，桔梗10 g，同时考虑泄泻日久，易致清阳下陷，易久病及肾，故加黄芪30 g，补骨脂15 g，吴茱萸6 g，肉豆蔻15 g，五味子15 g。患者经治疗2周，神疲乏力感大减，已无腹胀，日泻2~3次，仍存脱发，纳可，舌淡苔白，脉沉细。前方加神曲10 g，泽泻10 g，炙何首乌15 g，菟丝子15 g。患者又经治疗2周后，泄泻已愈，体重增加，新发长出。后嘱饮食调养。

2. 口腔干燥综合征　《素问·经脉别论篇》曰：“饮入于胃，游溢精气，上输于脾，脾气散精，上归于肺，通调水道，下输膀胱，水精四布，五经并行。”若脾虚气弱，津液无以布散，则孔窍失于濡润。

如一68岁男性患者，口干不欲饮10个月余，诉10个月前无明显诱因出现口干不欲饮之症，多涎，口中常泛甜味，双下肢Ⅱ度水肿，纳可，寐安，大便一日2~3次、不成形，小便浑浊，舌淡暗齿痕苔白，脉弦细。其口干而不欲饮，且伴多涎泛甜，分析此口干乃津液不承所致，故脾虚气不散精可知。脾虚失运，湿聚不化，泛溢于口，则多涎；五味之中，甘味属脾，脾虚不摄，其味上泛，则口泛甜味；脾不升清，浊阴下流，则小便浑浊；脾虚运化失职，水湿泛溢肌肤，则水肿；舌脉乃脾虚湿盛，因虚致瘀之征象。故法当健脾祛湿、利水消肿，以参苓白术散合五苓散加减治疗：党参20 g，茯苓20 g，白术20 g，甘草20 g，山药20 g，薏苡仁

30 g，白扁豆 10 g，砂仁 10 g，桔梗 10 g，猪苓 20 g，泽泻 20 g，车前子（包煎）30 g，陈皮 15 g，益母草 40 g。患者经过 2 周治疗，双下肢水肿、口中泛甜之症消失，口干、多涎之症较前好转，大便成形，舌淡暗有齿痕，苔黄腻，脉弦。前方加杏仁 15 g，炮附子 15 g，以助脾升腾清阳，助肺布散津液。患者经 2 周治疗后，口干、多涎之症基本消失。

3. 乳腺癌术后上腔综合征 “血主濡之”，若血虚不能营养和滋润脏腑、形体、九窍等组织器官，筋脉失养，脉络拘急，则发生疼痛。

如一 41 岁女性患者，1 个月前因右胸乳腺癌术后放疗，出现右胸部、肩臂压榨性剧痛，右臂肿胀，活动受限，皮硬色暗，食后腹胀，寐差，便溏，舌暗苔花剥而白腻，脉沉细。考虑痛之所起，或因不通而生，或因不荣而生，而其脉症乃因虚、瘀、湿所致，其食后腹胀、便溏乃脾虚之象。脾虚运化失常，食滞中焦，则腹胀；水湿不运，则便溏；水湿泛溢肌肤，则臂肿胀；因虚因湿致瘀，脉络不通，则疼痛皮硬色暗；舌脉及脾虚痰浊瘀阻之征象。故法当健脾化湿、化瘀利水，治以参苓白术散加减：党参 20 g，茯苓 20 g，白术 20 g，甘草 20 g，山药 20 g，薏苡仁 30 g，砂仁 10 g，桔梗 10 g，杏仁 10 g，半夏 30 g，以健脾化湿；酌加桑枝 30 g，当归 20 g，丹参 30 g，以活血通络；降香 15 g，白芷 15 g，延胡索 30 g，五灵脂 15 g，以行气化瘀止痛；益母草 40 g，以治血不利而所生之水；猫爪草 30 g，白花蛇舌草 15 g，以解毒消瘀散结。患者经过 2 周治疗，疼痛及肿胀程度明显缓解，便溏仍存，舌淡苔黄白腻，脉沉细。说明脾虚渐复，气滞血瘀程度较前缓解，前方去丹参、降香，加鸡血藤 30 g，威灵仙 15 g。患者又经 2 周治疗，已无疼痛，仅前臂略有肿胀，肢体乏力，舌淡苔白，脉沉细。前方去五灵脂、延胡索，加黄芪 30 g。患者经 1 个月治疗后，诸症基本消失，舌淡苔薄，脉沉，嘱其饮食调养以善其后。

4. 带下病 《妇人秘科》云：“带下之病，妇女多有之。赤者属热，兼虚兼火治之。白者属湿，兼虚兼痰治之。年久不止者，以补脾胃为主兼升提。”

如一 45 岁女性患者，半个月前因子宫内膜增厚而行刮宫术，术后出现带下量多、色淡质稠，神疲乏力，汗出肢冷，脘腹胀满，嗳气频作，纳呆便溏，舌淡苔白水滑，脉沉细。脾虚失运，水湿之气下陷，则白带量多；脾虚，精微不散，肌腠失养，则神疲乏力，汗出肢冷；脾宜升则健，胃宜降则和，升降失常，浊气停滞，则纳呆腹胀；清气不升，则便溏；舌脉乃脾虚湿盛之征象。此病因虚因湿而发，故法应健脾化湿，选用参苓白术散加减治疗：党参 20 g，茯苓 20 g，白术 20 g，甘草 20 g，山药 20 g，莲子肉 10 g，薏苡仁 30 g，白扁豆 10 g，砂仁 10 g，桔梗 10 g，柴胡 15 g，枳壳 15 g，车前子（包煎）30 g，金樱子 30 g，以健脾化湿、固摄止带。患者经 1 周治疗后，汗出、畏寒之症已愈，带下量减少，纳呆便溏、神疲乏力之症较前明显减轻，仍存腹胀，嗳气，舌淡红苔白，脉沉细。前方加陈皮 15 g，木香 10 g。患者又经 2 周治疗后，诸症基本消失。

5. 糖尿病肾病　临床糖尿病肾病早期尿中常有大量尿蛋白，属中医“尿浊”范畴。余认为其病机关键为脾肾两虚，痰湿浊毒血瘀内蕴，治当健脾化湿、泄浊祛瘀。

如一 49 岁女性患者，因周身乏力、尿液浑浊来诊，诉 8 年前查体时被确诊为糖尿病，近 1 个月来因工作劳累、饮食无规律而致血糖控制不理想，空腹血糖 11.5~13.5 mmol/L，同时出现周身乏力，尿液浑浊。现头晕，周身乏力，口干多饮，尿频量多，尿液浑浊，便溏，舌淡暗苔白腻，舌下静脉瘀紫，脉沉细。患者消渴日久，脾气亏虚，湿聚成痰；后天不养，肾气不足，精气渐衰，气不化津，清从浊化，浊毒内蕴，阻塞脉络，湿浊瘀血互阻，壅滞肾脉发为糖尿病肾病；脾虚气陷，清气不升，下流膀胱，精微流失，则尿频，尿浊；因痰致瘀，瘀阻脉络，则舌下静脉瘀紫；脾虚气血生化乏源，则身倦乏力；津液不能上承于口，则口干多饮；舌脉乃痰浊瘀阻之征象。故法当健脾益气、分利浊毒，治以参苓白术散加减：党参 20 g，茯苓 20 g，苍术 15 g，甘草 20 g，山药 30 g，薏苡仁 30 g，丹参 20 g，砂仁 10 g，生黄芪 30 g，葛根 15 g，益母草 30 g，白花蛇舌草 30 g，土茯苓 50 g，黄连 30 g，嘱其糖尿病饮食。患者经 1 个月治疗后，周身乏力、口干多饮、尿频、尿浊之症明显改善，仍觉头晕，舌淡暗苔白，脉沉细。前方加生龙骨（先煎）、生牡蛎（先煎）各30 g。患者又经1个月治疗后，诸症消失。

6. 疱疹样大疱性表皮松解症　大疱性表皮松解症属于中医“天疱疮”范畴，又称“蜘蛛疮”。清代陈士铎《洞天奥旨》云:“蜘蛛疮，生于皮肤之上，如水窠仿佛，其色淡红微痛，三三两两，或群攒聚，宛似蜘蛛，故以蜘蛛名之。此疮虽轻，然生于皮肤，终年不愈，亦可憎之疫也……大约皆皮肤之血少而偶沾毒气湿气遂生此疮耳。”故脾虚之体，水湿不运，郁于肌表，易患此病。余曾以参苓白术散治愈此疾。

一11个月龄男性患儿，周身散在疱疹，家属诉患儿自出生后无明显诱因断续出现皮肤及口腔黏膜疱疹样水疱，就诊于儿童医院，诊为疱疹样大疱性表皮松解症，后辗转多家医院治疗，症状未见改善。现周身水疱断续成簇出现，位置不定，时发于皮肤，时发于口腔黏膜，疱疹干瘪后，皮损处皮肤剥脱，色素沉着，无疼痛及瘙痒，纳差，寐欠安，大便日行2~3次，时有便中黏液，舌淡苔白腻，指纹淡红。患儿素体脾虚，水聚成湿，泛溢肌表，郁而不行，则发肌腠水疱；脾失健运，则纳差、便溏；舌脉乃痰浊内蕴之征象。故法当健脾利湿，以参苓白术散加味治疗：太子参6 g，茯苓12 g，炒白术4 g，甘草4 g，山药10 g，莲子肉10 g，炒薏苡仁10 g，白扁豆6 g，砂仁4 g，桔梗4 g，苍术4 g，杏仁6 g，泽泻4 g，秦皮6 g，陈皮4 g，白及4 g。患儿经2周治疗后，周身水疱发作时间间隔延长，水疱较前缩小，纳差，大便日行1~2次，质软，舌淡苔白微腻，指纹淡红。前方去苍术，加鸡内金6 g，神曲6 g。患儿经2周治疗后，口腔黏膜已无疱疹，周身偶有散在疱疹，疱疹干瘪后，皮损处无色素沉着，纳可，二便调，舌淡红苔薄，指纹淡紫。嘱患儿家长将参苓白术散做成丸剂，续服3个月。后电话随访获知，患儿偶有散在疱疹发作，但自愈较快，不影响饮食生活。

7. 阴唇肿痛　脾气易虚为脾的病理特点之一，而脾气亏虚，水谷不化，水聚则为湿。湿性重浊，湿性趋下，易袭阴位，如《素问·太阴阳明论篇》云:“伤于湿者，下先受之。”因此，应以治脾虚之本、湿邪之患为主为先。

如一31岁女性患者，诉4年前因左阴唇肿痛而去医院就诊，诊为阴唇纤维母细胞瘤，行手术治疗后症状消失，但于半年前无明显诱因再次出现左阴唇红肿，后就诊医院考虑感染，予以外洗消炎后，症状较前略有改善，现左阴唇红肿伴压痛，无瘙痒，月经延迟约半个月，夹杂血块，痛经，食后脘腹痞闷不舒，寐安，大便日行2~3次，不成形，舌淡苔白，脉沉细。考虑患者平素食后脘腹痞闷不舒，大便不成形，故其脾虚之体可知。脾气亏虚，湿浊内生，下袭阴位，郁而化热，则红肿；湿邪内阻，瘀滞不通，则压痛；湿瘀内阻胞宫，则经期延长，痛经；舌脉乃痰湿内停之征象。故以健脾祛湿为主，清热活血为辅，治以参苓白术散加减：党参20 g，茯苓20 g，白术20 g，甘草20 g，山药20 g，莲子肉10 g，薏苡仁30 g，白扁豆10 g，砂仁10 g，桔梗10 g，生石膏30 g，藿香15 g，知母15 g，栀子10 g，防风15 g，黄连20 g，益母草30 g，桃仁15 g，红花15 g，当归20 g，丹参30 g，柴胡15 g，枳壳15 g，煅牡蛎（先煎）30 g。患者经1周治疗后，阴唇红肿压痛较前改善，食后不舒之症减轻，月经来潮，延迟1周，夹有少量血块，痛经，胸中烦热，寐安，二便调，舌红略暗苔薄白，脉沉细。前方去山药、砂仁、桔梗、甘草、莲子肉、薏苡仁、红花、丹参、煅牡蛎，改茯苓为30 g，白扁豆为15 g，加赤芍20 g，生地黄20 g，青蒿15 g，黄芩10 g。患者又经1周治疗后，胸中烦热之症消失，阴唇肿胀较前改善，寐安，二便调，舌红略暗苔白，脉沉细。前方去白扁豆、黄连，加延胡索20 g，山慈菇30 g，泽兰20 g。患者又经1周治疗后，诸症痊愈。

温中补虚之名方——小建中汤

小建中汤出自汉代张仲景的《伤寒论》，由饴糖、白芍、桂枝、生姜、炙甘草、大枣组成，为治疗虚劳里急之名方。临证凡中焦虚寒，肝脾不和，阴阳气血诸不足之各种病症，皆可用之加减治疗。

☞配伍法度与方义

小建中汤是遂脾之性而设的温中补虚之剂。君以甘温质润之饴糖缓之补之：米麦本属脾胃之谷，饴糖亦属谷麦所造，乃稼穑精华中之精华，重用之，专事建中，温中补虚，益阴润燥，甘缓里急。臣以酸甘之白芍收之泻之，辛温之桂枝散之温之：白芍缓肝木之过旺，破血中之气结，合饴糖酸甘化阴，以养阴血，和血脉而缓急；桂枝通达阳气，布散中宫，辛温散寒，化中焦之寒凝，合饴糖辛甘化阳以建中气。桂枝、芍药合用，辛温合酸甘同炉，酸甘和营之中寓辛温通化之性，和营以调阴阳。此二药乃仲圣之惯用配伍，芍药倍桂枝，其力偏于酸甘，意在其功效不在解表而在缓中，专和血脉之阴。佐以辛温之生姜散寒，甘温之大枣补中：生姜散中寒，中寒一去，则正气渐旺；大枣益脾胃而补中气。辛甘相伍，中宫自建，营卫乃生。使以甘平之炙甘草缓之补之：炙甘草缓寒凝之急，补中焦之虚。桂、姜合饴、枣、草，辛与甘合，得辛甘化阳之妙；芍合饴、枣、草，酸与甘合，得酸甘化阴之意。阴阳相合，中气建，化源足，中气自立。诸药合用，建中补脾，调和气血，温中补虚，使中阳得运，气血生化，则五脏有所养。

☞用方要点与诀窍

1. 病位病机　病在脾胃，中阳虚寒，中气不振，生化不足。

2. 证候特点　脾胃虚寒，阴阳气血俱虚。

3. 方证要点

（1）关键指征：①中焦虚寒的症状，如腹中拘挛疼痛、喜温喜按，心中悸动，四肢酸痛，手足烦热，口燥咽干；②生化不足的症状，如神疲乏力，面色不华。

（2）舌脉：舌淡苔薄，脉弦细。

4. 主治病症　本方常用于治疗脾胃虚寒所引起的胃痛、胃肠痉挛、呕吐、急慢性胃炎、胃溃疡、十二指肠溃疡、眩晕、失眠等病症，还可以治疗肠梗阻、神经衰弱、慢性荨麻疹、硬皮病、痛经、产后腹痛等。

5. 应用方法 ①比例：饴糖：白芍：桂枝：生姜：炙甘草=3：2：1：1：1，大枣6枚。其中桂枝用量在10~15 g，以和营、补中，若剂量20~40 g多用以利水、行瘀，若剂量40 g以上多用以通阳、下气。②药味：饴糖可用蜂蜜替代，夹有瘀血者白芍改用赤芍。③用法：诸药煎煮去渣，取药汁兑入饴糖（蜂蜜），文火化之，分三次温服。

用法诀窍

凡属中阳不足，阴寒内生，气血两虚之证，皆可应用。

☞ 用方心悟与案例精讲

1. 眩晕 《景岳全书·眩运》曰："原病之由，有气虚者，乃清气不能上升，或汗多亡阳而致，当升阳补气；有血虚者，乃因亡血过多，阳无所附而然，当益阴补血。此皆不足之证也。"故气血阴阳诸不足者，可以小建中汤温中阳。

如一36岁女性眩晕患者，诉1年前无明显诱因出现头晕之症，期间间断行针灸、推拿治疗，症状时有反复，近日自觉症状加重而来诊。现形体消瘦，神疲乏力，少气懒言，面色晦暗，眼青唇白，眩晕时作，胃脘部畏寒，不欲食，寐欠安，便溏，舌淡暗苔白，脉弦细。患者胃脘部畏寒、便溏，脾胃虚寒可知。中焦虚寒，化源匮乏，气血不生，肌肉不养，精气不充，则现虚寒诸症。化源不足，脑神失养，则眩晕；中阳不盛，寒从中生，则胃脘部畏寒；脾胃虚寒，运化不足，则不欲食；阴寒内盛，浊阴不化，下流大肠，则便溏；舌脉乃阳虚寒胜之征象。病因虚因寒而起，故法当温中补虚，以小建中汤加减治之：饴糖（冲服）30 g，白芍20 g，桂枝15 g，生姜10 g，炙甘草10 g，党参15 g，茯苓15 g，炒白术15 g，吴茱萸5 g，大枣6枚。患者经2周治疗后，眩晕、乏力、胃脘部畏寒之症较前好转，二便调，舌淡苔白，脉弦细。前方加黄芪30 g，砂仁15 g，鸡内金15 g。患者又经2周治疗后，眩晕之症基本消失，已无乏力之感，面色红润，纳可，寐安，二便调。

2. 胃痛 《医学真传·心腹痛》曰："夫通则不痛，理也，但通之之法，各有不同。调气以和血，调血以和气，通也；下逆者使之上行，中结者使之旁达，亦通也；虚者助之使通，寒者温之使通，无非通之之法也。"故通法非泻下一法而宗，如疗虚寒胃痛，当以温中为通也。

如一 52 岁男性胃痛患者，诉患胃病近 10 年，于半年前因胃痛而就诊于某医院，确诊为慢性萎缩性胃炎，后行西药治疗，症状时有反复。现形体消瘦，面色萎黄，少气乏力，胃脘部隐痛，饮食水后胃痛尤甚，胃脘部喜温喜按，喜食热饮，食后反酸，口干，纳少，寐欠安，便溏，舌淡暗苔白而干，脉弦细。患者素有胃疾，则脾胃虚衰可知。脾阳不足，寒从中生，胃络引急，则胃脘隐痛，喜温喜按；脾胃素虚，生化乏源，形体不养，则消瘦，面色萎黄，少气乏力；脾虚津液不能上承于口，则口干；脾失健运，清气下陷，浊阴上犯，则便溏、反酸；舌脉乃阳虚寒凝，蒸化不足之征象。故法当温中补虚、和里缓急，以小建中汤加味治疗：饴糖（冲服）30 g，白芍 20 g，桂枝 15 g，生姜 10 g，炙甘草 10 g，丹参 20 g，蒲黄 10 g，木香 10 g，香附 15 g，煅瓦楞 15 g，海螵蛸 15 g，鸡内金 15 g，大枣 6 枚。患者经 2 周治疗后，口干之症消失，胃痛明显缓解，偶有反酸，大便每日 1~2 次、不成形，舌淡苔白，脉弦细。前方加四君子汤，以增健脾之力：党参 15 g，茯苓 15 g，炒白术 15 g。患者又经 2 周治疗后，反酸之症消失，胃痛、胃寒明显好转，纳食后已无疼痛，二便调，舌淡苔白，脉沉细。考虑患者中焦虚寒已去大半，则改以补中益气汤加味：生黄芪 20 g，党参 15 g，白术 15 g，炙甘草 15 g，升麻 10 g，柴胡 10 g，当归 20 g，陈皮 15 g，木香 10 g，茯苓 15 g，神曲 10 g。患者又经 2 周治疗后，诸症痊愈，嘱其饮食调养以善其后。

3. 痛经 《傅青主女科》云："夫寒湿乃邪气也。妇人有冲任之脉，居于下焦……经水由二经而外出，而寒湿满二经而内乱，两相争而作疼痛。"若寒由中焦而生，而乱冲任，则当温中阳以散寒。

如一 36 岁女性经行腹痛患者，诉 20 年前初次月经时，因饮用大量冰水后，出现经行腹痛，以少腹部为主，后每于行经时即出现腹痛，经中西医治后，症状时好时坏，平素喜食冷饮，于2个月前因食寒凉后，经行腹痛之症较前加重，而欲求治疗。现少腹部坠痛、畏寒、行经时疼痛拒按，甚则呕吐，周身乏力，纳少，寐差，时有睡中惊醒，醒后难以入寐，心中惊悸，大便每日2~3次、不成形，舌暗紫苔白，脉沉弦，平素月经后期，行经2~3日、量少、色暗、夹杂血块。考虑患者喜食冷饮，中阳素虚，寒凝经脉，复食生冷，阴寒更盛，血脉凝滞，阻于胞脉，不通则痛，则发痛经；中焦阳虚，温煦失司，则畏寒；脾胃虚寒，气血不生，则周身乏力；清阳不升，浊阴下流，则大便不成形；舌脉乃阳虚血瘀之征象。病以中焦虚寒为本，久之寒凝冲任，瘀血内阻，故法当温中补虚、温经散寒、养血祛瘀，以小建中汤合温经汤加减治之：饴糖（冲服）30 g，白芍20 g，桂枝15 g，生姜10 g，炙甘草10 g，吴茱萸8 g，当归20 g，川芎10 g，阿胶（烊化）10 g，党参15 g，半夏10 g，艾叶10 g，生黄芪30 g，益母草30 g，酸枣仁30 g。患者经2周治疗后，逢月经来潮，痛经、畏寒症状较前改善，寐欠安，时有醒后难以入寐、心中惊悸之症，便质、便次同前，舌暗苔白，脉沉弦。前方去益母草，加合欢花15 g，首乌藤30 g。患者经1个月治疗后，月经来潮经色鲜红量大，杂有血块，腹痛较上次月经期明显减轻，舌暗苔白，脉沉细。前方改桂枝20 g，加丹参30 g，莪术10 g。患者又经1个月治疗后，月经来潮时无不适感，寐安，二便调，舌淡苔薄，脉沉而告愈。

4. 产后腹痛　《沈氏女科辑要》云："失血太多，则气亦虚馁，滞而为痛。"妇人产后，气血虚少，胞脉失养，血行迟涩，则腹痛顿作，余常以小建中汤化裁治之，令土旺则四脏皆旺。

如一29岁女性患者，因少腹疼痛多个月来诊，诉产后2周无明显诱因出现少腹隐痛，喜温喜按，恶露量少，色淡，无血块，面色苍白，头晕，纳可，寐欠安，舌淡苔薄白，脉细弱。考虑患者产后乃血海不足、冲任虚损之体，子宫失养，不荣则痛，则少腹隐痛，喜温喜按；阴血亏虚，冲任血少，则恶露量少，色淡；血虚不养，则面色苍白，头晕；舌脉乃气血两虚之征象。以其得之产后，理当温补，故法以温中补虚、缓急止痛，以小建中汤合生化汤加减治之：饴糖（冲服）30 g，白芍 20 g，桂枝 15 g，炮姜 10 g，炙甘草 10 g，当归 20 g，川芎 15 g，桃仁 10 g，蒲黄（包煎）10 g，香附 10 g，延胡索 20 g，益母草 30 g。患者经 3 剂治疗后，自觉腹痛大减；服药 1 周后，诸症缓解。前方去饴糖、蒲黄，加阿胶（烊化）10 g，艾叶 10 g，生黄芪 30 g。患者又经 1 周治疗后，腹痛已无，舌淡红苔薄，脉沉细。前方加泽兰 15 g，三棱 10 g，莪术 10 g，丹参 20 g。患者服用 1 周后，月经来潮，量、色、质正常，无身体不适。

健脾养心之名方——归脾汤

归脾汤首出自宋代严用和的《严氏济生方》，后明代薛立斋的《正体类要》补当归、远志两味于原方之中，沿用至今，而成今之归脾汤，由人参、白术、茯苓、黄芪、当归、龙眼肉、酸枣仁、远志、木香、炙甘草组成，为健脾养心之名方。临证凡心脾两虚之各种病症，皆可用之加减治疗。

☞ 配伍法度与方义

归脾汤是遂心脾之性而设的补脾之剂。君以甘温之人参补之，甘苦温之白术燥之泻之，甘淡之茯苓以缓之：人参补脾益气而固中虚之本；白术燥湿而复中焦之运；茯苓渗湿而利浊阴之邪。三药相配，顺脾欲缓之性而补之，中焦之气则生，气血之源则复，他脏何患不安？臣以甘温之黄芪补之：黄芪补肺而健脾，御母病及子之弊，助君药益中之功。佐以辛散苦降之木香醒脾，以辛甘之当归补之，以味酸之酸枣仁收之，以辛苦温之远志交通心肾，以甘平质润之龙眼肉补之：木香通行三焦，使中焦补而不滞；当归入肝经，补养肝血；酸枣仁滋养心脾，凝神固心；远志助心阳益心气，使肾气上交于心，交通心肾；龙眼肉补气之中，更存补血之力，辅而用之，以益脾血。酸枣仁合远志，一酸一辛，一敛一开，敛心神，开心气，则心神得安。使以炙甘草补之：炙甘草补脾和中。诸药合用，甘补酸收，辛开苦降，脾气强则气复血自统，心气盛则神安血自生，心脾同治，益气补血，为治心脾两虚之良剂。

☞用方要点与诀窍

1. 病位病机　病在心脾，劳伤心脾，脾气亏虚，心血不足，血虚则心神不安，脾虚则生化失常。

2. 证候特点　心脾同病，气血两虚，以气虚为主。

3. 方证要点

（1）关键指征：①脾气亏虚的症状，如神疲乏力，面色萎黄，纳呆便溏，月经先期、量多、色淡，或崩漏，便血，皮肤紫癜；②心血不足的症状，如心悸怔忡，失眠健忘。

（2）舌脉：舌淡苔白，脉细弱。

4. 主治病症　本方常用于治疗心脾气血两虚所引起的月经不调、带下病、崩漏、冠心病、心悸、慢性胃炎、便秘、白细胞减少症、血小板减少性紫癜、失眠、肠易激综合征、头痛、眩晕等病症，还可以治疗膝关节炎、荨麻疹、脱发、小儿发育迟缓、新生儿出血等。

5. 应用方法　①比例：人参：白术：茯苓：黄芪：当归：龙眼肉：酸枣仁：远志：木香：炙甘草＝2：2：2：2：2：2：2：2：1：1。②药味：心神不安甚者，可改茯苓为茯神；人参用党参代之，则量增一倍。③用法：诸药加姜、枣煎煮去渣，分次温服。

用法诀窍

凡属心脾两虚，既有心血不足、心神不安之症，又兼脾气亏虚之嫌，皆可应用。

☞用方心悟与案例精讲

1. 冠心病　余在诊治胸痹心悸属心脾两虚证时，常予归脾汤配以丹参、延胡索、降香三味药，以开痹散瘀、行气止痛。

如一67岁男性患者，心悸心痛10余年，诉10年前因劳累后出现上述症状，经多方求治，症状时有反复。现时有心悸心痛，常于劳累后发作，纳少，食后腹胀，夜寐差，入睡困难，便溏，舌淡暗苔薄黄，脉沉细。纳少，食后腹胀，便溏，为脾气亏虚之征。脾虚运化失常，气血生化乏源，心脉不养，则心悸；因虚致瘀，心脉鼓动无力，则心痛；劳则气耗，则症状于劳累后加重；心血不足，心神无以附，则夜寐差；舌脉乃因虚致瘀、郁而化热之征象。病于脾虚而发，渐致心脾两虚，治当健脾养心、益气补血，以归脾汤加味治疗：党参20 g，白术20 g，茯苓20 g，黄芪20 g，当归20 g，龙眼肉20 g，酸枣仁20 g，远志20 g，木香10 g，炙甘草10 g，丹参30 g，延胡索15 g，降香15 g，五灵脂15 g，柏子仁15 g，首乌藤30 g，合欢花15 g。患者经治2周，饮食、二便正常，心悸、失眠、胸痛明显好转，舌淡暗苔薄白，脉沉细。前方加白芷15 g，川芎15 g，赤芍20 g，以增加活血止痛之力。患者经1个多月治疗后，诸症基本消失，舌淡苔薄，脉沉。

2. 膝关节炎 《时方妙用》曰："痹证属虚者之总方。"因虚致瘀，因虚失养，则痹证发矣。

如一40岁女性双膝关节疼痛患者，半年前因受寒致双膝关节疼痛，曾求诊于多家医院，未见好转。现除膝痛外，兼有心悸、失眠、乏力、便溏等症，舌淡暗苔薄白，脉沉细，行风湿系列化验及双膝关节X线检查均未发现异常。据其舌脉兼及乏力、便溏之症，则脾虚可知。脾虚则气血生化乏源，筋脉失养，以致膝痛；气血亏虚，心脉失养，则心悸、失眠；舌脉乃虚瘀之征象。法当健脾养心、和血通络，以归脾汤加味治疗：党参20 g，白术20 g，茯苓20 g，黄芪30 g，当归20 g，龙眼肉10 g，酸枣仁30 g，远志20 g，木香10 g，炙甘草10 g，鸡血藤30 g，怀牛膝30 g，伸筋草15 g，千年健15 g，透骨草15 g，延胡索30 g。患者经2周治疗后，膝痛之症明显好转，仍存失眠之症。前方加首乌藤30 g，合欢花15 g，以养心安神。患者又经2周治疗后，膝痛未发，寐安，二便调。

3. 白细胞减少症 癌症术后及放化疗常致白细胞减少，余常在辨证遣方基础上加鸡血藤120 g，以升白细胞数目。

如一54岁女性患者，周身乏力伴心悸，诉因患白血病于2个月前行骨髓移植手术。其来诊时，面色萎黄，语声低微，周身乏力，时有心悸、气短之症，夜寐差，纳呆，食后腹胀，二便调，舌淡齿痕苔薄白，脉沉细。血常规检查示血小板和白细胞计数降低，血红蛋白含量减少。虑其骨髓移植术后，因亡血伤精而致正气虚羸，加之失于调治，正气日耗，积损成虚。脾虚运化无力，气血生化乏源，故周身乏力，面色萎黄，纳呆，食后腹胀；术后阴血本已大亏，加之生化不足，心失所养，神无所依，则心悸，气短，夜寐差；舌脉乃脾虚气虚不足之征象。治当气血双补，以归脾汤加味治疗：党参 20 g，白术 20 g，茯苓 20 g，黄芪 30 g，当归 20 g，龙眼肉 10 g，酸枣仁 30 g，远志 20 g，木香 10 g，炙甘草 10 g，鸡血藤 120 g，补骨脂 15 g，淫羊藿 15 g，砂仁 15 g，神曲 15 g。患者经治 2 周后，纳呆、腹胀之症消失，周身乏力、寐差之症明显好转，舌淡暗苔薄白，脉沉细。血常规检查示上述各项指标均有改善。前方去砂仁、神曲，加首乌藤 20 g，合欢花 20 g，熟地黄 20 g，川芎 15 g，赤芍 15 g。患者又经 2 周治疗后，复查血常规各项指标均正常。

4. 漏下 《景岳全书·妇人规》云："凡见血脱等证，必当用甘药先补脾胃，以益发生之气。盖甘能生血，甘能养营，但使脾胃气强，则阳生阴长，而血自归经矣，故曰脾统血。"余常于益气健脾的同时，佐以升提之品，以助漏下之血复归。

如一 27 岁女性患者，月经淋漓不尽 1 个月余，诉 1 个月前无明显诱因出现月经淋漓不尽，至今未停，色淡红，质稀，夹杂黑色血块，畏风，自汗，倦怠乏力，偶有心慌、气短，纳可，寐差，多梦，大便 3~7 日一行、质干，舌淡暗苔薄白滑，脉沉细。考虑月经淋漓不尽，且色淡红，质稀，更兼倦怠乏力之症，乃脾气亏虚，脾不统血可知。脾虚营卫无以生，营卫不调，则畏风，自汗；气虚推动无力，血滞脉中而为瘀，则夹杂血块；亡血之际，脾虚之时，阴血羸弱，心神涣散，则心慌，气短，寐差，多梦；阴血一失，血虚不润，则便干；舌脉乃痰湿内停之征象。故以归脾汤加升提固摄之品，以健其脾，摄其血，养其心，安其神：党参 20 g，白术 20 g，茯苓 20 g，黄芪 30 g，当归 15 g，龙眼肉 10 g，酸枣仁 30 g，远志 20 g，炙甘草 10 g，柴胡 10 g，益母草 30 g，升麻 10 g，山茱萸 15 g，女贞子 15 g，芡实 15 g，生牡蛎（先煎）30 g。患者经治 1 周后经停，运动后偶有漏下，睡眠质量较前好转，大便 2~3 日 1 行，舌淡暗苔薄白，脉沉细。前方加棕榈炭 15 g，血余炭 15 g，山药 30 g，以增强健脾止血之力。患者又经 2 周治疗后，漏下已止，寐安，二便调，诸症告愈。

5. 失眠 《景岳全书·不寐》曰："无邪而不寐者，必营气之不足也。营主血，血虚则无以养心，心虚则神不守舍。"故中焦生化不足，心失所养，心神涣散不守，则不寐渐生。

如一 50 岁女性失眠多梦患者，诉 2 个月前因丧子而过度悲伤，致失眠多梦，后辗转多家医院治疗，病情未见好转，且出现周身乏力，时有心慌、气短，纳少，大便溏泻，伴经期提前 7~10 天，行经 3~4 日，夹杂血块，舌淡苔白，脉细弱。考虑患者悲伤思虑过度，思则气结而伤脾，忧愁恐惧则伤心，故病在心脾可知。脾虚则气血生化乏源，血不养心，心脉失养，则失眠多梦，心慌气短；气血不足，筋脉失养，则周身乏力；脾虚升降运化失常，则纳少便溏；脾气不足，固摄失司，则经期提前；气血生化乏源，经血不足，则行经日短；气虚血滞，因虚致瘀，则夹杂血块；舌脉乃气血两虚之征象。病因心脾两虚而生，故法当以健脾养心为主，以归脾汤加味治疗：党参 15 g，白术 15 g，茯苓 15 g，黄芪 20 g，当归 15 g，龙眼肉 10 g，酸枣仁 30 g，远志 15 g，木香 10 g，炙甘草 10 g，柴胡 15 g，枳壳 15 g，白芍 15 g，炒白术 15 g，生龙骨（先煎）、生牡蛎（先煎）各 30 g，首乌藤 30 g，合欢花 15 g。患者经 2 周治疗，失眠症状明显好转，周身乏力之症已无，偶有心慌之症，大便不成形，纳可，舌淡红苔白，脉沉细。前方去远志、木香，加山药 15 g，芡实 15 g。患者又经 2 周治疗，失眠症状基本消失，二便调，月经来潮时提前 2 日，行经 5 天，无血块，舌淡红苔白，脉沉细。

6. 血小板减少性紫癜 血小板减少性紫癜属于中医学"发斑""葡萄疫""肌衄"等范畴。《景岳全书·血证》曰："血本阴精，不宜动也，而动则为病；血主营气，不宜损也，而损则为病。盖动者多由于火，火盛则逼血妄行；损者多由于气，气伤则血无以存。”故出血一证，虚者多由气不摄血而生，则脾病无疑。然心主血脉，阴血耗伤，加之生化无源，则心病继起，故宜以归脾汤治之。

如一19岁女性患者，诉1年前无明显诱因出现双下肢皮肤散在瘀点，遂就诊于某医院，诊为血小板减少性紫癜，经西药治疗后症状较前改善，但时有反复，1个月前上述症状较前加重，瘀点遍布，面积增大，甚则于踝关节周围皮肤出现瘀斑，伴牙龈出血，经量增多，气短乏力，头部昏沉，面色不华，纳少，寐差，二便调，舌淡苔白，脉细弱。沈明宗《张仲景金匮要略》曰：“五脏六腑之血，全赖脾气统摄。”故肌衄其源在脾，脾气不足，脾不统血，则皮下出血，经量增多，牙龈出血；脾为营卫气血生化之源，脾气亏虚，生化乏源，肌体失于濡养，则头昏、乏力、面色不华、寐差；舌脉乃气血两虚之征象。病源于脾，终致心脾两虚，故法当益气补血、健脾养心，以归脾汤加味治疗：党参20 g，白术15 g，茯苓20 g，黄芪30 g，龙眼肉15 g，酸枣仁30 g，炙甘草10 g，血余炭15 g，仙鹤草30 g，地榆15 g，侧柏叶15 g，补骨脂15 g。患者经2周治疗，皮下瘀点较前减少，偶有牙龈出血，乏力头昏之症明显改善，纳食欠佳，偶有口渴，寐欠安，舌淡苔薄，脉细弱。前方减血余炭，改龙眼肉10 g，加神曲15 g，鸡内金15 g。患者又经2周治疗，皮下瘀点消失，已无牙龈出血，面色微红润，纳可，寐安，二便调。前方去仙鹤草、地榆、侧柏叶、龙眼肉，加当归15 g，白芍15 g，续服2周以巩固疗效。

7. 小儿发育迟缓　《保婴撮要·五软》云：“夫心主血，肝主筋，脾主肉，肺主气，肾主骨，此五者皆因禀五脏之气，虚弱不能滋养充达，故骨脉不强，肢体痿弱，源其要总归于胃。盖胃水谷之海，为五脏之本，六腑之大源也。”故生长迟缓非一概而归于肾，亦可培补后天，以壮骨脉，诚所谓补肾不如补脾，此之谓也。

如一9岁女性生长迟缓患儿，家长诉患儿身高较同龄人偏矮，后就诊于某医院，诊为生长激素部分缺乏，并建议予以注射生长激素治疗，患儿家长因惧其不良反应而来诊。现患儿身高偏矮，乏力，注意力不集中，纳少，大便 4~5 日一行、质干，小便可，舌淡苔白，脉细弱，身高 124 cm，智力发育正常，垂体体积略小，骨龄与年龄差 1~2 年龄，骨发育较晚。考虑患儿身材矮小，或为先天精气不足，或为后天失于调养，然患儿诸症舌脉，乃属后天脾胃亏虚而致。后天脾胃亏虚，气血生化乏源，精气不足，骨髓不充，则发育迟缓；脾胃运化失常，则纳少；中焦生化不足，血不养心神，则注意力不集中；脾气不足，津液不生，肠中气津两虚，则大便干；舌脉乃气血两虚之征象。故以调后天脾土为先，补先天肾精为辅，法当健脾养心、补肾填精，以归脾汤加味治疗：党参 15 g，白术 15 g，茯苓 15 g，黄芪 30 g，当归 15 g，龙眼肉 10 g，木香 10 g，炙甘草 10 g，肉苁蓉 15 g，熟地黄 15 g，龟甲（先煎）10 g，补骨脂 10 g，淫羊藿 10 g，巴戟天 10 g，玄参 20 g，砂仁 15 g，神曲 10 g。患者经 2 周治疗后，身高增长 5 cm，乏力、注意力不集中之症较前改善，纳少，便干，3 日一行，舌淡红苔白，脉细弱。前方去龙眼肉，加白芍 20 g。患者又经 1 个月治疗后，身高 135 cm，偶有注意力不集中，纳可，二便调。嘱患者以本方成蜜丸续服半年。

气血双补之名方——人参养荣汤

人参养荣汤出自宋代陈师文的《太平惠民和剂局方》，由黄芪、人参、熟地黄、白芍、当归、茯苓、白术、五味子、远志、陈皮、炙甘草、肉桂组成，为气血双补之名方。临证凡气血两虚之各种病症，皆可用之为基础方加减治疗。

☞配伍法度与方义

人参养荣汤是遂肝脾之性而设的温补之剂。君以甘温之人参，甘苦温之白术，甘淡之茯苓，甘平之炙甘草，以甘补之缓之、苦燥之泻之。人参补脾益气，白术燥湿健脾，茯苓利水渗湿，炙甘草甘补和中。四药合用，共奏健脾益气之效，取其血不足而益其气、阳生阴长之意，治脾之本。然脾胃为气血生化之源，而肝藏血，故补益气血，亦从肝入手。臣以辛甘之当归补之，以甘润之熟地黄养血生精，以酸甘之芍药酸泻之。当归味甘，甘为土味，土为气血生化之地，故能养肝血以壮血之本；味辛属肺，肺主治节，故亦可活血和血。熟地黄蒸晒多次，得太阳真火，补益肾精，故可滋阴养血，生精补髓，补肝血以沃血之源。芍药酸甘敛阴养血，敛肝阴以安血海。三药相配，酸甘敛阴，有养血荣心之功。佐以味酸之五味子酸收之，以辛苦温之远志交通心肾，以辛苦甘之陈皮行气。五味子酸味独甚，收敛心神。远志使心肾相交而气血化生，合五味子同煎，一通一敛，使营有所主而长养也。陈皮健脾行气，使补而不滞。使以辛甘之肉桂甘补之。肉桂肉质松、色紫，导诸药入营分，配远志入心而助生血之力，养营血于脉中。诸药合用，于酸收之中寓辛温通达之品，甘缓之中有渗运行利之药，共达五脏互养互荣之功，使气血共补，而统治诸虚。

☞ 用方要点与诀窍

1. 病位病机　病在肝脾，气血两虚。

2. 证候特点　气血生化无源，气血两虚，发病每易夹瘀、夹热。

3. 方证要点

（1）关键指征：①脾气不足的症状，如倦怠乏力，虚热自汗，食少便溏；②阴血亏虚的症状，如惊悸健忘，气短喘促，夜寐不安，咽干唇燥，皮肤干燥。

（2）舌脉：舌淡苔薄，脉沉细无力。

4. 主治病症　本方常用于治疗气血两虚所引起的心悸、贫血、白细胞减少症、月经不调等病症，还可以治疗雷诺综合征、乳腺癌放化疗术后、脱发等。

5. 应用方法　①比例：黄芪：人参：熟地黄：白芍：当归：茯苓：白术：五味子：远志：陈皮：炙甘草：肉桂 = 4 ：4 ：4 ：3 ：3 ：3 ：3 ：2 ：1.5 ：1.5 ：1.5 ：1。②药味：气虚者可将人参改为党参，有瘀血者白芍改为赤芍。③用法：上药十二味，锉为散剂。每服四钱，水一盏半，生姜三片，枣子二枚，煎至七分，去滓温服。或诸药煎煮去渣，分次温服。

◎ 用法诀窍

凡属气血两虚，积劳虚损者，皆可以此为基础方。

☞ 用方心悟与案例精讲

1. 乳腺癌放化疗术后　癌症放化疗术后常常会出现头晕心悸、倦怠乏力、食欲减退等症状，这些症状属中医“虚劳”的范畴。余尝用人参养荣汤治疗癌症放化疗所产生的不良反应，疗效颇佳。

如一64岁女性患者，该患者于2个月前行乳腺癌手术，昨日进行第三次化疗后出现头晕、心悸气短、倦怠乏力、恶心呕吐、纳呆、寐欠安、入睡困难、便溏之症，且面色晦暗，舌淡暗苔薄白，脉沉细。查血常规示：WBC 2.6×10^9/L。其面色及舌脉乃血虚血瘀之征象。本病乃化疗耗伤气血所致。脾胃生化乏源，气血亏虚，失于濡养，则头晕、心悸气短、倦怠乏力、面色晦暗；脾胃运化失常，则恶心呕吐、纳呆、便溏；心神失养，则入睡困难；舌脉乃虚瘀之征象。故法当补益气血，以人参养荣汤加减治之：白芍20 g，当归20 g，陈皮10 g，黄芪30 g，肉桂10 g，党参20 g，炒白术15 g，炙甘草10 g，茯苓20 g，熟地黄20 g，五味子15 g，远志10 g，以补益气血；酌加鸡血藤120 g，以升白细胞；酸枣仁30 g，以养血安神；神曲15 g，砂仁30 g，以健脾开胃。患者经1周治疗后，除心悸气短外，其余症状均有所改善，舌淡暗苔薄白，脉沉细。查血常规示：WBC 3.2×10^9/L。前方改白芍为赤芍15 g，以养血活血；加山药15 g，补骨脂15 g，以补益脾肾。患者又经1周治疗后，症状均有所好转，查血常规示：WBC 4.1×10^9/L。继前方服用1个月后，诸症消失，查血常规示：WBC 5.1×10^9/L。

2. 脱发　古人云：“发为血之余。”若人体气血旺盛，则头发乌黑茂密；如果气血亏虚，则易引起脱发。

如一30岁女性脱发患者，诉脱发3年余。患者于3年前发现脱发较甚，曾使用多种药物外洗，均未见好转，故而来诊。现头发油脂较多，脱发明显，头发稀疏，神疲乏力，时有心悸，皮肤干燥，纳尚可，寐安，二便调，月经后期，一般延迟15天，月经量少、色略淡，舌淡苔薄白，脉沉细。气血亏虚，头发失于荣润，则发落；气血亏虚，周身失于濡养，则神疲乏力，心悸，皮肤干燥，月经后期；舌脉乃气血两虚之征象。法当补益气血，治以人参养荣汤加味：白芍20 g，当归20 g，陈皮15 g，黄芪30 g，肉桂10 g，党参15 g，炒白术10 g，炙甘草15 g，茯苓20 g，熟地黄20 g，以补益气血；酌加益母草30 g，泽兰15 g，女贞子15 g，墨旱莲15 g，以调经；“肾藏精，其华在发”，故加桑椹15 g，何首乌15 g，以补肾生发。患者经2周治疗后症状好转，食欲欠佳，月经尚未来潮，舌淡红苔薄，脉沉细。前方加砂仁15 g，以健脾开胃。患者又经1周治疗，诸症好转，月经来潮，经量增多、色鲜红，舌淡红苔薄白，脉沉细。继服前方调理2个月后，月经已无延后、色质正常，脱发不明显，余诸症消失，纳可，寐安，二便调。

3. 贫血 贫血属中医“虚劳”“血虚”等范畴。脾胃为后天之本，气血生化之源。《类证治裁》曰：“凡虚损起于脾胃。”《医醇剩义·虚劳》云：“虚劳内伤，不出气血两途，治气血者，莫重于脾肾。”《慎斋医书》谓：“补肾不如补脾。”故余治疗本病多从脾论治，常用人参养荣汤加减治疗。

如一35岁女性患者，诉倦怠乏力1个月余。患者于1个月前无明显诱因出现倦怠乏力之症，未予重视，后于单位体检时查出贫血，故而来诊。现面色萎黄，倦怠乏力，头晕、心悸时作，活动后尤甚，偶有气短，纳呆，寐安，便溏，小便可，月经量可、色淡红，经期正常，舌淡苔薄，脉细弱。查血常规示：HGB 80 g/L，余正常。《景岳全书》曰：“血者，水谷之精也，源源而来，而实生化于脾。”脾胃亏虚，则气血生化乏源，血液无以上濡头面清窍，则头晕、面色萎黄；血不荣心，则心悸；脾气亏虚，周身失于荣养，则倦怠乏力、气短；脾虚气陷，则便溏；舌脉乃气血两虚之征象。故治当补益气血、健运脾胃，予人参养荣汤加减治疗：白芍20 g，当归20 g，陈皮15 g，黄芪30 g，肉桂10 g，党参20 g，炒白术15 g，炙甘草10 g，茯苓20 g，熟地黄20 g，以补益气血；酌加山药15 g，以健脾益气；神曲 15 g，砂仁 20 g，以健脾开胃。患者服药 2 周后，诸症皆较前好转，查血常规示：HGB 95 g/L。效不更方，继前方服用 2 周后，诸症尽除，查血常规示：HGB 104 g/L。

4. 月经不调 《景岳全书·妇人规》云："调经之法，但欲得其和平，在详察其脉证耳。若形气脉气俱有余，方可用清用利。然虚者极多，实者极少，故调经之要，贵在补脾胃以资血之源，养肾气以安血之室。知斯二者，则尽善矣。若营气本虚，而不知培养，则未有不日枯而竭者，不可不察也。"余治疗月经病多分三期论治，经前主以补，使血盈则满溢；经期主以化，使血畅则健运；经后主以调，使血和则周期正常。对于气血亏虚所致之月经不调之症，常以人参养荣汤加减治疗。

如一 30 岁女性患者，诉月经经期延长 1 年余。患者于 1 年前因工作繁忙劳累而出现月经经期延长之症，行经约 12 天方净，量少、色淡、质稀，且伴有白带量少，体倦乏力，心悸失眠，纳可，二便可，舌淡苔薄白，脉沉细。《诸病源候论》曰："妇人月水不断者，由损伤经血，冲脉任脉虚损故也。"该病乃劳伤气血，冲任失养，冲任之气虚损而不能制约经血所致。气血亏虚，周身失养，则体倦乏力；血不荣心，则心悸失眠；舌脉乃气血两虚之征象。故治当补益气血、调理冲任，予人参养荣汤加减治疗：白芍 20 g，当归 20 g，陈皮 15 g，黄芪 30 g，肉桂 10 g，党参 20 g，炒白术 15 g，炙甘草 10 g，茯苓 20 g，熟地黄 20 g，五味子 15 g，远志 20 g，以补益气血；酌加酸枣仁 30 g，以养血安神。患者服药半个月时，月经来潮，量可、色鲜红，心悸、倦怠乏力之症减轻，仍有失眠，舌淡红苔薄白，脉沉细。前方去肉桂、党参、五味子，加桃仁 10 g，红花 10 g，益母草 30 g，泽兰 15 g。患者服药第 7 日时，月经即净，共行经 7 日，量质均可，仍有少许倦怠乏力及失眠之症。前方去陈皮、茯苓、桃仁、红花，加柴胡 15 g，枳壳 10 g，首乌藤 30 g，合欢花 15 g。服用 4 周后，月经来潮，质、色、量均正常而告愈。

温中理中之名方——理中丸

理中丸出自汉代张仲景的《伤寒论》，为温中理中之名方，由干姜、人参、白术、炙甘草组成。临证凡中焦虚寒之各种病症，皆可以此为基础方加味治之。

☞配伍法度与方义

理中丸是基于《内经》“辛甘发散为阳”“寒淫所胜，平以辛热，佐以甘苦”之说而设的温补之剂。君以大辛大热之干姜温之：干姜，以母姜去皮依法炮制（去皮则药性守中），为温中焦之专药，直入脾胃，辛热向上，如增焰于釜底，升虚疲之中阳，散中宫之阴寒。臣以甘温之人参补之：人参色黄入脾，补中益气，治脾虚之体。佐以苦温之白术泻之燥之：白术燥湿健脾，解浊阴之困而运中焦。使以甘平之炙甘草缓之补之：炙甘草甘味甚浓，肉黄而入脾，补中和中，助参术补中虚之力，协干姜以复其阳，奠定中土。全方将辛味之干姜、甘味之人参共掷一方，辛甘发散为阳，意用辛散而除寒温阳，甘缓而调达补中，一散一补，一走一守，振中阳，安脾土，燮理中焦。以白术、炙甘草同炉，一取二者性温之性，助干姜、人参升阳，中阳复升，谷精复运，则中气自实；二取白术苦味燥湿，炙甘草甘味补中虚。诸药合用，腾脾阳，温中土，益脾气，以灌四旁；燥浊阴，运湿土，实脾脏，以复中宫。

☞用方要点与诀窍

1. 病位病机　病在脾，中焦虚寒，蒸化无力，湿邪自生，升降无序，清浊不分。

2. 证候特点　中虚脏寒，脾阳不升，脾虚湿困，气不化津，发病每易夹寒、夹滞、夹湿。

3. 方证要点

（1）关键指征：①脾胃虚寒的症状，如脘腹清冷，四末不温，上吐下泻，腹痛；②运纳失常的症状，如面色皖白，神疲倦怠，食少或食欲缺乏。

（2）舌脉：舌淡苔白，脉沉细或迟缓。

4. 主治病症　本方常用于治疗中焦虚寒所引起的呕吐、腹泻、慢性胃肠炎、胃及十二指肠溃疡、月经不调、痛经、带下病、崩漏等病症，还可以治疗遗尿、小儿流涎、喜唾等。

5. 应用方法　①比例：干姜∶人参∶白术∶炙甘草 = 1 ∶ 1 ∶ 1 ∶ 1。②药味：脾虚泄泻甚者可改白术为炒白术；人参若用党参代之者，量增一倍。③用法：原方可做丸服，亦可煎汤温服，日三服。久病可用丸剂，新病骤起则可用汤剂，服用后可自食热粥，加衣保暖。

用法诀窍

凡属中焦虚寒，冷、痛、吐、泻者，皆可以此为基础方。

☞ 用方心悟与案例精讲

1. 慢性胃肠炎　慢性胃肠炎多归属中医“胃痛”“腹痛”“泄泻”范畴，与“脾虚”“湿盛”关系密切。

如一 39 岁男性患者，脘腹疼痛 10 天，诉 10 天前因晚饭食生冷后出现胃脘部绞痛，伴恶心欲吐、腹泻之症，遂就诊于附近医院，诊为急性胃肠炎，经处理，胃脘部绞痛消失，但第二天复出现高热伴寒战，予以西药静脉滴注后热退，仍遗有腹痛泄泻，而于今日就诊于我处。现脘腹疼痛，喜温畏寒，无恶心呕吐之症，纳呆，畏食生冷，大便每日 5~6 次，小便调，夜寐欠安，入睡困难，舌紫暗苔白腻，脉沉细。患者纳呆，畏食生冷，则脾胃阳虚，脾阳受遏可知；阳虚寒盛，清气不升，浊气不降，则泻下清稀；寒邪内盛，阳气不伸，则脘腹疼痛，喜温畏寒；胃不和则卧不安，则入睡困难；舌脉乃痰浊血瘀之征象。法当温中祛寒，选用温中补虚之理中丸加味治疗：干姜 10 g，党参 20 g，炒白术 10 g，炙甘草 10 g，茯苓 15 g，生薏苡仁 30 g，木香 10 g，砂仁 15 g，赤芍 20 g，延胡索 30 g，荜茇 10 g，陈皮 10 g，以温中补虚、散寒止痛。患者服药 3 剂后，脘腹疼痛消失，纳食可，夜寐可，大便每日3次、微成形，小便调，舌暗淡苔白，脉弦细。前方去延胡索、生薏苡仁、陈皮，加肉豆蔻15 g，以加强健脾止泻之功。患者又经1周治疗后，诸症痊愈。

2. 流涎 《素问·宣明五气篇》曰："五脏化液，……脾为涎。"多涎一症常责之于脾，而"病痰饮者，当以温药和之"。

如一7岁女性患儿，口角流涎数年，家属诉其自小口角流涎，未予诊治，半年前因大量食用冷食而致流涎症状加重，伴神疲乏力，腹胀，纳差，泛吐清水，便溏，舌淡苔水滑，脉沉细。《普济方》曰："脾之液为涎，脾气冷不能收制其津液，故流出渍于颐上。"患儿流涎且因食用冷食而加重，寒伤脾阳可知；中阳虚衰，脾虚不运，水湿不化，泛溢于口，加之脾气虚弱，不能摄液，则口角流涎；脾主运化而升清，胃主受纳而降浊，运纳升降失常则腹胀、纳差、泛吐清水、便溏；舌脉乃阳虚不化水湿之征象。病之本在于中焦虚寒，故治当温散，以理中丸加减治疗：干姜6 g，党参10 g，炒白术6 g，炙甘草6 g，藿香10 g，佩兰10 g，升麻6 g，茯苓10 g，山药10 g，白扁豆10 g，陈皮6 g，益智仁10 g。患者经1周治疗后，流涎之症明显好转，精神已复，唯感纳差，时有腹胀、便溏，舌淡暗苔薄，脉沉细，故加砂仁6 g，神曲6 g，以健脾醒脾。患者又经过2周治疗，诸症痊愈，嘱饮食调养。

3. 久泻 《幼幼集成·泄泻证治》云："夫泄泻之本，无不由于脾胃。……若饮食失节，寒温不调，以致脾胃受伤，则水反为湿，谷反为滞，精华之气不能输化，乃致合污下降，而泄泻作矣。"

如一50岁女性患者，长年泄泻，诉泄泻10余年，时轻时重，未予系统治疗，近来泄泻加重而来诊。现泄泻清稀，轻则4~5次/日，甚则7~8次/日，如水样，脘腹痞闷，四末不温，肢体酸重，带下量多，绵绵不断，舌淡嫩苔白腻，脉沉细。患者泄泻日久，脾阳虚衰可知；脾阳不振，运化失司，清浊不分，合污而下，则泄泻；升降不用，气机壅滞于中焦，则脘腹痞闷；脾阳不升，阳气不达四末，则四末不温；精微不得宣发，则肢体酸重；脾虚湿陷，则带下量多；舌脉乃阳虚痰浊内停之征象。故法当温振中阳、健脾止泻，以理中丸加味治疗：干姜 10 g，党参 15 g，炒白术 10 g，炙甘草 10 g，补骨脂 15 g，菟丝子 15 g，茯苓 15 g，山药 15 g，白豆蔻 10 g，陈皮 10 g，葛根 10 g，防风 10 g。患者经 1 周治疗，泄泻改善，3~4 次 / 日，带下明显减少，舌淡苔白，脉沉弦。前方去陈皮、葛根，加诃子 5 g，升麻 8 g，以增加收涩升提之力。患者经 1 个月治疗，诸症基本消失。

第三节　泻脾之剂

泻脾之剂，非独有苦寒攻下之剂，有泻在火者，或以散之发之泻伏火，或以寒之清之泻实火；有泻在滞者，攻之润之泻积滞。在用药方面，除苦寒直折之品外，亦有辛寒、甘平之辈，或少佐辛温之药。总之，泻脾之剂，损其有余而为泻。

泻脾伏火第一方——泻黄散

泻黄散出自宋代钱乙的《小儿药证直诀》，由防风、甘草、藿香、石膏、栀子组成，是治疗脾经伏火之名方。临证凡脾经郁热之各种病症，皆可用之加减治疗，尤以脾阴火上冲之证为宜。

☞ 配伍法度与方义

泻黄散是基于《素问·至真要大论篇》“火淫于内，治以咸冷，佐以苦辛，以酸收之，以苦发之”及“火郁发之”之说而设的泻脾之剂。君以辛散甘寒质轻之石膏散之清之：石膏纹理，丝丝纵列，无一缕横陈，故可取其寒清之性，清横溢之邪火；又取其辛散之性，透内蕴之郁热，直泻脾火。然脾家伏火与胃家实火不同：伏者，藏而不显也；实者，阳盛有余也。伏火为郁藏之火，乃潜伏酝酿，日久蒸变而成，徒用苦寒直折之品，苦味反助燥，难消郁热，且脾气不振，正虚邪恋，缠绵交织，则郁火得存。故臣以甘温之防风发之，以辛散芳香之藿香醒脾：防风为风药中润剂，可发脾家郁火，升散而无助燥之嫌；藿香正中醒脾，脾气充而邪不得藏，亦助防风辛温以疏散伏火。佐以苦寒之栀子发之泻之：栀子白瓣黄蕊，霜后收之，干则色深红，其白为肺主之色，色红似火热，霜后则具寒凉之性，故可苦寒入肺涤热，无苦味助燥之弊，禀肃降之气，涤瘀郁之热，使郁热从小便而解。使以甘平之甘草缓之补之：甘草甘缓和中，固护脾胃，和辛散之药助焰之力，祛苦寒之药伤中之嫌。诸药配伍，升散清降，升降相因，寒温并用，疏散发郁之中合清泻积热之义，散火而无升焰之虞，泻火而无凉遏之弊，醒脾理脾，调护中焦，祛邪而不伤正，为解脾经郁热之良剂。

☞用方要点与诀窍

1. 病位病机　病位在脾，脾火内伏，郁闭不散，煎熬津液，熏蒸于上。

2. 证候特点　伏火内盛，易伤津夹湿。

3. 方证要点

（1）关键指征：①脾火内伏的症状，如唇肿，口臭，龈肿，口腔溃烂，弄舌，易饥；②津液不足的症状，如口唇干燥，烦渴。

（2）舌脉：舌红苔薄黄，脉弦。

4. 主治病症　本方常用于治疗脾伏火虚热所引起的口腔溃疡、口臭、唇炎、小儿手足口病、小儿厌食等病症，还可以治疗舌咽神经痛、小儿急性疱疹性咽峡炎、睑腺炎（麦粒肿）、皮下肿物等。

5. 应用方法　①比例：防风∶甘草∶藿香∶石膏∶栀子＝4∶3∶2∶2∶1。②用法：诸药提取为散末，同蜜、酒微炒香，煎汤温服。或诸药煎煮去渣，分次温服。

用法诀窍

凡属脾经伏火，形、窍有火热炽盛之征象者，皆可应用。

☞用方心悟与案例精讲

1. 唇炎　口唇者，脾之外候也。脾火上冲，津液无存，则口唇干燥，以泻黄散治之，可清脾经伏火。

如一 27 岁女性患者，口唇干裂、红肿，诉 1 个月前无明显诱因出现口唇干燥之症，曾就诊于他院，予以丁酸氢化可的松乳膏（尤卓尔）外涂，症状未见改善，且出现口唇干裂、红肿，鼻咽干燥，纳呆，夜寐差，大便干，小便可，舌红苔薄黄，脉弦细。《灵枢·五阅五使》曰："口唇者，脾之官也。"故本病当从脾论治。阳胜则热；燥胜则干；脾火内郁，循经上犯，灼伤津液，则口唇、鼻咽干燥；火热上扰心神，则夜寐差；肠府津伤，传导失常，则大便干；舌脉乃里热炽盛之征象。病在于脾阴火上冲为患，故法当泻脾清热生津，以泻黄散加味治疗：防风 20 g，甘草 20 g，藿香 10 g，石膏 20 g，栀子 10 g，沙参 15 g，麦冬 15 g，神曲 15 g，鸡内金 15 g，首乌藤 30 g，合欢皮 15 g。患者经 2 周治疗后，口唇红肿之症已愈，口唇干裂、鼻咽干燥之症较前好转，纳食佳，偶有反酸，夜寐尚可，大便干，舌略红苔黄白，脉沉细。前方去神曲、鸡内金，加生地黄 20 g，煅瓦楞子 15 g，天花粉 15 g，以增加滋阴、抑酸之力。患者又经 1 周治疗后，诸症基本消失。

2. 皮下肿物　《内经》言："营气不从，逆于肉理，乃生痈肿。"若为脾经伏火所致，余常以泻黄散治之。

如一 31 岁男性患者，因左侧耳后乳突区皮下肿痛而来诊，诉 4 日前无明显诱因出现左侧耳后乳突区肿痛，未予诊治，今日疼痛加重，纳可，寐安，二便调，舌暗红苔黄，脉弦细。脾主肌肉，火邪易致疮痈，脾经伏火内蕴，热盛肉腐，则乳突区肿痛；舌脉乃里热炽盛之征象。故选用清散脾经伏火之主方泻黄散加减治疗：防风 20 g，甘草 15 g，藿香 10 g，石膏 20 g，栀子 10 g；酌加赤芍 15 g，生地黄 20 g，薄荷（后下）15 g，以增强清热凉血之力；肺主皮毛，热痈于皮，酌加茯苓 30 g，杏仁 15 g，以调理肺之主魄功能。患者仅服用 7 剂，耳后肿痛消失。

3. 睑腺炎　《银海精微》云："五轮：肝属木曰风轮，在眼为乌睛；心属火曰血轮，在眼为二眦；脾属土曰肉轮，在眼为上下胞睑；肺属金曰气轮，在眼为白仁；肾属水曰水轮，在眼为瞳仁。"上下胞睑病变，当责之于脾。

如一35岁男性左下眼睑局部红肿患者，诉1个月前因与人争执后突发左下眼睑红肿热胀，后自服龙胆泻肝胶囊及滴用左氧氟沙星滴眼液治疗，经治眼睑红肿之势略有缓解，但并发口疮，纳可，寐安，便溏，舌红苔薄黄，脉弦细。肝在志为怒，且胞睑为脾所主，大怒则肝气横逆犯脾，脾气不舒，郁而化火，伏火循经上袭胞睑，以致眼睑红肿。《医学传心录・口疮者脾火之游行》言："口者，脾之外候也。脾火上行，则口内生疮。"故患者口疮骤起；肝郁脾虚，脾失健运，水湿下流，则便溏；舌脉乃郁热内盛之征象。病起于气郁，甚于伏火，故法当清泻伏火、清利湿热、分消走泻，以泻黄散合蒿芩清胆汤加味治疗：防风30 g，甘草15 g，藿香10 g，石膏30 g，栀子15 g，清半夏15 g，竹茹10 g，黄芩10 g，青蒿20 g，茯苓20 g，枳壳10 g，陈皮10 g，滑石10 g，青黛5 g，泽兰20 g。患者经1周治疗，口疮已愈，左下眼睑肿物较前减小，便溏，舌略红苔薄，脉沉细。前方去竹茹、青黛，加党参10 g，炒白术10 g。患者又经1周治疗，左下眼睑肿物基本消失，二便调。

4. 舌咽神经痛　《灵枢・经脉》云："脾足太阴之脉……是动则病舌本强。""肾足少阴之脉……其直者，从肾上贯肝膈，入肺中，循喉咙，挟舌本。"舌咽病变，当责之于脾肾。

如一68岁男性舌咽痛患者，诉1个月前无明显诱因出现舌咽部疼痛，于某医院诊为舌咽神经痛，经治症状未见改善。现精神不振，疼痛以舌部为甚，说话及咀嚼食物时疼痛加重，而且转动不利，影响语言与咀嚼，心烦失眠，纳呆便干，舌暗淡苔黄腻，脉沉细。考虑患者疼痛以舌部为甚，属舌本痛，故知其病在少阴与足太阴；精神不振，舌暗淡，脉沉细，知其少阴阳虚但不甚；心烦失眠，苔黄腻，知其太阴阴火上冲。故法当温经散邪，兼以泻太阴阴火，以泻黄散合麻黄附子细辛汤加减治疗：防风30 g，甘草 15 g，藿香 15 g，石膏 30 g，栀子 10 g，炙麻黄 10 g，炮附子 10 g，细辛 10 g，首乌藤 30 g，淡豆豉 10 g。患者经 1 周治疗，舌咽痛明显减轻，失眠症状较前好转，口干，纳呆，便干，舌暗苔黄，脉沉细。前方加天花粉 15 g，麦冬 15 g，鸡内金 15 g，神曲 15 g。患者又经 2 周治疗，舌咽痛消失，口腔润泽，纳可，二便调。

清胃泻脾之名方——清胃散

清胃散出自金代李东垣的《脾胃论》，由黄连、升麻、生地黄、牡丹皮、当归组成，是治疗胃火牙痛之名方。临证凡胃中积热，循经上攻之各种病症，皆可用之加减治疗。

☞ 配伍法度与方义

清胃散是基于《素问·至真要大论篇》“热淫于内，治以咸寒，佐以甘苦，以酸收之，以苦发之”“寒以清之，苦以泻之”之说而设的清胃泻火之剂。因“阴经实证泻在阳经”，泻胃即是泻脾。君以苦寒降泻之黄连泻之：黄连花黄实黄根黄，俱归中土，入中焦血分，苦寒直折，导心下之积热。臣以辛甘微寒之升麻发之，以苦辛而寒之牡丹皮发之散之，以苦甘而寒之生地黄润之清之：升麻具轻清升透之性，遵火郁发之之理，辛以散之，发脾胃之郁火，升散透毒，意如泻黄散之防风、藿香，普济消毒饮之升麻、柴胡，因势而解之、散之；牡丹皮色赤，合于主血之心可行血瘀，其气寒，可解结热，故牡丹皮兼具凉血散瘀之功；生地黄滋阴壮水，清火之源，达生津凉血之效。黄连、升麻相合，辛散与苦泄同炉。黄连得升麻，苦降之中寓升散之性，收苦寒之益而无苦寒之弊；升麻得黄连，散内闭之火而无助焰之虞。二者相得，相反相成。佐以辛甘苦温之当归辛温行之，辛苦和之，甘温养之：当归润其血脉，行其壅滞，达养血和血之功。升麻兼为使药以引经。或因热盛太过，投以辛散甘寒质轻之石膏，纯取轻清，达热出表。诸药合用，升降相因，寒温并用，散中有补，胃火得消，血热得清，阴血得养，为清胃经实热之良剂。

☞ 用方要点与诀窍

1. 病位病机　病在胃腑胃经，胃腑热盛，热伤血分，循经上犯，攻伐口齿。

2. 证候特点　胃腑胃经同病，火盛血热之证。

3. 方证要点

（1）关键指征：①胃火热盛的症状，如牙痛，或牵扯头痛，或腮颊红肿热痛，口舌生疮，牙龈红肿溃烂、出血，口气秽臭；②灼伤津液的症状，如口渴，口舌干燥。

（2）舌脉：舌红苔黄，脉滑数。

4. 主治病症　本方常用于治疗胃火炽盛所引起的急性牙周炎、牙髓炎、口腔溃疡、口臭、口苦、慢性胃炎、功能性便秘等病症，还可以治疗三叉神经痛、寻常痤疮、黄褐斑、酒渣鼻等。

5. 应用方法　①比例：黄连∶升麻∶生地∶牡丹皮∶当归＝1.5∶1.5∶1∶1∶1。②药味：黄连以川黄连为宜。③用法：诸药提取为散末，煎汤冷服。或诸药煎煮去渣，分次服用。

用法诀窍

凡属胃热炽盛，火气上攻之证，皆可应用。

☞ 用方心悟与案例精讲

1. 急性牙周炎　张杲在《医说》中云："牙痛有四：一曰热、二曰冷、三曰风、四曰蚛。热者怕冷水，冷者怕热汤，不怕冷热即是风，牙有蚛窍者即是蚛牙。"然因于热者，多因胃经火盛所致，宜以清胃散治之。

如一45岁女性患者，因牙龈肿痛1周来诊，诉1周前因过食辛辣之品后致牙龈肿痛，自服清热泻火中成药和消炎西药，牙龈肿痛未见明显好转。现左上牙龈红肿疼痛，牙龈处有脓点破溃，口舌干燥，便干，舌红苔黄，脉滑数。考虑足阳明胃经循鼻入上齿中，故本病当从胃论治。胃中热盛，循经上扰，故牙痛；热盛肉腐，则溃脓；邪热伤津，津液不能上承于口，则口干；胃热下传大肠，肠府积热，则大便干；舌脉乃里热炽盛之征象。病因胃热火盛而起，故法当清胃泻火，以清胃散加减治疗：黄连20 g，牡丹皮15 g，当归10 g，生地黄15 g，升麻15 g，知母10 g，石膏30 g，大黄10 g。患者服用1剂后痛减；经3剂治疗后，牙龈红肿消除，疼痛消失，二便调，舌淡红苔薄，脉弦细，病情告愈。

2. 口腔溃疡 《诸病源候论·口舌疮候》曰："手少阴，心之经也，心气通于舌。足太阴，脾之经也，脾气通于口。腑脏热盛，热乘心脾，气冲于口与舌，故令口舌生疮也。"余常以清胃散泻脾热，以导赤散泻心火，二者合之，以疗口舌生疮纯属火热之证者。

如一32岁男性患者，诉3日前因大量进食辛辣之品后出现口腔溃疡，自服罗红霉素治疗，症状未见明显好转。现牙龈黏膜及舌体上出现数个溃疡面，焮热疼痛，牵扯头痛，影响进食，口干，口中秽臭，纳少，寐欠安，便后肛门热灼感，舌红苔黄，脉弦。辛辣食品为助阳生热之品，过食易致胃热火盛，循经上攻，热蕴口腔，肉腐成脓则溃疡；热盛伤津，则口干；胃火蒸腾浊阴于口，则口臭；邪热下流，则肛门热灼；舌脉乃里热炽盛之征象。故法当清胃凉血，以清胃散加味治疗：黄连20 g，牡丹皮10 g，当归10 g，生地黄20 g，升麻15 g，通草10 g，滑石20 g，连翘15 g，锦灯笼10 g，地肤子30 g，白鲜皮30 g，桃仁10 g，麦冬10 g。患者经3剂治疗后，溃疡消失，便后肛门无灼热感，纳少，寐安，二便调，舌淡红苔白，脉沉。考虑辛辣之品伤及中焦，故纳少，以玄参15 g，炙甘草10 g，鸡内金15 g，神曲15 g，砂仁15 g健脾运脾。患者经1周治疗后，纳食佳，二便调。

3. 口苦 《灵枢·五味》云："五脏六腑皆禀气于胃。"《灵枢·脉度》亦云："脾气通于口，脾和则口能知五谷矣。"脾胃和，则五味知；脾胃伤，则五味不藏。

如一19岁男性口苦患者，诉平素喜食油腻之品，于2周前无明显诱因出现口苦之症，当时未予诊治，近日自觉口苦加重，不觉它味，口干，饮水而不解，纳少，寐安，大便干结，舌红苔黄，脉弦滑。患者平素喜食肥甘厚味，滋腻之品易化热而积于胃腑，郁久生热，胃腑热盛，蒸腾秽浊之气于口，则口苦；热盛津伤，则口干；胃热下移大肠，肠中燥热，则大便干；舌脉乃里热炽盛之征象。口苦皆由胃火蒸腾而生，故法当清胃滋阴降火，以清胃散化裁治疗：黄连15 g，牡丹皮10 g，当归10 g，生地黄10 g，升麻10 g，柴胡20 g，黄芩10 g，栀子10 g，麦冬15 g，天花粉15 g。患者经3剂治疗后，口苦消失，偶有口干，舌淡红苔白少津，脉弦细。前方去柴胡、升麻、当归，加玄参20 g，葛根15 g，以滋阴生津。患者经1周治疗后，诸症痊愈。

辛凉解热之重剂——白虎汤

白虎汤出自汉代张仲景的《伤寒论》，是用于治疗伤寒化热内传阳明之经证的主方，后世温病学家又以此为治疗温邪由卫传气致气分热盛的主方，吴鞠通称之为辛凉重剂，由生石膏、知母、粳米、炙甘草组成。临证凡温热之邪，蒸于肺胃气分，以发热为主的各种病症，皆可用之加减治疗。

☞配伍法度与方义

白虎汤是基于《素问·至真要大论篇》“少阳之胜，热客于胃……治以辛寒，佐以甘咸，以甘泄之”及“热者寒之”“温者清之”之说而设的清剂。君以辛散甘寒质轻之石膏辛散之，寒清之：石膏兼具升降之性，其味辛可升散，透邪热而达腠理；性寒可清热，清解肺胃阳明经无形之实热。臣以苦降寒清质润之知母寒清之：知母皮外有毛，除肺之邪；肉浓皮黄，兼得土气，质柔清润，润阳明燥热而生津；苦寒清降，清肺胃邪热而泻火。二药相伍，清解透达之中，寓生津之法，使热清而津不伤。佐以甘平性温益中之粳米、炙甘草和之：粳米为土之正味，人非此物不得养，专入中焦合甘缓和中之炙甘草，可固护中焦，截凉药之寒性，寒剂得之缓其寒，苦药得之平其苦，庶大寒之品无伤脾损胃之虑也，使邪去而正不伤，且能使寒凉之石膏少驻于胃而不主下趋，缓释剂也。炙甘草兼以为使药。

四药合用，集寒凉之品于一炉，清透分消，和中清解，透热泻火而土不伤，为清肺胃气分热盛之良剂。

☞ 用方要点与诀窍

1. 病位病机　病在肺胃气分，热邪充斥内外，热势炽盛蒸腾。

2. 证候特点　里热蒸腾，内无邪结，易伤津液。

3. 方证要点

（1）关键指征：阳明热盛的症状为通体皆热，不恶寒反恶热，面赤喘息，烦渴喜冷饮，汗多自出。

（2）舌脉：舌深红苔黄或燥，脉洪大或滑数有力。

4. 主治病症　本方常用于治疗阳明热盛所引起的流行性感冒、病毒性脑炎、流行性出血热、麻疹、急性上呼吸道感染、大叶性肺炎、风湿热、牙龈炎、牙周炎、小儿夏季热、小儿咳喘等病症，还可以治疗产后发热、经行鼻衄、急性淋巴结炎等。

5. 应用方法　①比例：生石膏∶知母∶粳米∶炙甘草＝5∶3∶1∶1。②用法：以水八杯，煮取三杯，分三次温服，病退减后服，不知再作服。

用法诀窍

凡属温热之邪在肺胃阳明之证，兼无形热盛，无内结，热邪未闭塞于里而向外发越之际，皆可应用。

☞ 用方心悟与案例精讲

1. 急性淋巴结炎　《灵枢·痈疽》曰："营气稽留于经脉之中，则血泣而不行，不行则卫气从之而不通，壅遏而不得行，故热。大热不止，热胜则肉腐，肉腐则为脓，然不能陷于骨髓，骨髓不为燋枯，五脏不为伤，故命曰痈。"此病常有气分热盛之症状，余常予以白虎汤治之。

如一14岁女性右颈项部肿痛患者，诉5天前无明显诱因出现右颈项部肿痛，干咳，无痰，自服阿莫西林、甘草合剂2天，干咳消失，但右颈项部肿痛加重，伴低热，以下午为明显，后经多方求治，病情未见好转，且出现手足发凉而来诊。现症：右颈项部肿痛，发热汗出，以午后为甚，伴咳痰量少、色白、易咳出，无咽痛恶寒，纳可，寐安，大便干、每日一行，舌红有芒刺，苔薄黄，脉滑，右颈项部有一约 2 cm×1.5 cm 之肿大淋巴结、质不硬、局部微热不红，咽红，扁桃体Ⅱ度肿大。复查血常规：WBC 2.8×10^9/L, NEUT 44.6%, LYM 42.1%。考虑到患者身热，汗出，以下午明显，热在阳明可知；咳而痰白，知邪未全入阳明；无恶寒，知邪亦未在表；颈项为阳明经脉所过，热入阳明，“营气不从，逆于肉理，乃生痈肿”，则右颈项部肿痛；阳明有热，煎熬津液，则大便干；舌脉乃阳明经气分有热，血中亦有热之征象。故选用清肺胃气分热盛的主方白虎汤加减治疗：生石膏 30 g，知母 15 g，炙甘草 10 g，昆布 30 g，海藻 30 g，山慈菇 15 g，赤芍 15 g，生地黄 20 g，牡丹皮 15 g，半夏 15 g，玄参 15 g，桃仁 20 g，红花 20 g，柴胡 15 g，黄芩 15 g，大黄 6 g，以清解阳明气分，达热出表。患者经 3 日治疗后，热退汗止，右颈项部肿痛好转，舌红苔薄黄，脉弦。查血常规：WBC 3.8×10^9/L，NEUT 47.1%，LYM 45.5%。前方加麦冬 15 g，竹叶 10 g，白花蛇舌草 20 g，路路通 15 g，以增加养阴通络之力。患者又经 5 日治疗后，右颈项部肿痛消失，舌红苔黄腻，脉弦。查血常规：WBC 5.7×10^9/L，NEUT 45.8%，LYM 48%。诸症虽消，但苔黄转腻，故以温胆汤分消走泻和其中，善后药方用半夏 10 g，陈皮 10 g，竹茹 10 g，云茯苓 15 g，枳实 10 g，炙甘草 30 g，柴胡 10 g，栀子 10 g，海藻 30 g，黄芩 10 g，昆布 30 g，茵陈 20 g。服 7 剂后而告痊愈。

2. 大叶性肺炎 温病忌汗，且要时时固护津液。汗之不惟不解，反生他患。

如一 60 岁男性患者，因左半身不遂在我科住院治疗 1 个月。患者 12 天前出现身热无汗，口干欲饮，头痛，面赤，以两侧太阳穴为重，咳嗽，咳少量黄黏痰，腹胀，大便不干，但三日一行，小便黄，夜寐欠安，舌暗红，苔黄而干，脉数，体温 38 ℃，咽部充血，扁桃体不大，双肺呼吸音粗，未闻及干湿性啰音。值诊主治医师诊为风温，予以银翘散加减。患者服药 3 剂，身热未减，病情加重，查双肺可闻及湿啰音及哮鸣音，体温 38.9 ℃。又加以注射用头孢呋辛钠（达力新）3 g，每日 2 次，静点，安痛定注射液酌情肌内注射，体温波动在 37.8~39.3 ℃。夜间因体温过高，值班医生予以安痛定注射液 2 ml 肌内注射。后患者汗出较多，体温降至 37.8 ℃，转日晨起 7 am，体温复至 39.3 ℃。患者自服止痛片 2 片后，大汗淋漓，2 小时后体温降至 37.5 ℃。10 am，患者起身小便时突然出现晕厥，肢冷，5 分钟后缓解。家属邀余诊治。患者壮热面赤，憋喘不能平卧，偶咳，痰多色黄，腹胀，大便干，舌暗红苔黄腻，脉数，体温 39 ℃，双肺可闻及湿啰音及哮鸣音。考虑患者初起为风温之症，虽予以银翘散加减，且方证相符，但未奏效，皆因煎药以大罐通煎，“过煮则入中焦矣”，煎不得法，且患者一日两服，未遵银翘散时时清扬之服法，又因医者过用发汗之品，耗伤津液，气随汗脱而出现晕厥。今其脉症，乃因邪入肺胃，气分热盛，舌脉乃邪热内盛之征象。故治当以清透之法，以白虎汤加味：生石膏 50 g，知母 15 g，炙甘草 15 g，鲜芦根 30 g，生地黄 20 g，赤芍 15 g，牡丹皮 15 g，大黄 10 g，金银花 20 g，连翘 20 g，杏仁 12 g，全瓜蒌 30 g。患者服用 1 剂，身热即退，偶咳，无痰，憋喘减轻，可平卧，仍觉腹胀，但程度明显减轻，舌红苔黄，脉弦滑。此乃热清痰消、上下宣通之象，但恐寒凉太过，又虑热病伤阴，故前方减生石膏、金银花、连翘之量，加玄参 15 g，麦冬 15 g。患者经 4 日治疗，神清，无身热，无明显咳嗽、咳痰，自觉周身乏力，时觉憋喘，夜间明显，二便可，舌红，苔薄黄，脉弦。此为肺胃伤阴之故，当甘寒滋养肺胃之阴，用沙参麦冬汤加味治疗：沙参 20 g，麦冬 15 g，白扁豆 15 g，桑叶 15 g，芦根 30 g，玉竹 15 g，黄芩 10 g，杏仁 12 g，生地黄 20 g，赤芍 10 g，炙甘草 10 g，天花粉 15 g。患者经 3 日治疗，神清气爽，无发热、咳嗽、咳痰等症，诸症尽消而痊愈。

3. *牙周炎*　手阳明大肠经入下齿中，足阳明胃经入上齿中，故牙龈肿痛当责之阳明。

如一40岁男性牙龈肿痛患者，诉7天前因酗酒后出现左牙龈肿痛，未予诊治，近日因出现发热汗出，口渴咽痛，大便质干、每日一行来诊，查舌红苔黄，脉滑，体温37.8 ℃。考虑牙龈为阳明经所过，热客阳明，循经上炎，热盛肉腐，则牙龈肿痛、口渴咽痛；里热蒸腾于外，则身热汗出；舌脉乃里热炽盛之征象。故治当清泻阳明经客热，以白虎汤加味：生石膏30 g，知母15 g，炙甘草10 g，黄连20 g，栀子15 g，防风30 g，射干30 g，大黄5 g。患者服1剂而热退，便通；经7日治疗后，牙龈肿痛基本消失，唯存口微渴之症，舌略红苔薄黄，脉弦。前方加玄参15 g，天花粉10 g，以滋肺胃之阴。患者经3日治疗，诸症痊愈。

4. 风湿热　《金匮翼·热痹》云："热痹者，闭热于内也。《内经》论痹有云：其热者，阳气多，阴气少，病气胜，阳遭阴，故为痹热，所谓阳遭阴者，腑脏经络，先有蓄热，而复遇风寒湿气客之，热为寒郁，气不得通，久之寒亦化热，则㾓痹熻热而闷也。"热痹乃热盛郁闭于内而生，故热痹常以辛凉重剂之白虎汤解在内之热盛，热清则气血行之如常。

如一38岁女性关节红肿灼痛伴发热患者，诉患风湿热病1年余，近日因气温骤降，出现发热，体温38.4 ℃，不恶寒反恶热，关节红肿灼痛，以腕关节、膝关节尤甚，活动受限，疼痛得温则减，时有心慌、气短，口干口渴，纳可，便秘，舌红苔黄，脉滑数。实验室检查：WBC 12.8×10^9/L，ASO增高，ESR 64 mm/h，CRP阳性。考虑患者表证已罢，里热炽盛，乃伤寒化热内传于里，邪热充斥内外之象；里热蒸腾，逼内蕴之热于外，则发热；热闭于内，血气不行，蓄于骨节之间，则关节红肿；热盛煎熬津液，津液不达于上，则口渴；阳明内热，津液亏虚，传导失润，则大便干；邪热熏灼，血泣不宁，热扰心神，则心慌、气短；舌脉乃里热炽盛之征象。故法当清热通络止痛，以白虎汤加味治疗：生石膏30 g，知母15 g，炙甘草10 g，苍术10 g，海风藤30 g，豨莶草30 g，桃仁、红花各10 g，地龙15 g，丹参30 g，延胡索30 g。患者经3剂治疗，周身关节疼痛明显减轻，身热已退，口干渴，大便已下、2~3日一行，舌红苔薄黄，脉弦细。前方去苍术、知母，加鸡血藤30 g，桑枝15 g，玄参15 g。患者又经 2 周治疗，关节疼痛、口干渴之症基本消失，二便正常，舌淡红苔薄黄，脉沉细。前方去石膏、地龙、延胡索，加当归 20 g，生地黄 20 g，赤芍 15 g，茯苓 20 g。患者又经 2 周治疗，诸症痊愈，实验室检查示：WBC 8.7×10^9/L，ASO 正常，ESR 8 mm/h，CRP 阴性。

润脾缓下之专剂——麻子仁丸

麻子仁丸出自汉代张仲景的《伤寒论》，是治疗脾约证之名方，故又称“脾约丸”，由火麻仁、大黄、杏仁、白芍、枳实、厚朴组成。临证凡胃强脾弱，津液不足之便秘，皆可用之加减治疗。

☞ 配伍法度与方义

麻子仁丸是遂脾之性而设的泻脾之剂。君以甘平滑利之火麻仁甘补之，燥润之：火麻仁性滋润，又兼通利之功，刚柔并济，脾得润物则津液可行，肠得润物则坚结可下。臣以苦辛而温之杏仁辛散之、苦泄之，以酸甘之芍药补之缓之：杏肉脉络纵横而似心果，杏仁通脉络之气，似肺主治节而为肺果，其具辛宣开肺、濡润直降之功，可开肺气以利大肠之气，以通大肠之秘，似生活中提壶揭盖水自下流之法；芍药敛渐耗之津液于里，一则酸甘化阴以润肠，二则甘润减缓苦寒小承气攻下之力，使脾阴得安，脾输得复。然脾约非脾虚，胃热甚而燥结成，故阳明腑病，非承气汤不能下，故佐以苦寒之大黄，苦降之厚朴、枳实所成之小承气汤泄之：大黄通下，枳实破结，厚朴除满，三药同煎，且用量亦减，通腑除滞，轻下热结而不亡阴。使以甘滑而缓之蜂蜜缓之：蜂蜜味甘，甘属土，可润肠府之燥，合君臣三药，以助通便之功；甘缓可去急，合佐剂三药，以缓攻下之力。诸药以蜜成丸，缓苦寒峻猛之性，以增润下之效，遂脾欲缓之性。诸药合用，润而不腻，下不伤正，泄肠府燥结，滋脾脏津液，意在缓下、润下，收润肠通便之功。

☞ 用方要点与诀窍

1. 病位病机　病在脾胃，胃热烁液，脾津不足，输布不利，津亏肠燥。

2. 证候特点　胃肠燥热偏盛，肠内津液不足，燥屎内结不甚。

3. 方证要点

（1）关键指征：①胃肠燥热的症状，如大便硬结，腹胀或痛，口气秽重；②肠内津亏的症状，如小便频数、短赤。

（2）舌脉：舌红苔薄黄，脉沉涩。

4. 主治病症　本方常用于治疗胃热肠燥所引起的习惯性便秘、糖尿病性便秘、腰椎疾病术后便秘、肛肠疾病术后便秘等病症，还可以治疗痔疮、尿频、皮肤瘙痒等。

5. 应用方法　①比例：火麻仁：大黄：杏仁：白芍：枳实：厚朴=2：2：1：1：1：1，蜂蜜少许。②药味：夹有瘀血者白芍改用赤芍。③用法：诸药提取为散末，炼蜜加诸药以成丸，成梧桐子大，饮服十丸，药量渐加，以便下燥结为度。或诸药（大黄宜冲泡之）煎煮去渣，分次温服。

用法诀窍

凡属胃热肠燥，脾不为胃行其津液所致之证，皆可应用。

☞ 用方心悟与案例精讲

1. 习惯性便秘　便秘治以通下，然通下之法决非单指攻下，寒者温之使通、虚者助之使通，皆通下之法。

如一55岁女性排便困难患者，诉2年前无明显诱因出现大便干结，平素自服番泻叶助便，病情缓解，近1个月排便困难之症加重，4~5日一行，便质干硬，经服用中西药物治疗，病情未能改善，且口气秽重，脘腹胀满，口干纳少，舌红苔薄，脉弦细。查腹部B超、盆腔CT未见明显器质性改变，糖化血红蛋白5.6%，便常规示未见异常。考虑患者便结日久，且长期服用泻下之品，或有伤中之嫌，脾不布津于肠道，津乏无以行舟，则大便干结难下；腑气不通，浊气上犯，则口臭；大便不通，运化失常，则纳少；舌脉乃邪热内郁之征象。故法当滋阴润燥、增液行舟，以麻子仁丸加味治之：火麻仁 15 g，大黄 15 g，杏仁 10 g，白芍 15 g，枳实 10 g，厚朴 10 g，玄参 20 g，生地黄 30 g，麦冬 10 g，荷梗 10 g，陈皮 10 g。患者经 1 周治疗后，大便干结明显缓解，2~3 日一行，改大黄 10 g，不同煎，冲泡之，加瓜蒌仁 15 g。患者又经 1 周治疗后，大便基本正常，1~2 日 1 行，便质略硬，余症消失。前方加党参 10 g，黄芪 10 g。患者又经 1 周治疗后，大便自如，诸症痊愈。

2. 糖尿病性便秘　消渴之人，脾胃升降运化失常，气血津液布散不周，胃气不降，津液不润，久之易患便秘，治之常以缓下热结，以防峻猛之剂复伤中焦。

如一 64 岁男性便秘患者，诉患者 8 个月前出现顽固性便秘，大便 4~5 日一行，曾用开塞露、番泻叶等中西药物治疗，病情未见改善，渐致大便不能自行排出，灌肠后方可排出大便，近 1 周症状加重，大便 7 日未行，口干咽燥，口气秽臭，腹胀，小便赤黄，舌红苔黄，脉沉。检查：肠道 X 线检查示肠蠕动减慢；便常规、肠镜等检查未发现明显异常。既往史：糖尿病史 15 年，使用胰岛素近 8 年，血糖控制在 7.5~11 mmol/L。考虑消渴日久，脾胃升降运化失常，津液虚亏，肠失濡养，水枯舟停，腑气不通，则便秘、腹胀；积热上蒸，浊阴不降，则口臭；热移膀胱，则小便赤黄；舌脉乃邪热内盛之征象。故治需缓图，切不可重用通下，以更耗阴血津液，法当润肠通便，以麻子仁丸加味治疗：火麻仁 15 g，大黄 15 g，杏仁 10 g，白芍 15 g，枳实 15 g，厚朴 15 g，生地黄 30 g，葛根 15 g，玄参 20 g，丹参 20 g，黄连 30 g。嘱其糖尿病饮食，继续胰岛素治疗。患者经 1 周治疗后，已有便意，但排便不畅，余症同前。前方改大黄 10 g，不同煎，冲泡之，加决明子 15 g，生石膏 30 g。患者又经 1 周治疗后，大便可自行排出，约 3 日一行，但排便无力，口臭、腹胀之症缓解。前方加黄芪 20 g。患者又经 1 周治疗后，大便自如，可自行排出，复查 FBG 6.3 mmol/L，PBG 8.6 mmol/L。

3. 尿频　《伤寒论》曰："太阳病，若吐、若下、若发汗，微烦，小便数，大便因硬者，与小承气汤和之愈。”《金匮要略》曰：“湿痹之候，小便不利，大便反快，但当利其小便。”可见大便溏结与小便多少常互为因果：大便溏，小便量常少；大便硬，小便量常多。

如一9岁男性尿频患儿，家属诉患儿自幼尿频，不时伴有遗尿，大便质干，3~5日一行，常无便意，排便后时有肛门出血，舌红苔黄，脉滑。患儿尿频且伴大便不通，胃肠失润，燥热逼迫津液偏渗膀胱，从小便而下，则小便数而大便硬；舌脉乃邪热内盛之征象。法当以润肠通便为主，收敛固涩为辅，以麻子仁丸加减治之：火麻仁10 g，大黄5 g，杏仁8 g，白芍8 g，枳实8 g，厚朴8 g，芡实10 g，金樱子10 g，煅龙骨、煅牡蛎各10 g。患儿经1周治疗后，排尿次数减少，大便2日一行，舌略红苔薄黄，脉滑。前方大黄改3 g，去煅龙骨、煅牡蛎，加五倍子10 g，桑螵蛸10 g，肉苁蓉10 g。患儿又经1周治疗后，尿频、遗尿基本消失，大便通畅，舌淡红苔薄。

第四章　肺脏用方

肺为娇脏，既不耐寒，也不耐热，具有治理调节人体气血、津液运行和代谢的作用。其生理功能主要体现在两个方面：一是主气，也就是说肺主呼吸之气，是人体内外气体交换之场所，关乎全身之气的生成和运行，功在宣发肃降；二是主水，即肺为水之上源，通调水道，关乎水液代谢。

由此可知，肺脏的生理特点是肺气宜充满而不宜上逆，宜聚不宜散，喜畅达而恶郁闭，喜润恶燥。其病理特点是肺气易虚，肺阴易亏，易受内外之邪袭扰而发生气机上逆、水液代谢失节之疾。因此，根据肺的生理和病理特点，治疗肺脏疾患，在临证施方时应遵循《素问·脏气法时论篇》“肺欲收，急食酸以收之，用酸补之，辛泻之”“肺苦气上逆，急食苦以泻之”的原则，使用酸味之品能顺从金气收敛之性，用于补法；对于肺脏来说，辛味药能散金气之收敛，逆其性而用于泻法；肺气上逆则作喘，当用苦味之品以降泻之。用药时，按照用药法象之理，以形、味、色、性来区分用药，则凡药形似肺、色白、味辛、气腥、性属金者，皆入于手太阴肺经，而药味酸者能收能涩，苦者能泻能燥，辛者能散能行。故临证若肺气上逆，肃降失常，出现气喘、二便不行之症时，当用麻黄、桔梗、紫苏子、杏仁等苦味入肺经之药，以降泻下气，苦以泻之。若肺气宣发太过，肺气耗散，卫外不固，当用白芍、五味子等酸味入肺之品，以收之补之；若肃降太过，肺气郁闭，当用紫苏子、白芥子、莱菔子等辛苦之品，以泻之。

第一节　和肺之剂

和肺之剂，或和在营卫，以使营卫协和；或和在气水，以复肺宣肃气机升降如常，输布水液如故。而在用药方面，或以药性不偏不倚而为和，如寒温并用、不燥不寒之法；或以药性升降相因而为和，如升中有降、降中有升之法；或以药性补泻兼施而为和，如苦降气逆、酸收辛泄之法。总之，和肺之剂，和肺之不和而为和，具有调肺理肺的基本功能。

调肺理肺第一方——茯苓杏仁甘草汤

茯苓杏仁甘草汤出自汉代张仲景的《金匮要略》，由茯苓、杏仁、甘草组成，用于治疗水饮所致胸中气塞，短气不足以息之胸闷、短气之胸痹轻证。后世谓本方为温肺化饮之剂，而余认为肺之功能不外主气与行水。肺主气，主宣发肃降，关乎全身气机之调节；肺主行水，为水之上源，可通调水道，关乎水液代谢。所以，肺之病变不外乎气机紊乱与水液代谢失调两方面。而施药治病就在于将病理状态恢复到生理状态，即恢复肺主气和行水之功。故余常以此方为调肺理肺之基础方。

☞配伍法度与方义

茯苓杏仁甘草汤是遂肺之功能而设的和肺之剂。君以甘淡之茯苓利水：茯苓结于土中，得土气最多，为胃之正药，色白而纯，又兼入肺，淡渗利湿，通调水道，消有形之饮，以复肺之行水之功。臣以苦泄之杏仁降气：杏仁为肺果，宣散之中兼有直降之长，辛散宣气，降浊以宣肺，宣肺以降浊，升降有序，消无形之气，以复肺之主气之能。二药相伍，茯苓得杏仁，则上行入肺，能清化源，而后能下降利水；杏仁得茯苓，下气平喘，解肺郁利小便。气水兼顾，使肺宣肃得调，水液得布。佐使以甘缓之甘草以调之：甘草甘缓调和，可御茯苓、杏仁利降太甚，含承托缓释之意，缓释剂也。诸药合用，通利而不越，降气而不过，沉降之中寓有承载之性，为本方之妙用耳。

☞ 用方要点与诀窍

1. 病位病机　病在肺脏，邪阻于肺，宣肃失常，通调不利，肺魄不用。

2. 证候特点　肺气宣降失序，水液输布障碍，本能感知失用（魄之不用）。

3. 方证要点

（1）关键指征：①肺之气机紊乱的症状，如鼻塞，咳嗽，气喘；②肺之水液代谢失调的症状，如咳痰，组织水肿；③肺之治节失司的症状，如胸痛，胸闷，皮肤瘙痒及疼痛，嗅觉障碍，异常的非条件反射运动（如吮吸、眨眼）。

（2）舌脉：舌质无变化，苔薄白（病轻），脉不沉、不涩、不弦、不弱。

4. 主治病症　本方常用于治疗肺之主气行水功能失常，魄之不用所引起的慢性阻塞性肺疾病、慢性支气管炎、荨麻疹、痤疮、过敏性皮炎、皮肤瘙痒等病症，还可以治疗冠心病、吮吸动作、三叉神经痛、嗅觉障碍等。

5. 应用方法　①比例：茯苓：杏仁：甘草＝ 2 ：1 ：1。②用法：诸药煎煮去渣，以药汁再煎煮 10~15 分钟，分次服用。

用法诀窍

凡属肺之宣降或行水功能失常，及本能感知失用之证，皆可应用。

☞ 用方心悟与案例精讲

1. 过敏性皮炎　肺主宣发，外合皮毛，若雾露之溉，将精微物质布散于皮肤，故皮肤病变当治在肺。余常以茯苓杏仁甘草汤作为治疗皮肤病的基础方，收效甚佳。

如一69岁女性患者，周身遍起红色丘疹伴瘙痒，诉半年前无明显诱因出现周身红色丘疹，曾就诊于某医院，诊为过敏性皮炎，予以抗过敏药口服及外擦剂，病情未见明显好转。现周身皮疹，边界清楚，尤以面部及双下肢尤甚，面部皮肤增厚干燥而暗红，有苔藓样变，无发热症，周身乏力，纳可，便溏，舌暗淡苔白，脉沉细。既往有糖尿病史10余年，血糖波动在7.5~9 mmol/L。考虑到肺主皮毛，皮肤病当从肺论治。患者消渴日久，脾之升降运化失常，脾虚生化乏源，肺无以疏布，皮肤失养，则皮肤增厚干燥；日久生郁，则色暗红而苔藓样变；脾之健运失司，则周身乏力，便溏，苔白；舌脉乃脾虚湿盛，湿郁于内之征象。治疗当健脾和中、宣肺润燥，以茯苓杏仁甘草汤合调中降糖方（自拟）加减治之：茯苓30 g，杏仁15 g，甘草15 g，苍术10 g，生黄芪30 g，黄连30 g，党参15 g，丹参15 g，赤芍15 g，当归20 g，白鲜皮15 g，地骨皮15 g，冬瓜皮15 g，乌梅15 g，蝉蜕10 g。患者经1周治疗后，红疹部分消退，面部皮肤增厚干燥好转，舌暗淡苔薄白，脉沉细。效不更方，继前治疗。患者经2周治疗后，皮疹明显消退，面部苔藓样变减轻，大便正常，FBG 6.5 mmol/L。前方去赤芍、地骨皮，加柴胡15 g，五味子15 g。患者又经2周治疗后，皮疹、面部苔藓消失，舌淡红苔薄黄。予上方3剂，以巩固疗效。

2. 三叉神经痛　张介宾在《类经》中认为："魄之为用，能动能作，痛痒由之而觉也。"其中神经痛为人体本能的感觉，故机体浅表皮肤痛感觉失常之病，可从肺论治。

如一60岁女性患者，因左颜面肿痛2年、加重1周来诊，诉患三叉神经痛病史2年，平素自服卡马西平控制病情，1周前疼痛加重，且伴颜面微肿，左口唇麻木，纳差，寐欠安，大便日行1次、不成形，舌淡苔白，脉沉。考虑痛、麻皆为魄之所主失常，而肺为魄之处，又肺主卫、合皮毛，故皮肤病皆可从肺论治。其三叉神经痛日久，伴便溏，表明其阳已虚，舌脉乃阳虚湿郁之征象。法当理肺和魄、温通止痛，以茯苓杏仁甘草汤合麻黄附子细辛汤加减治疗：茯苓20 g，杏仁10 g，甘草10 g，炙麻黄10 g，炮附子10 g，细辛10 g，赤芍20 g，桃仁、红花各10 g，当归20 g，川芎30 g，延胡索30 g，白芷15 g，僵蚕10 g。患者经1周治疗后，左颜面疼痛、麻木较前好转，舌暗红苔白，脉细。前方改茯苓40 g，杏仁20 g，重在清宣肺气。又经2周治疗后颜面疼痛基本消失，左口唇麻木明显改善，饮食、二便正常。前方去麻黄、附子、细辛、延胡索、白芷，加熟地黄20 g，柴胡10 g，葛根15 g。又治疗1周，疼痛一直未发，诸症消失。

3. 荨麻疹　余治疗皮肤病常于基础方之上加四草四皮汤（冬瓜皮、地骨皮、白鲜皮、牡丹皮、茜草、紫草、墨旱莲、生甘草），在于以形治形（汗毛与草似），以皮达皮（药物之皮与人体之皮肤似），调和气血，宣肺达皮。

如一45岁男性患者，周身风团反复发作2年余，自服氯雷他定治疗，症状时有反复，近日因受风热而诱发，其来诊时，见四肢及背部散在大小不等风团块，突出皮肤，边界清楚，瘙痒难忍，遇热则症状加重，舌暗红苔黄腻，脉弦细。考虑皮毛为肺所主，且痒由魄所觉，故从肺论治。风热之邪克于皮毛，郁于腠理，气血津液不行，则周身风团复起；舌脉乃瘀热为甚，湿浊内蕴之征象。故选用调理肺脏的基础方茯苓杏仁甘草汤合四草四皮汤加味治之：茯苓30 g，杏仁15 g，甘草15 g，冬瓜皮15 g，地骨皮15 g，白鲜皮15 g，牡丹皮15 g，茜草15 g，紫草15 g，墨旱莲15 g，生甘草15 g，乌梅15 g，蝉蜕10 g。患者经1周治疗，瘙痒及风团块发作次数明显减轻，但受风之后症状仍有复发，舌暗红苔黄干，脉弦细。前方加玄参15 g，柴胡15 g，五味子15 g，防风10 g，白蒺藜20 g。患者又经半个月治疗，上述症状悉除。

4. 吮吸动作　魄是与生俱来的、本能性的、较低级的、偏于抑制的、被动感知之神，如吮吸、眨眼等非条件反射动作则为魄之所属。常人如不自主地出现此类非条件反射动作，则可从肺论治。

如一70岁男性患者，5年前因患脑梗死而遗有双下肢活动不利，伴下颌不自主吮动之症，辗转多家医院治疗，症状未见明显好转，且伴有头晕、头部沉紧感，纳可，夜寐欠安，大便秘结，舌暗红苔黄腻，脉弦滑。下颌关节不自主吮动，属于人体本能的动作，故可从肺论治。湿热内蕴，清阳不升，浊阴不降，则头晕头重；湿热内蕴，腑气不通，则大便秘结；湿热上扰心神，则夜寐不安，犯肺而魄失所主则吮动；舌脉乃湿热蕴结，瘀热内盛之征象。故以茯苓杏仁甘草汤合温胆汤加减治疗：茯苓20 g，杏仁10 g，甘草10 g，半夏15 g，竹茹15 g，枳实15 g，陈皮10 g，川厚朴10 g，僵蚕15 g，桃仁、红花各10 g，赤芍15 g，珍珠母（先煎）30 g，生龙骨、生牡蛎（先煎）各30 g。患者经1周治疗后，双下肢行走较前便利，下颌不自主吮动有所消减，但不明显，舌暗红苔黄腻，脉弦滑。前方改茯苓40 g，杏仁20 g，重在清宣肺气。患者经2周治疗后，震颤明显减轻，仅情绪激动时症状明显。继以前法治疗，加石菖蒲20 g，远志20 g，以安神定志。患者又经2周治疗后，下颌不自主吮动基本消失，行走如常，病情基本痊愈。

5. 嗅觉障碍 《灵枢·脉度》云：“五脏常内阅于上七窍也，故肺气通于鼻，肺和则鼻能知臭香矣。”鼻不知香臭，首当责之于肺。《素问·五脏别论篇》载：“故五气入鼻，藏于心肺，心肺有病，而鼻为之不利也。”故心肺有变，亦会影响鼻之功能。

如一74岁女性患者，憋喘10余年，5个月前无明显诱因出现阵发性胸痛、呕吐而就诊于天津市第一医院，诊为冠心病，予单硝酸异山梨酯、蚓激酶等药物治疗，症状有所缓解。1周前因情绪波动致憋喘症状加重，且不能平卧，动则喘甚，张口抬肩，咳嗽，咳吐大量泡沫痰，鼻塞，不闻香臭，胸闷憋气，时有心前区隐痛，纳呆，夜寐欠安，大便2日一行、便干，小便量少，舌暗红苔薄黄，脉弦数。既往有高血压、糖尿病史20余年。EKG提示：心肌缺血、下壁陈旧性心梗。胸X线片提示：肺淤血。心脏超声提示：主动脉硬化、狭窄，左心功能减低。耳鼻喉科检查鼻道无异常。患者患心血痹阻之胸痹，此为临床常见之证型，宜用常规之法治之，而其特点在于“鼻塞不闻香臭”，《内经》云“心肺有病，而鼻为之不利”，故可从肺论治；舌脉乃瘀热内盛之征象。以茯苓杏仁甘草汤合血府逐瘀汤加减治疗：当归 20 g，生地黄 15 g，桃仁、红花各 10 g，枳壳 15 g，川牛膝 30 g，川芎 15 g，柴胡 15 g，赤芍 15 g，桔梗 15 g，炙甘草 10 g，延胡索 15 g，五灵脂 15 g，丹参 30 g，泽泻 20 g，茯苓 30 g，杏仁 15 g。患者经 1 周治疗后，胸闷憋喘减轻，已能平卧、微喘，以夜间活动尤甚，时有咳嗽，咳吐白色黏痰，鼻塞不闻香臭，寐差，少尿，舌暗淡苔薄，脉弦。舌由暗红转为暗淡，表明瘀已化而阳虚之本显现，乃加大温通之力，按《内经》“辛甘发散为阳”之理，前方加桂枝 20 g，薤白 15 g，以温通心阳。患者经 3 周治疗后，鼻塞不闻香臭消失，生活已能自理，微感胸闷憋喘，神爽面润，唇甲略暗，纳可，二便正常，双下肢不肿，心率 75 次/分，双肺呼吸音清而低，舌红略暗苔薄，脉弦。原方加厚朴 15 g 以善后。

调肺温化之名方——小青龙汤

小青龙汤出自汉代张仲景的《伤寒论》，由麻黄、桂枝、半夏、白芍、五味子、细辛、干姜、炙甘草组成，为治疗调肺温化之名方。该方功善外散表寒，内化水饮，临证凡表寒内饮之各种病症，皆可用之加减治疗。

☞配伍法度与方义

小青龙汤是基于“寒者热之”和《金匮要略》“病痰饮者，当以温药和之”之说，遂肺脏习性而设。君以苦辛温之麻黄苦泄之、辛泄之，以辛温之桂枝辛泄之：麻黄所生之地，冬不积雪，因其能伸阳气于至阴中，不为盛寒所凝；桂枝色赤气温，质复轻扬。麻黄、桂枝相配，辛温升散，解表散寒，宣肺止咳，散在表之寒邪。麻黄得桂枝能节汗，桂枝得麻黄不羁汗，二者合用解表而不伤正。臣以辛温之干姜、细辛助君药辛温升散之力：干姜以母姜去皮而造之，气味辛温，其性散不如守；细辛味如椒而更甚于椒。干姜、细辛相配，辛温性烈，温肺蠲饮，温中化湿，除在内之寒饮。佐以酸甘温之白芍、五味子收之补之，以辛温之半夏泻之：白芍、五味子酸甘化阴，酸敛内收，养阴和营，敛肺止咳，既防辛温燥烈之伤阴，又防辛散太过耗气伤肺；半夏燥湿化痰，降逆止呕。使以甘平之炙甘草补之：炙甘草益气和中，亦能调和辛散酸敛之药。全方以众多辛温大热之品为主，而无一味寒凉，意取温药以和痰饮之意。诸药合用，散中有收，开中有合，辛散温化之中合酸收敛降之义，使表寒自解，水饮自消，为解表蠲饮之良剂。

☞ 用方要点与诀窍

1. 病位病机　病位在肺，风寒袭肺，卫阳被遏，引动内饮，水寒相搏。

2. 证候特点　风寒外束，水饮内停，表里俱实。

3. 方证要点

（1）关键指征：①外寒束表的症状，如恶寒发热，头身疼痛；②饮停胸胁的症状，如咳清稀色白而量多的痰，咳喘甚则不得平卧，胸满痞闷。

（2）舌脉：舌淡苔白或滑，脉浮紧。

4. 主治病症　本方常用于治疗表寒内饮所引起的支气管哮喘、慢性支气管炎、过敏性鼻炎、喘息性肺炎等病症，还可以治疗肾小球肾炎、荨麻疹等。

5. 应用方法　①比例：麻黄：桂枝：半夏：白芍：五味子：细辛：干姜：炙甘草＝3：3：3：3：3：3：2：2。②药味：咳喘重者，麻黄改用炙麻黄；夹有瘀血者白芍改用赤芍。③用法：诸药煎煮去渣，分三次温服。

用法诀窍

凡属外感寒邪，内有水饮，寒饮相搏之证，皆可应用。

☞ 用方心悟与案例精讲

1. 慢性支气管炎　太阳主开，阳明主阖，少阳主枢。《丹溪心法·喘》云：“肺……为风寒暑湿邪气相干，则肺气胀满，发而为喘。又因痰气皆能令人发喘，治疗之法当究其源。如感邪气，则驱散之；气郁，即调顺之……当于各类而求。”

如一 49 岁女性患者，咳喘，诉平素患有喘息型慢性支气管炎 10 余年，2 日前因外出感寒，出现咳喘胸满，痰多色白，头痛无汗，肢节烦痛，口渴不欲饮，纳呆便干，舌淡红苔薄白微腻，脉浮数。查体：心率 90 次/分，律齐，双肺散在湿啰音及干鸣音，唇甲轻度发绀。考虑咳喘胸满因感寒而起，则外寒引动内饮可知。风寒束表，卫阳闭遏，则头痛无汗，肢节烦痛；水饮内停，水寒射肺，肺寒气逆，则咳喘胸满，痰多色白；饮停于内，津液不能上承，则口渴不欲饮；水停中焦，脾失健运，则纳呆；肺与大肠相表里，肺气不降，津液不行，则便干；舌脉乃痰饮内停之征象。病在寒在饮，故治当解表散寒、温肺化饮，以小青龙汤合茯苓杏仁甘草汤加味治之：炙麻黄 15 g，桂枝 15 g，半夏 15 g，白芍 15 g，五味子 10 g，细辛 10 g，干姜 10 g，炙甘草 10 g，全瓜蒌 20 g，桑白皮 15 g，杏仁 10 g，茯苓 20 g，厚朴 10 g，地龙 10 g。患者经 1 周治疗，诸症大减，唯存纳呆，舌淡红苔薄白，脉沉细。前方去干姜、桑白皮、瓜蒌、地龙，加莱菔子 10 g，神曲 10 g。患者又经 1 周治疗，而告病愈。

2. 哮喘　支气管哮喘是一种反复发作，缠绵难愈的肺部过敏性疾病。根据多年的临床实践，我们提出哮喘先兆期治在风、发作期治在气或痰、缓解期治在虚的不同施治方法。其发作期病机关键在于痰随气升，气因痰阻，痰气交阻于气道，是小青龙汤所宜之主。

如一 7 岁女性患儿，间断性哮喘发作，其家长诉 5 年前曾患哮喘，对花粉、粉尘过敏，季节交替时症状加重，经多方治疗，症状较前缓解，但时有反复，近日因天寒外出而诱发病情加重，突感胸闷，呼吸困难，喉中哮鸣，气短息促，不能平卧，咳吐白色泡沫痰，纳差，大便溏，听诊双肺布满哮鸣音，舌淡红苔白腻，脉浮数。考虑患者素有哮证，则内伏痰饮可知；复因感寒而发，则外寒引动在里之痰饮可明。痰饮壅于气道，痰气相搏，则喉中哮鸣，气短息促；痰饮内阻于肺，肺失清肃宣发，气机不得周流，则胸闷；痰湿困脾，脾失健运，则纳差，大便溏；咳吐白色泡沫痰为寒痰在里之象；舌脉乃痰浊内蕴之征象。故治当散寒化饮为主，以小青龙汤加减：炙麻黄6g，桂枝6g，半夏6g，白芍6g，五味子4g，细辛2g，干姜4g，炙甘草4g，紫苏子6g，白芥子6g，莱菔子6g，地龙6g，陈皮6g，全蝎4g。患者经1周治疗后，喘息憋气症状消失，已能平卧，大便已成形，食欲尚可，听诊已无哮鸣音，尚存动辄咳痰，痰易咳出，舌淡红苔白，脉沉。前方去全蝎、地龙，加桃仁6g，杏仁6g，百部6g，紫菀6g，白果6g。患者又服3剂后，已无咳痰而告愈。

3. 过敏性鼻炎　**过敏性鼻炎属中医"鼻鼽"范畴，其发病时，常具有外寒内饮之证候，余常用小青龙汤化裁治之。**

如一27岁男性患者，鼻痒、喷嚏频作，诉2年前无明显诱因出现鼻痒、喷嚏频作之症，每逢气温下降时复发，未系统治疗，近日因逢气温骤降，复感风寒而骤发，且伴鼻流清涕，鼻塞，胸部满闷，纳可，二便调，舌淡红苔白，脉浮紧。考虑肺主气司呼吸，开窍于鼻，故本病当从肺论治。患者因感寒邪而复发，兼流清涕之水气证候，则外寒引动内饮可知。风寒外束，肺失宣降，则喷嚏、鼻塞；饮停胸胁，则胸部满闷；舌脉乃寒饮内停之征象。病因外寒引动内饮而发，故选用解表蠲饮之主方小青龙汤加减治疗：炙麻黄15g，桂枝15g，半夏15g，白芍15g，五味子10g，细辛10g，干姜10g，炙甘草10g，辛夷10g，苍耳子10g，柴胡15g，蝉蜕10g，乌梅10g，防风10g。患者经1周治疗，鼻痒、喷嚏频作、鼻塞之症较前明显好转，口微渴，舌淡红苔白干，脉浮。前方去半夏，加瓜蒌根15g，以滋阴。患者经1周治疗，痒消涕止，症状痊愈。

第二节　补肺之剂

补肺之剂，有补在中焦者，以合培土生金之意，或补脾气以益肺气，或补胃阴以益肺阴；有补在肾者，以合金水相生之意，主以补肾阴以滋肺阴；或兼得以上二者。在用药方面，则主以甘温、甘平滋润之品入中焦以补气滋阴，以苦温味浓之品入肾以坚阴。总之，补肺之剂，补肺之不足为补。

益气补肺之名方——补肺汤

补肺汤出自元代李仲南的《永类钤方》，由人参、炙黄芪、五味子、紫菀、桑白皮、熟地黄组成，为益气补肺之名方。临证凡肺气虚弱之各种病症，皆可用之加减治疗。

☞ 配伍法度与方义

补肺汤是遂肺脾肾之性而设的补肺之剂。君以甘温之人参、黄芪补之：人参色黄味甘气凉质润，合乎中土脾脏之德，可培养后天之本，补益脾肺；黄芪茎中黄，次层白，外皮褐，其功似由胃达肺，乃补气之要药，可补气健脾。二者相须为用，既有培土生金之效，又有虚则补其母之意，可大补脾肺已虚之气。肾为肺之子，因子虚必盗母气以自养，故臣以甘苦味浓气薄之熟地黄苦补之：熟地黄乃经九蒸九晒，得太阳真火而成，善滋补肾阴，填精益髓，壮水润肺。金水相生，济上源之虚燥，以防子病及母。佐以酸味之五味子收之补之，以辛甘寒之桑白皮泻之，以辛苦温之紫菀开泻肺气：五味子酸味独甚，敛肺气，收肾阴；桑白皮清泻肺火兼泻肺之水气；紫菀辛开肺郁，苦降肺气，润肺化痰。紫菀合桑白皮，辛开苦降，复肺之苦欲。诸药合用，补脾而生金，补肾而固根本，土旺金生，金水相濡，宜其所利，攻补兼施，散收并用，标本兼治，大补肺气。

☞ 用方要点与诀窍

1. 病位病机　病位在肺，肺气虚弱，宣降失司。

2. 证候特点　肺气亏虚。

3. 方证要点

（1）关键指征：①肺气不足的症状，如气怯声低，自汗畏风；②肺失宣降的症状，如咳声低弱，气短喘促，痰多稀薄。

（2）舌脉：舌淡，苔薄白，脉细弱。

4. 主治病症　本方常用于治疗肺气虚弱所引起的咳喘、慢性支气管炎、支气管扩张、慢性阻塞性肺病、慢性肺源性心脏病等病症，还可以治疗遗尿、小儿反复呼吸道感染、产后气喘、缺乳等。

5. 应用方法 ①比例：人参∶炙黄芪∶五味子∶紫菀∶桑白皮∶熟地黄＝1∶1∶1∶1∶2∶2。②药味：人参可用党参代之，量增一倍。③用法：诸药提纯，取散末，入蜜少许，和服。或诸药煎煮去渣，分次温服。

用法诀窍

凡属肺气不足，肺失宣降之证，皆可应用。

☞用方心悟与案例精讲

1. 咳喘 《丹溪心法·喘》云："喘病，气虚、阴虚、有痰。凡久喘之症，未发宜扶正气为主，已发宜攻邪为主。"余认为喘证多为本虚标实之证，在反复发作过程中，常虚实兼夹，发作时以祛邪实为主，恢复时以扶正为要。

如一76岁男性患者，诉反复咳喘4年余。现咳喘时作，夜间尤甚，痰少不易咳出，动辄喘促，语声低微，小便可，大便无力，纳可，寐尚可，舌淡暗苔白，脉沉细。本病乃因咳喘日久，耗伤肺气，渐及脾肾。肺脾气虚，肾不纳气，则咳喘，语声低微；脾失健运，痰饮不化，则咳痰；气虚失于推动，则大便无力；舌脉乃气虚血瘀之征象。故治当补益肺脾、止咳平喘，予补肺汤合止嗽散加减治疗：党参15 g，炙黄芪15 g，五味子15 g，紫菀15 g，桑白皮15 g，熟地黄20 g，百部10 g，白前10 g，桔梗15 g，陈皮10 g，以补益肺脾之气，止咳平喘；酌加清半夏15 g，浙贝母15 g，以化痰；杏仁10 g，以宣肺；桃仁、红花各10 g，以活血化瘀。患者经1周治疗后，咳喘、排便无力之症有所好转，但仍有痰少不易咯出之症，舌淡暗苔薄白，脉沉细。前方加款冬花15 g，以化痰止咳。患者又经1周治疗后诸症好转；继服药半个月后，咳喘大减，痰少易咳出，大便通畅。

2. 遗尿　肺为肾之母，肺气虚衰，由肺及肾，肾失固摄，遗尿乃生，故可补肺气以摄肾气而固自遗。正如《景岳全书·遗尿》曰："遗溺一证，……惟是水泉不止。膀胱不藏者，必以气虚而然。盖气为水母，水不能蓄，以气不能固也，此失守之兆，大非所宜，甚至气脱而遗，无所知觉，则尤其甚者也。"

余曾用补肺汤治疗一遗尿患者。该患者女性，60 岁，诉遗尿 1 年余，于 1 年前因感受风寒后出现剧烈咳嗽，未系统治疗，后咳嗽好转，但出现咳而遗尿之症，时有气短乏力及自汗之症，舌淡暗苔薄白，脉沉细。考虑该病乃因咳嗽迁延日久，耗伤肺气，久病及肾，肺肾气虚，膀胱失约所致；舌脉乃气虚血瘀之征象。故治当补益肺肾之气、摄尿止遗，予补肺汤合缩泉丸加减治疗：党参 15 g，炙黄芪 30 g，五味子 15 g，紫菀 15 g，桑白皮 15 g，熟地黄 20 g，益智仁 30 g，乌药 15 g，山药 20 g，以补益肺肾、固摄缩尿；酌加赤芍 15 g，当归 15 g，以活血化瘀。患者经 1 周治疗后，气短乏力及自汗之症明显好转，遗尿次数减少，咳时症状加重。前方重用炙黄芪 50 g，加升麻 6 g，金樱子 30 g。患者服用月余而告功。

补肺养阴之名方——生脉散

生脉散出自金代李杲的《内外伤辨惑论》，由麦冬、人参、五味子组成，为治疗肺金气阴两伤之名方。临证凡气阴两虚之各种病症，皆可用之加减治疗。

☞配伍法度与方义

生脉散是基于《脏腑标本虚实寒热用药式》中提出的"补母""润燥""敛肺"之补肺气虚之法而设。君以甘温之人参补母：人参色黄，属脾之主色，入中焦而补营卫之本。母气得充，子气方健，培土生金，促推气化，气充脉复，唯参所及也。臣以甘苦之麦冬润燥：麦冬乃纯补胃阴之正药，携胃家之阴精，润泽心肺，滋耗伤之津液，补金水而清燥金。元津完固，燥热自除，血脉无不生也。热囚肺金，金气耗散，阴微于内，故佐以酸甘之五味子以敛肺：五味子五味俱全，为酸独甚，敛肺家耗散之气，收先天肾水之源。三药相合，以人参补气虚之本，五味子固气泻之标，麦冬滋津枯之阴。三药相伍，益肺气于无有，濡燥枯以甘霖，归气液于肺魄，血脉无不充盛，燥热无不敛藏，气旺而脉充也。

☞ 用方要点与诀窍

1. 病位病机　病位在肺，肺气耗伤，肺阴亏虚，气阴两伤。

2. 证候特点　肺气不充，津液不足。

3. 方证要点

（1）关键指征：①肺气不足的症状，如倦怠乏力，气短懒言，自汗；②津液亏虚的症状，如口渴咽干，干咳少痰。

（2）舌脉：舌淡或红（气虚为主则淡，阴虚为主则红），少苔，脉虚数。

4. 主治病症　本方常用于治疗肺气阴两虚所引起的咳嗽、肺气肿、室性期前收缩、病毒性心肌炎、新生儿肺炎、小儿夏季热等病症，还可以治疗皮肤干燥症、白塞综合征、汗证、产后自汗、崩漏等。

5. 应用方法　①比例：麦冬∶人参∶五味子 = 2 ∶ 1 ∶ 1。②药味：人参若用党参代之，量增一倍。③用法：诸药提取为散末，纳诸药煎煮，取药汁频服。或诸药煎煮去渣，分次温服。

用法诀窍

凡属肺气虚耗，津液亏虚之证，皆可应用。

☞ 用方心悟与案例精讲

1. 久咳　久咳伤肺，耗散肺气，宣肃失利，津液不布，气阴两虚，当以生脉散加减治之。

如一 40 岁女性咽痒咳嗽患者，诉 3 个月前因受寒后诱发头痛、咳嗽，后经中西医治疗，遗有咳嗽、咽痒、咽干之症，且伴有周身乏力、咳吐白色黏痰，纳可，寐安，二便调，舌淡略暗少苔，脉细数。患者伤寒日久，虽表邪已除，但余邪未尽，留连于肺，肺失宣降，则咳嗽、咽痒；邪阻肺内，有化热之势，耗气伤津，则乏力、咽干、痰黏；舌脉乃气阴两虚之征象。故法当滋阴益气、宣肺止咳，以生脉散加减治之：党参 15 g，麦冬 15 g，五味子 10 g，沙参 15 g，桑叶 15 g，生甘草 15 g，玉竹 10 g，枳壳 15 g，桔梗 15 g，细辛 10 g，白芍 20 g，僵蚕 15 g，杏仁 15 g，茯苓 15 g。患者经 1 周治疗后，周身乏力、咳痰之症已消失，咳嗽、咽痒之症明显好转，咽干，二便调，舌淡苔薄，脉沉细。前方去茯苓、杏仁，改麦冬 20 g，桑叶 10 g，白芍改赤芍 15 g，加枇杷叶 10 g，玄参 20 g。患者又经 1 周治疗后，诸症痊愈。

2. 多汗　《素问·阴阳别论篇》云："阳加于阴，谓之汗。"若汗出异常，易致气随津脱，终致气阴两伤，故余常以生脉散以复气阴如常。

如一 46 岁男性多汗患者，诉 1 年前无明显诱因出现时发自汗出，以后背汗出较多，辗转多家医院治疗，症状未见改善，近 1 个月又出现盗汗而来诊。其汗出昼重夜轻，偶见乏力、头晕，纳可，寐欠安，大便溏，1 日 2 次，舌红少苔，脉细数。患者阴阳失调，营卫不和，则自汗；汗出日久，阳损及阴，阴液耗伤，则盗汗；气随津出，则乏力；阳虚清阳不升，则头晕、便溏；舌脉乃气阴两伤之征象。病在于营卫不和，渐致气阴两伤，故法当调和营卫、益气滋阴，以生脉散合桂枝甘草龙骨牡蛎汤加味治之：桂枝 15 g，白芍 20 g，生龙骨（先煎）15 g，煅牡蛎（先煎）30 g，炙甘草 15 g，党参 15 g，麦冬 15 g，五味子 10 g，浮小麦 15 g，生黄芪 30 g，生姜 4 片，大枣 5 枚。患者经 1 周治疗后，汗出明显减少。继前方加玄参 15 g，养阴以善后。又经 1 周治疗后，汗出、头晕、便溏之症消失而告愈。

3. 病毒性心肌炎　生脉散虽言治肺金气阴两虚，但肺朝百脉，心主血脉，心肺以脉相连，肺内气盛阴充，心脉自足。故心脉失养，亦可以生脉散调养。

如一 7 岁男性气短患儿，家属诉 1 个月前曾患病毒性心肌炎，后于西医医院住院治疗，经治遗有气短之症，且伴有精神萎靡，口渴，时有心悸，纳呆，寐欠安，舌红少苔，脉数。考虑心为阳脏而主通明，若为邪侵，心阳不足，则气短；阴阳互根互用，心阳不足，阳损及阴，心阴不充，则心悸；心藏神，心气不盛，心神不养，则精神萎靡；心主血脉，而百脉朝于肺，心气受损，气化不能，阴液不足，虽朝于肺而无阴液宣发，则口渴；心气虚无以主脾，脾失健运，则纳呆；舌脉乃气阴两伤之征象。故应补气养阴以复心脉充盛，以生脉散化裁治之：党参 12 g，麦冬 12 g，五味子 8 g，石斛 10 g，玉竹 10 g，生地黄 10 g，百合 10 g，郁金 8 g，远志 8 g，合欢皮 10 g，首乌藤 10 g。患儿经 1 周治疗后，神清志爽，口不渴，短气偶发，纳呆，寐安，舌淡红苔薄，脉数。前方去石斛，加鸡内金 10 g，焦三仙各 8 g，以健脾消食。患儿又经 1 周治疗后，诸症痊愈。嘱家长饮食调养以善其后。

金水相生第一方——百合固金汤

百合固金汤出自清代汪昂的《医方集解》引赵蕺庵方，由熟地黄、生地黄、麦冬、百合、白芍、当归、贝母组成，是治疗肺肾阴亏，虚火上炎，咳嗽痰血之名方。临证见肺肾津液不足，燥热内盛之各种病症，皆可用之加减治疗。

☞ 配伍法度与方义

百合固金汤是基于《素问·至真要大论篇》“热淫于内，治以咸寒，佐以甘苦”之说，遂脾肾之性而设的补剂。君以苦温味厚之熟地黄合甘苦寒之生地黄坚之补之，以甘寒气平之百合清热：生地黄性未蒸焙，掘起即用，性禀至阴，滋阴清热；熟地乃生地九蒸九晒而成，变紫为黑，直入肾脏填补真阴；生地黄、熟地黄合用，苦甘寒与苦温并举，去性取用，质润以入肾，以生地黄清肾中虚火为先，以熟地黄救肾水真阴为后，一泻一守，清热滋阴，补肾中之水；肺为水之上源，肾为主水之脏，肾中之水竭，肺中之水涸，不补肾虚之母，不益上源之水，不消肺金之热，非治本也，故以色白入肺之百合安神定魄，保肺止嗽，润泽肺体，补肺体之液。

三药合用，肺肾同养，金水相生。臣以味咸寒滑之玄参助生熟二地清热滋阴之力，以味甘柔润之麦冬助百合滋阴润燥之效：玄参根青白，干即紫黑，色白入肺，色黑入肾，火气遇之则化，燥气遇之则润，除阴中气分游火，育水脏在体元津；麦冬纯补胃阴，可持胃阴以泽心肺，胃气润，肺自资。佐以甘寒多脂之贝母清热化痰，以酸甘之白芍收之补之，以辛温之当归泻之：贝母采根于八月，受金气最多，专能散结除热，清肺燥而滋阴，涤肺热而消痰；白芍入乎血脉，专入血分，和脉中营血，上接乎肺，专入气分，收上逆之气；当归可养血和血，血充则气附，气附则气降，泻上逆之气也。使以味苦之桔梗以肃肺，以甘而微寒之生甘草以清热：桔梗能升能降，能散能泻，载药上行，苦泄降气；甘草生用之，清热泻火。诸药合用，阴液得充，虚火得清，逆气得降，滋养肺肾，金水相生。

☞ 用方要点与诀窍

1. 病位病机　病在肺肾，肺阴亏虚，久病及肾，肺肾两虚，阴虚生热，虚火上炎。

2. 证候特点　肺肾同病，阴液亏虚，虚火燥热，肺失宣肃。

3. 方证要点

（1）关键指征：①肺肾两虚的症状，如咳嗽气喘；②阴虚火旺的症状，如干咳少痰，痰中带血，咽干，咽痛，手足心热，潮热盗汗。

（2）舌脉：舌红少苔，脉细数。

4. 主治病症　本方常用于治疗肺肾阴虚，虚火内盛所引起的干咳、喘息性支气管炎、支气管扩张等病症，还可以治疗肺结核、压力性尿失禁等。

5. 应用方法　①比例：熟地黄∶生地黄∶麦冬∶百合∶白芍∶当归∶贝母∶生甘草∶玄参∶桔梗＝3∶2∶1.5∶1∶1∶1∶1∶1∶0.8∶0.8。②药味：夹有瘀血者白芍改用赤芍。③用法：诸药煎煮去渣，分次温服。

用法诀窍

凡属肺肾两虚，阴液不充，虚火上炎之证，皆可应用。

☞ 用方心悟与案例精讲

1. 支气管扩张 中医无支气管扩张的病名，但支气管扩张，咳血量少而兼干咳属阴虚者，当以补肺阴、滋肾水之法治之，以金水相生，使阴液足，虚火即退，咳血自消。

如一63岁女性咳嗽、咳痰患者，诉平素患有慢性支气管炎15年，于1周前因感冒而致发热、咳嗽，遂就诊于某胸科医院，查胸部CT示：支气管扩张（口头汇报）。后经西药抗感染治疗（具体药物不详），血象基本正常，已无发热之症，但遗有反复咳嗽，咳吐黄色黏痰，偶有痰中带血，口咽干燥，躁扰不宁，夜间尤甚，纳可，寐欠安，二便调，舌红少苔，脉细数。考虑患者肺有宿疾已久，病久及肾，虽外邪已去，然内伤遗存，故骤发诸症。肺肾两虚，阴虚生热，虚火上炎，躁扰肺金，肺失宣肃，则咳嗽；虚火灼津，炼液成痰，则口干、咳吐黄色黏痰；热灼肺络，则痰中带血；阴虚火旺，热扰心神，则躁扰之症夜间尤甚；舌脉乃阴虚内热之征象。故法当滋养肺肾阴精为本、清热化痰止咳为标，以百合固金汤加减治之：百合15 g，熟地黄20 g，生地黄30 g，麦冬15 g，玄参15 g，白芍15 g，浙贝母15 g，桔梗10 g，生甘草10 g，炙百部15 g，枳壳10 g，郁金15 g，牡丹皮15 g。患者经1周治疗后，咳嗽、咽干减轻，咳痰渐少、痰色黄白，已无血丝，舌略红苔薄，脉弦细。前方去熟地黄，加沙参10 g，石斛10 g，五味子10 g。患者又经1周治疗后，咳嗽、咳痰之症已消失，偶有咽干，舌淡苔薄，脉沉细。前方去炙百部、浙贝母、桔梗、郁金，加党参10 g，茯苓15 g，培土生金以善后。患者又经1周治疗后，诸症痊愈。

2. 喘息性支气管炎 本着喘证发作期治在气和痰、缓解期治在虚的规律。喘息性支气管炎缓解期，余常以百合固金汤合茯苓杏仁甘草汤及四君子汤为主化裁治之。

如一 68 岁男性咳喘患者，诉患慢性支气管炎 20 余年，每于季节交替而诱发，自服消炎药、二羟丙茶碱片（喘定）等药物控制病情。患者于 1 周前自觉咳喘较前加重，咳吐黄痰，偶有痰中带血，症状昼轻夜重，晨起排痰较多，周身乏力，不耐活动，纳可，大便 2 日一行，便干，舌暗红苔黄，脉弦细。查体：端坐呼吸，唇甲轻度发绀，杵状指，桶状胸，肋间隙增宽，双肺可闻及哮鸣音，心率 101 次/分，律齐，胸 X 线片示肺气肿征，肺纹理增多，心包饱满。喘病始于肺，久则母病及子，由肺及肾，正气亏耗，气阴两虚，虚火上炎，肺失宣降，则咳喘；虚火灼津，津凝成痰，则咳吐黄痰；热灼血络，血溢妄行，则咳吐血痰；入夜阴虚更甚，则症状昼轻夜重；津液亏虚，肠腑失润，则便干；舌脉乃瘀热内盛之征象。故法当滋肾润肺、止咳平喘，以百合固金汤加味治之：百合 15 g，熟地黄 15 g，生地黄 30 g，麦冬 15 g，玄参 15 g，赤芍 15 g，贝母 15 g，桔梗 10 g，生甘草 10 g，茯苓 20 g，杏仁 10 g，炙麻黄 10 g，生石膏（先煎）30 g，桃仁 15 g，枳壳 15 g，全瓜蒌 15 g，地龙 10 g。患者经 1 周治疗后，患者咳喘较前明显好转，痰色白，大便通畅，舌暗苔白，脉沉细。前方去熟地黄、生地黄、百合、玄参、炙麻黄、生石膏，加清半夏 15 g，五味子 15 g。患者又经 1 周治疗后，临床症状基本消失，能平卧，双肺未闻及哮鸣音，心率 87 次/分，律齐，舌淡苔薄白，脉沉细。

3. 干咳 《医学正传·劳极》中提出了治痨原则为“一则杀其虫，以绝其根本；一则补其虚，以复其真元。”朱丹溪提出“痨瘵主乎阴虚”。对于肺肾阴虚所致之肺痨，余以百合固金汤治之。

如一 65 岁男性咽痒、干咳患者，诉 20 年前患肺结核，经治临床症状已愈，近 1 个月无明显诱因出现咽痒、干咳之症，伴消瘦，手足心烦热，入夜尤甚，盗汗，咳痰，色黄，难咳，夹有血丝，纳可，寐欠安，大便干，小便可，舌红少苔，脉细数。考虑患者痨病日久，肺病及肾，肺肾两伤，水亏火旺，虚火灼肺，灼伤肺络，则咽痒、干咳、痰中带血；正气虚弱，阴精亏虚，体失所养，则消瘦；虚热蒸腾，津液外泄，则潮热盗汗；舌脉乃阴虚内热之征象。故法当滋补肺肾、滋阴降火，以百合固金汤加减治之：百合 15 g，熟地黄 20 g，生地黄 30 g，麦冬 15 g，当归 15 g，玄参 15 g，白芍 20 g，贝母 15 g，桔梗 10 g，生甘草 10 g，乌梅 15 g，蝉蜕 10 g，柴胡 15 g，五味子 15 g，天花粉 10 g，百部 10 g，煅龙骨（先煎）30 g，煅牡蛎（先煎）30 g。患者经 1 周治疗，咽痒、干咳、盗汗之症较前好转，偶有咳黄色黏痰，大便质软，舌红苔薄，脉弦细。前方去柴胡、天花粉，加杏仁 10 g，知母 10 g。患者又经 1 周治疗，诸症消失而告愈。

清润补肺第一方——清燥救肺汤

清燥救肺汤出自清代喻嘉言的《医门法律》，由桑叶、煅石膏、麦冬、炙枇杷叶、胡麻仁、阿胶组成，是治疗燥邪伤肺，气阴两伤之名方。汪昂赞“此治秋燥证之神方”。临证凡肺中阴液亏虚，金气不足之各种病症，皆可用之加减治疗。

☞ 配伍法度与方义

清燥救肺汤是基于《素问·至真要大论篇》“金位之主，其泻以辛”“土位之主，其泻以苦，其补以甘”“热淫于内，治以咸寒，佐以甘苦”之说而设。君以性寒质轻之桑叶清热润肺：桑叶经霜打之，则清热之中兼具凉润之性，且体质轻清，故可轻宣燥热于外，凉润肺体于内。臣以辛寒体重之石膏辛泄之、寒清之，以甘平液浓之麦冬滋肺阴：石膏以火煅之，则大寒之性稍敛，适于阴液亏虚之肺体，且其体无一缕横陈，故可泻肺金之燥热，亦可以其辛性而散横溢之邪热；麦冬乃柔润之品，养中焦胃家之阴液，胃阴泛溢，则肺阴充盛，培土生金而柔润肺体。君臣相伍，宣中有泻，清中有润，逐积留之燥热，救涸竭之肺液。然臣药用量均不及君，清泻滋润不碍宣散之力，意使药性上浮，非直折而入中焦也。佐以甘平之阿胶、胡麻仁助麦冬养阴润肺，以味苦质润之杏仁、枇杷叶苦泄之：阿胶、胡麻仁味厚而下行，滋下焦之肾水以济华盖；杏仁为肺果，枇杷叶背有黄毛，毛属肺，二药性直降，解肺之苦气上逆，火随气降，治节可复，且二者皆为质润之品，润勿增燥。使以甘温之人参、甘草补之：人参、甘草入中焦而和胃气，培土生金，肺气渐旺，少火生气，气壮火消，少而投之，而无增焰之弊。诸药合用，集辛寒甘苦之药于一炉，宣、清、润、降、补五法并用，轻宣而不伤气，清泻而不伐中，滋润而不碍脾，益气而不增焰。

☞ 用方要点与诀窍

1. 病位病机　病位在肺，燥热伤肺，气阴两虚，肺失宣肃。

2. 证候特点　气阴两伤，以阴伤为甚。

3. 方证要点

（1）关键指征：①燥热伤阴的症状，如干咳无痰，口鼻干燥，肌肤不润，烦渴喜饮，身热；②肺失宣肃的症状，如气逆而喘，胸胁满闷。

（2）舌脉：舌干少苔，脉虚数。

4. 主治病症　本方常用于治疗燥热伤肺，气阴两虚所引起的咳嗽、干燥性鼻炎、慢性干燥性咽炎等病症，还可以治疗干燥综合征、皮肤瘙痒、银屑病、斑秃、慢性荨麻疹、特发性肺纤维化、便秘等。

5. 应用方法　①比例：桑叶：煅石膏：麦冬：炙枇杷叶：胡麻仁：阿胶：杏仁：甘草：人参＝3：3：1：1：1：1：：1：1：1。②药味：人参以党参代替，煅石膏多改用生石膏，桑叶经霜者佳。③用法：诸药煎煮去渣，分次温热频服。

用法诀窍

凡属燥热伤肺，气阴两虚，且阴虚较甚者，皆可应用。

☞ 用方心悟与案例精讲

1. 咳嗽　肺为娇脏，燥伤肺金，治必当以宣、清、润为首务，以复燥热损伤之气阴。

如一30岁男性干咳患者，诉1个月前无明显诱因出现咳嗽之症，时未予治疗，10日前因感冒而出现上述症状加重。现干咳，少痰，质黏难咳，时有胸闷气喘，咽喉干燥，纳可，寐安，二便调，舌红少苔，脉沉细。考虑患者素有咳疾，外感之后，表邪入里，化热伤津。肺失宣降，则干咳；肺气上逆，则气喘时作；燥热伤津，炼液为痰，则痰少而黏；阴液亏虚，不能上承于口咽，则咽喉干燥；舌脉乃阴虚内热之征象。故法当清燥润肺，以清燥救肺汤加味治之：桑叶 15 g，石膏（先煎）30 g，麦冬 10 g，炙枇杷叶 10 g，胡麻仁 10 g，阿胶（烊化）10 g，甘草 10 g，杏仁 10 g，玄参 30 g，沙参 15 g，浙贝母 15 g，枳壳 15 g，桔梗 15 g。患者经 1 周治疗后，干咳、口干之症明显好转，纳可，寐安，二便调，舌略红苔薄，脉沉细。前方去石膏、胡麻仁、阿胶、甘草，加玉竹 10 g，以润之；加乌梅 15 g，蝉蜕 10 g，以调之；加桑白皮 10 g，以清之。患者又经 1 周治疗后，诸症痊愈。

2. 干燥综合征 《素问玄机原病式》指出："诸涩枯涸，干劲皴揭，皆属于燥。"干燥综合征乃燥邪为患，津液乏源，形体官窍皆不濡润，治当救其阴液。

如一 51 岁女性口眼干燥患者，诉一年半之前无明显诱因出现口眼干燥之症，期间未予治疗，近 1 个月上述症状加重，且伴有双目磨砂感，多饮，皮肤干燥，阴道内干燥，纳少，寐欠安，便干，舌红少苔，脉沉细。肺主皮毛，口鼻、白睛亦为肺之外候，故本病当从肺论治。肺主宣发，若雾露之溉，燥热内灼于肺，燥盛则干，津液涸竭，肺无以布散津液于皮毛官窍，则燥证蜂起；肺与大肠相表里，津液亏虚，肠失濡润，则便干；舌脉乃阴虚内热之征象。病因燥而起，故法当养阴益气、生津润燥，以清燥救肺汤加味治之：桑叶 20 g，石膏（先煎）20 g，麦冬 15 g，胡麻仁 10 g，阿胶（烊化）10 g，甘草 10 g，杏仁 10 g，天花粉 15 g，生地黄 20 g，玄参 30 g，枳壳 10 g，桔梗 10 g，沙参 15 g，玉竹 10 g，女贞子 15 g，墨旱莲 15 g。患者经 1 周治疗后，干燥诸症较前减轻，大便通畅，舌略红少苔，脉弦细。前方去生石膏、枳壳、桔梗，加赤芍 15 g，天冬 20 g，以增滋阴润燥之力。患者又经 1 周治疗后，燥症明显减轻，纳少，寐欠安。前方加神曲 10 g，酸枣仁 30 g。患者又经 1 周治疗后，已无口眼干燥之症，阴道内润泽，时自觉皮肤干燥，舌淡红，苔薄，脉弦细。前方加乌梅 15 g，五味子 10 g。患者又经 1 周治疗后，诸症痊愈。

3. 慢性干燥性咽炎 清窍最赖津濡，燥热之邪易劫津液，治疗须以保津为要，津液生，则窍道如常。

如一 41 岁女性患者，咽干、咽痒，诉半年前无明显诱因出现咽干、咽痒之症，平素自服清咽滴丸控制，近日自觉症状较前加重，且伴有咽中异物感，咽痛，咽中灼热，纳可，寐安，二便调，舌红苔薄，脉细数。考虑喉为肺之门户，燥热之邪客肺，伤津耗液，津液不能上承于口，则咽干、咽痒；燥热上灼咽窍，则咽痛，咽中灼热；舌脉乃阴虚内热之征象。故法当清咽利窍、滋阴润肺，以清燥救肺汤化裁治之：桑叶 15 g，石膏（先煎）20 g，麦冬 15 g，沙参 15 g，胡麻仁 10 g，阿胶（烊化）10 g，甘草 10 g，杏仁 10 g，玄参 30 g，夏枯草 10 g，牛蒡子 15 g，僵蚕 10 g，乌梅 15 g，蝉蜕 10 g。患者经 1 周治疗后，咽干、咽痒之症明显缓解，异物感较前减轻，已无咽痛，咽中灼热感，舌略红苔薄，脉沉细。前方去石膏、牛蒡子、杏仁、僵蚕，加生地黄 20 g，五味子 15 g，以增加滋阴敛肺之力。患者又经 2 周治疗后，诸症消失。

补肺纳气之名方——人参蛤蚧散

人参蛤蚧散出自元代罗天益的《卫生宝鉴》，由蛤蚧、杏仁、炙甘草、知母、贝母、桑白皮、人参、茯苓组成，为补肺纳气之名方。临证凡久咳虚喘，肾不纳气，证型偏热之各种病症，皆可用之加减治疗。

☞ 配伍法度与方义

人参蛤蚧散是遂肺肾之气出纳升降之性而设。君以咸平之蛤蚧补之收之，以甘温之人参补之：蛤蚧雌雄一对而用之，恰有阴阳相合而维之之意，味咸以入肾，补肾益肺，封虚浮之气，复摄纳之权，定喘止嗽；人参色黄以归脾，健运中焦，补母实子，培土生金，绝生痰之源，复治节之司。二药相配，肺肾同补，复出纳如常，顺升降之序。臣以甘淡之茯苓缓之补之：茯苓甘味能补，淡味能渗，补脾以助运，渗湿以利水，治湿邪围困，蠲痰浊内阻。佐以苦寒质润之知母、贝母坚之补之，以苦温之杏仁泻之降之，以辛甘而寒之桑白皮辛散之、寒清之：知母、贝母肉色白，白则入肺，消烁金之火，润津亏之燥；杏仁为肺果，辛宣疏散，苦泄润降，复升降之司；桑白皮散痰郁之热，清肺金痰火，使热散火清，咳喘则自消。使以甘平之炙甘草补之缓之：炙甘草助参苓健脾，甘缓以调中。诸药合用，肺肾同调，滋肾纳气，苦泄肃肺；肺脾同补，健脾益肺，定喘止嗽。

☞ 用方要点与诀窍

1. 病位病机　病在肺肾，肾虚不纳，肺气上逆，宣肃失常。

2. 证候特点　肺肾同病，肾亏于下，气逆于上，痰热虚火蕴郁于肺中。

3. 方证要点

（1）关键指征：①肾虚气逆的症状，如久嗽气喘，胸膈胀满；②虚热蕴肺的症状，如痰黄而黏，胸中烦热，咳吐脓血。

（2）舌脉：舌暗苔薄或黄腻，脉沉细。

4. 主治病症　本方常用于治疗肺肾两虚，肾不纳气所引起的支气管哮喘、肺心病、慢性喘息性支气管炎、慢性支气管扩张等病症，还可以治疗肺气肿、肺结核等。

5. 应用方法　①比例：蛤蚧：杏仁：炙甘草：知母：贝母：桑白皮：人参：茯苓=5：5：5：2：2：2：2：2。②药味：现代多将人参改为党参，蛤蚧可用紫河车代替。③用法：诸药提取为散末，早晚各服一次，以温水送服。或诸药煎煮去渣，分次温服。

用法诀窍

凡属肺肾两虚，肾不纳气，虚热内伏之证，皆可应用。

☞ 用方心悟与案例精讲

1. 支气管哮喘　《医学统旨》云："大抵哮喘，未发以扶正为主，已发以攻邪为主。”故缓解期当重在补益肺肾。

如一56岁间断性哮喘发作女性患者，诉20年前患有哮喘，对花粉、粉尘等物过敏，期间经中西医治疗，症状较前缓解，但哮喘发作时有反复。现平素时短气息促，动则尤甚，胸闷憋气，咳吐黄色黏痰，双下肢浮肿，舌暗淡苔薄黄，脉沉细。患者哮病日久，久病及肾，精气渐虚，封藏失司，肾气不纳，则平素短气不足以息；劳则耗气，则症状动则尤甚；肺气宣肃不利，津凝成痰，郁久化热，则痰黄而黏；肺脾肾主水失职，则双下肢浮肿；舌脉乃虚热内扰之征象。故法当补益肺肾、纳气定喘，以人参蛤蚧散加减治之：蛤蚧20 g，党参10 g，茯苓20 g，桑白皮10 g，杏仁15 g，知母10 g，贝母10 g，炙甘草10 g，紫苏子10 g，莱菔子10 g，地龙10 g，桃仁10 g，陈皮10 g，五味子15 g。患者经2周治疗，少量短时运动后，喘促之症未见加重，胸闷憋气较前好转，痰色白质黏，舌暗苔薄白，脉沉细。前方加乌梅15 g，蝉蜕10 g。患者又经2周治疗，哮喘未发，已无咳痰，胸闷憋气之感消失。

2. 肺心病　方仁渊《哮喘论治》云：“古人谓实喘治肺，虚喘治肾，确有见地，然不可执一。实喘治肺，须兼治胃；虚喘治肾，兼宜治肺。”此治其病所属之脏，而论其发病之机。笔者认为发作期治在气和痰，缓解期治在虚，故缓解期行补肺益肾等治本之法，常以人参蛤蚧散为基础方。

如一63岁女性咳喘间断发作患者，诉平素患有慢性支气管炎、肺气肿、肺心病15余年，服用中西药治疗，症状时轻时重，近日自觉症状加重而来诊。现神疲乏力，咳喘时作、动则尤甚，咳吐白痰、多沫，心胸满闷，尿少，大便可，舌淡暗苔白，脉沉细。查体：唇甲中度发绀，下肢Ⅱ度水肿，心率98次/分，律齐，双肺呼吸音低，散在湿啰音及干鸣音。心电图提示窦性心律，肺型P波，顺钟向转位，心肌缺血。胸X线片示双肺气肿征。“肺为气之主，肾为气之根”，肺肾摄纳失常，则咳喘时作；肺失宣降，津聚成痰，郁久化热，则咳吐黄痰；肺失于宣发，则心胸烦闷；肺肃降不利，膀胱气化不利，则尿少；肺肾气虚，因虚致瘀，则舌暗，口唇发绀；肺肾失于主水，水液泛溢，则双下肢浮肿；舌脉乃虚瘀之征象。故法当补肺益肾、化痰平喘，以人参蛤蚧散加减治之：蛤蚧 15 g，党参 15 g，茯苓 20 g，桑白皮 10 g，杏仁 10 g，贝母 10 g，炙甘草 10 g，半夏 15 g，黄芪 30 g，地龙 10 g，当归 20 g，桃仁 10 g，赤芍 15 g，五味子 15 g，葶苈子 15 g，车前子（包煎）30 g。患者经 2 周治疗后，咳喘症状减轻，咳痰、色白，唇甲轻度发绀，下肢不肿，心率 87 次/分，律齐，双肺呼吸音低，未闻及湿啰音，偶闻干性啰音，胸 X 线片示肺纹理较前减少，舌暗苔薄黄，脉沉细。前方去葶苈子、车前子，加白果 15 g，枳壳 10 g，桔梗 10 g。患者又经 2 周治疗，临床症状基本消失。

第三节 泻肺之剂

泻肺之剂，非独苦寒泻肺而为泻，因势利导，给邪以出路亦可为泻。或邪在表，散之开之以泻邪；或邪在肺，清之宣之以泻邪；或邪在腑，泻之下之以泻邪。在用药方面，除苦寒直折之品外，不乏以辛凉清透之药。总之，泻肺之剂，损其有余而为泻。

清宣泻肺第一方——泻白散

泻白散出自宋代钱乙的《小儿药证直诀》，由桑白皮、地骨皮、炙甘草、粳米组成，为治疗肺热咳喘之名方，李时珍谓其为“泻肺诸方之准绳也”。临证见邪热伏肺，肺失宣肃之各种病症，皆可用之加减治疗。

☞ 配伍法度与方义

泻白散是基于《素问·至真要大论篇》“金位之主，其泻以辛，其补以酸”“热淫于内，治以咸寒，佐以甘苦”之说而设。君以辛甘而寒之桑白皮辛泄之，寒清之，甘缓之：桑白皮辛以入肺，散肺郁闭之热；寒以清热，清肺内伏藏之火；甘以缓肺，缓郁热耗气之虚，郁开热散则咳喘自除。臣以甘淡而寒之地骨皮寒清之：地为阴，骨为里，皮为表，故地骨皮可泻肺脾肾三脏之热，既助桑白皮泻肺中伏火，又淡泻肝肾之虚热。二药相伍，皆取皮用，以合肺主皮毛之意，且质轻之品，药性上浮，驻诸药于华盖，金清气肃，郁热自清，火随尿出，且甘寒之品，不比苦寒之药，无寒凝肺脏之嫌。佐以甘平而温之粳米缓之补之：粳米乃土中精华而结，专入中焦，益气养阴，甘缓和中，固护中焦，补土生金，补母实子。母盛子健，脾家得安，肺气乃实。使以炙甘草缓之补之：炙甘草缓凉药之寒，健脾调中。四药合用，开郁泻热，培土生金，泻中有补，肺脾兼顾。

☞ 用方要点与诀窍

1. 病位病机　病位在肺，肺火内伏，耗伤肺阴，肺失宣肃，气逆而喘。

2. 证候特点　肺热内郁，宣肃失常，阴分渐伤，正气不太伤，伏火不太甚。

3. 方证要点

（1）关键指征：①痰火伏肺的症状，如发热，以皮肤蒸热为主，热势不高，午后为甚，口干欲饮；②肺失宣肃的症状，如咳嗽气喘，胸闷气短。

（2）舌脉：舌红苔黄，脉细数。

4. 主治病症　本方常用于治疗邪热伏肺所引起的咳嗽、急性喉炎、肺炎、支气管炎、鼻出血等病症，还可以治疗寻常痤疮、湿疹、小儿肺炎喘嗽、小儿麻疹等。

5. 应用方法　①比例：桑白皮∶地骨皮∶炙甘草 = 1 ∶ 1 ∶ 1，粳米少许。②药味：桑白皮泻火宜生用，止咳平喘宜炙用。③用法：诸药提取为散末，纳入粳米同煮，取药汁服用。或诸药煎煮去渣，分次温服。

用法诀窍

凡属伏火郁肺，肺气上逆，无表证者，皆可应用。

☞用方心悟与案例精讲

1. 支气管炎　临床在治疗肺内伏火所致咳嗽之症，内热不甚者时，常以泻白散加减化裁治疗，以清宣肺热；若兼痰热蕴肺，又当投以清气化痰丸、三子养亲汤之类。

如一65岁女性咳嗽胸闷患者，诉1周前因气候乍凉感受风寒而致咳嗽，经静脉滴注西药（具体用药不详）及口服消炎清肺片等药物治疗后，症状无明显改善，且出现咳痰、色黄质黏、不易咳出，头重，胸闷，纳呆，偶有恶心，大便干，寐差，舌红苔黄腻，脉沉滑。听诊：双肺呼吸音粗，未闻及干、湿啰音。查血常规示正常。患者年老体虚，卒然感受风寒，风寒袭肺，肺失宣降，则发咳嗽；外邪入里，伏于肺中，郁久化热，炼液成痰，则痰黏难咳；痰热内蕴，气机升降不畅，清阳不升，则胸闷、纳呆、恶心、首如裹；肺与大肠相表里，肺热移于大肠，则便干；舌脉乃痰热内蕴之征象。病在于郁火内伏、痰热内蕴，故法当清热化痰、宣肺止咳，以泻白散合清气化痰丸、三子养亲汤加减治疗：桑白皮15 g，地骨皮15 g，炙甘草15 g，半夏15 g，茯苓15 g，陈皮10 g，枳实15 g，莱菔子15 g，白芥子15 g，紫苏子15 g，杏仁10 g，浙贝母12 g，全瓜蒌15 g，桔梗15 g，神曲15 g。患者经过4剂治疗后，咳嗽、咳痰之症大减，纳可，二便调，舌红苔薄黄略腻，脉沉滑。考虑患者痰热已减，故前方去莱菔子、白芥子、全瓜蒌，加五味子15 g，以收敛肺气。患者经过5剂治疗后，微咳，周身微痒，舌淡红苔黄，脉沉滑。考虑周身微痒乃热邪耗气伤阴之证，故前方加玄参20 g，乌梅15 g，蝉蜕10 g。患者经过1周治疗后，诸症消失。

2. 肺炎　伏火不去，常易灼伤血络，若只痰中带血丝，内热不甚者，余常以泻白散为先，清泻肺热，肺热既除，血络自复。

如一52岁男性患者，咳嗽、痰中带血，诉5天前因感冒引起咳嗽，近日因咳痰且痰中夹血丝而来诊。现咳少量黄色黏痰，痰中带血、不易咳出，无胸痛、发热汗出、消瘦等症，口干，纳可，寐安，大便1次/日、质干、排出困难，小便调，双下肢不肿，舌红苔黄，脉弦滑。既往史：烟酒史 30 年。肺主皮毛，上连喉咙，外邪袭表，肺失宣降，则咳嗽；外邪伏肺，郁久化热，炼液成痰，灼伤血络，则咳痰，痰中带血；热伤津液，则口干；肺与大肠相表里，肺热移于大肠，则大便干；舌脉乃郁热内盛之征象。病在于郁火为患，故治当以清、散，以泻白散加味：桑白皮 15 g，地骨皮 15 g，炙甘草 15 g，杏仁 10 g，浙贝母 12 g，紫苏子 10 g，全瓜蒌 10 g，清半夏 15 g，桔梗 15 g，茯苓 20 g，枳壳 15 g，五味子 15 g，白茅根 15 g。患者经过 1 周治疗，咳嗽减轻，咳痰、色黄白、易咳出，无痰中带血，口干，寐安，大便 1 次/日、排出困难、不干，小便调，舌略红苔黄白，脉弦数。前方加沙参 15 g，生地黄 20 g。患者又经过 1 周治疗，诸症基本消失。

3. 急性喉炎　中医学中将急性喉炎归为失音一症，其病因可为外感或内伤，所谓“金实无声”和“金破不鸣”。而外感致病，若兼肺火内蕴，可以泻白散加减治之。

如一 10 岁女性声音嘶哑患儿，家属诉 2 周前因受风寒后而致感冒，后经中西药治疗，感冒已愈，1 周前突感声音嘶哑，且口干、咽痒，晨起咳有黄痰、质黏，大便每日 1 次、质干，舌红苔薄黄，脉滑数。诸症因感冒继发，实为邪恋肺中，郁而化热，肺气失于宣降，会厌开合不利，则音不能出；热邪灼津为痰，则咳有黄痰；燥火灼津，津不润口咽，则口干、咽痒；舌脉乃郁热内盛之征象。故法当清肺生津、润燥利咽，选用泻白散加减治之：桑白皮 10 g，地骨皮 10 g，炙甘草 10 g，赤芍 8 g，黄芩 10 g，蝉蜕 6 g，诃子 6 g，沙参 10 g，玄参 6 g，胖大海 10 g，五味子 10 g，桔梗 8 g，枳壳 8 g。患儿经 3 剂治疗，声音嘶哑、晨起咳痰之症基本已愈，唯晨起咽干，二便调，舌略红少苔，脉数。前方去蝉蜕、诃子、黄芩、枳壳、桔梗，加生地黄 10 g，百合 10 g，以养肺阴。患儿经 3 剂治疗后，诸症痊愈。

清肺平喘之名方——麻杏甘石汤

麻杏甘石汤出自汉代张仲景的《伤寒论》，由石膏、麻黄、杏仁、炙甘草组成，为治疗邪热壅肺之喘咳名方。临证凡邪热闭肺，肺失宣降之各种病症，皆可用之加减治疗。

☞配伍法度与方义

麻杏甘石汤是基于《素问·至真要大论篇》“热淫于内，治以咸寒，佐以甘苦……苦发之”之说而设。君以辛苦而温之麻黄辛泄之，辛甘大寒之生石膏辛泄之、寒清之：麻黄气味俱薄，轻清而浮，辛温微苦，辛开苦降温散、开腠理以逐邪，畅肺闭以宣肺平喘；石膏辛甘大寒，辛散横溢之热邪、透表以清热，寒涤蒸郁之热、肃肺以除热。二药相伍，辛温辛寒同炉，石膏倍之，一以开宣为任，一以清透为务，相反相成，相制为用。麻黄得石膏之制，化峻质为和平，折其温热发汗助热之性，存其宣肺平喘降气之功；石膏得麻黄之束，去性取用，削其寒凉凝滞恋邪之弊，留其清肺泻热保津之力。二者相得益彰。臣以苦辛而温之杏仁泻之：杏仁为肺果，可苦泄润降，辛宣疏散，平上逆之喘，降肺逆之气，协麻黄既走表又入里，下气平喘；配石膏抑肺使下，以复肺宣降之常。佐使以甘平之炙甘草缓之：炙甘草甘缓石膏之寒，以防诸药势不少驻而去疾不尽。诸药合用，清热泻肺，宣肺平喘。

☞用方要点与诀窍

1. 病位病机　病位在肺，表邪入里，壅滞于肺，郁而生热，肺失宣降。

2. 证候特点　宣肃失常，肺热炽盛，表证不甚。

3. 方证要点

（1）关键指征：①邪热壅肺的症状，如或有发热，或无发热，有汗或无汗，口渴，咳吐黄痰；②肺失宣降的症状，如咳喘气急，甚则鼻翼煽动。

（2）舌脉：舌红苔薄白或黄，脉浮数或弦数（表证未解脉浮数，表证已解脉弦数）。

4. 主治病症　本方常用于治疗邪热闭肺所引起的鼻窦炎、急性咽炎、流行性感冒、急慢性支气管炎、喘息性支气管炎、支气管哮喘等病症，还可以治疗百日咳、麻疹、荨麻疹、银屑病、痤疮等。

5. 应用方法　①比例：石膏：麻黄：杏仁：炙甘草＝2∶1∶1∶1。若石膏剂量两倍于麻黄，则麻黄以宣肺为主；若石膏剂量同于麻黄，则麻黄既可解表，又可宣肺。②药味：麻黄发汗解表宜生用，止咳平喘宜炙用。③用法：诸药煎煮去渣，分次服用。

用法诀窍

凡属热邪壅肺，肺气上逆之证，无论有无表证，皆可应用。

☞用方心悟与案例精讲

1. 慢性支气管炎　慢性支气管炎急性发作可有喘、咳、痰等症，可以麻杏甘石汤化裁治之。

如一55岁女性喘促咳嗽患者，诉近3年来反复发作喘促咳嗽之症，经中西医治疗后症状好转，时有反复，3日前因受寒后而发喘促，气急加重，胸胁满闷，动则尤甚，咳嗽，咳痰，痰色黄而黏，无恶寒发热，纳可，寐安，二便调，舌红苔薄黄，脉弦数。考虑喘息因感寒而起，未兼有表证，则邪不在表而入里可知。邪壅肺中，郁而化热，炼液为痰，则痰色黄而黏；热壅于肺，肺失宣降，则喘促咳嗽；舌脉乃邪热内郁之征象。病因热壅而甚，进而损肺之宣降，故治当以清肺平喘，以麻杏甘石汤加减治之：石膏20 g，炙麻黄10 g，杏仁10 g，炙甘草10 g，桃仁10 g，牛膝15 g，地龙15 g，丹参15 g，浙贝母15 g，细辛10 g，半夏10 g，全瓜蒌30 g。患者经1周治疗后，喘促咳嗽之症明显减轻，痰少色白，易咳出，舌暗苔薄白，脉弦细。前方去细辛、浙贝母，加赤芍15 g，枳壳15 g，桔梗15 g，莱菔子10 g，白芥子10 g，以增活血行气宣肺之力。患者又经1

周治疗后，喘咳已停，听诊啰音消失，已无咳嗽、咳痰之症，理化检验回报正常。

2. 鼻窦炎　鼻窦炎属中医“鼻渊”范畴，肺脏宣降失调是导致鼻病的主要病机。

如一28岁男性前额痛患者，诉1个月前因受寒后出现发热、鼻塞、流涕之症，后行静脉点滴药物（具体药物不详）治疗，已无发热，鼻塞、流涕之症较前缓解，2日前无明显诱因出现前额胀痛，鼻塞、流涕之症加重，鼻流黄色浊涕，香臭难辨，舌红苔薄黄，脉弦数。考虑肺在窍为鼻，在液为涕，故本病当从肺论治。外感寒邪，积留入里，化热蕴肺，结滞鼻窍，化腐成痈，则前额胀痛，鼻流黄色浊涕；邪热阻肺，肺失宣降，则鼻塞；若肺为邪扰，则不辨香臭；舌脉乃邪热内闭之征象。故应清热以除邪、宣肺以利窍，选用麻杏甘石汤加味治之：石膏20 g，炙麻黄10 g，杏仁10 g，炙甘草10 g，白芷10 g，辛夷10 g，细辛3 g，薄荷（后下）10 g，川芎10 g，猫爪草10 g，夏枯草10 g，半边莲15 g，莪术10 g。患者经2周治疗后，头痛、鼻塞减轻，流涕减少，香臭可嗅，鼻咽干燥，舌红苔薄黄而干，脉弦数。前方去细辛，加麦冬15 g，生地黄10 g，以增加滋阴润窍之力。患者又经2周治疗后，头痛、鼻塞已愈，鼻能知香臭而告愈。

3. 急性咽炎　《诸病源候论·喉痹候》谓：“人阴阳之气出于肺，循喉咙而上下也。风毒客于喉间，气结蕴积而生热，故喉肿塞而痹痛。”

如一30岁女性患者，2日前因受风寒，复食辛辣之品后出现呛咳不止，咽中异物感，咽痛，咽部充血，扁桃体肿大，纳可，寐安，二便调，舌红苔薄白，脉弦数。考虑咽喉为肺之门户，且为肺经循行所过，故本病当从肺论治。寒邪束表，循经入里，化热结于咽喉，而辛辣之品又可助热长邪，则咽部红肿且痛；热邪扰肺，宣降失常，则呛咳；舌脉乃郁热初起之征象。故法当清热宣肺而利咽，选用麻杏甘石汤加减治之：石膏30 g，炙麻黄15 g，杏仁15 g，炙甘草10 g，蝉蜕10 g，夏枯草10 g，菊花10 g，山豆根10 g，威灵仙10 g，射干30 g，牛蒡子30 g，以清热宣肺、利咽止痛。患者经 3 剂治疗后，咽痛减轻，偶咳，咽干，少痰，舌红少苔，脉弦细。前方加麦冬 10 g，生地黄 10 g，五味子 10 g，以增加滋阴敛肺之力。患者又经 5 剂治疗后，诸症基本消失。

辛凉平剂之代表方——银翘散

银翘散出自清代吴瑭的《温病条辨》，由银花、连翘、薄荷、牛蒡子、桔梗、荆芥、淡豆豉、竹叶、芦根、生甘草组成，是叶天士用于治疗温病初起，邪在卫分之名方，为辛凉平剂。临证凡温病初起，邪郁肺卫之各种病症，皆可用之加减治疗。

☞配伍法度与方义

银翘散是基于“风淫于内，治以辛凉，佐以苦甘”“热淫于内，治以咸寒，佐以甘苦”，又宗喻嘉言芳香逐秽之说而设。君以甘寒之金银花、苦寒之连翘凉之：金银花、连翘轻宣疏散，清热解毒。而温热之邪，常夹秽浊之气，银、连二药又具芳香之味，亦可逐秽化浊，既清亦透，使郁热皆除。臣以辛温开泻之荆芥散之，辛凉之薄荷、牛蒡子、淡豆豉辛散之，寒凉之，苦泄之：薄荷、牛蒡子、淡豆豉，散肌表风热之郁，利官窍热毒之蕴；辛凉之品，虽可散热，然其宣散之力不及辛温之辈，故少予辛温不燥不烈之荆芥，增其透力而无助热伤阴之势，有去性取用之妙矣。佐以甘寒之芦根、竹叶润之清之，以辛苦之桔梗宣肃肺气：芦根、竹叶清热生津，留得一分津液，便有一分生机；桔梗开宣肺气，止咳利咽。使以甘缓之甘草缓之补之：甘草可使诸药多驻于华盖之肺，防药不少驻，去疾不尽；又合桔梗，利咽止咳。全方妙在取质轻味薄之花、叶、子、皮为用，纯取轻清，研以为散，散者散也，意承诸药于肺卫而各司其能，正合“治上焦如羽，非轻莫举”之训。诸药合用，辛凉之剂配伍少量辛温之品，用温制寒取其凉性；以辛为主取其辛散，增透邪之力，又不悖辛凉之旨；疏散风邪之品与清热解毒之药协同运用，外可散风热，内可清热毒，构成清疏兼顾，以疏为主之方。总之，全方以辛凉为先，以辛温为助，以泻热为用，以保津为本，乃疗外感风热表证之良剂。此非汗法而汗之可也，正如华岫云所云："辛凉开肺便是汗法，非如伤寒之用麻桂辛温也。"

☞ 用方要点与诀窍

1. 病位病机　病在肺卫，风热外袭，卫气郁闭，耗伤津液，热毒内蕴，肺失宣降。

2. 证候特点　温病初起，邪在卫表，津伤不甚，兼夹热毒，风热表证。

3. 方证要点

（1）关键指征：①风热袭表的症状，如发热，微恶风寒，无汗，或汗出不畅；②肺失宣降的症状，如咳嗽；③热毒内蕴的症状，如头痛，咽干，咽痛，口渴。

（2）舌脉：舌边尖红苔薄白或薄黄，脉浮数。

4. 主治病症　本方常用于治疗风热表证所引起的感冒、上呼吸道感染、急性扁桃体炎、急性咽炎、流行性感冒、日光疹、单纯性疱疹、水痘等病症，还可以治疗面神经麻痹、猩红热、乙型脑炎、流行性腮腺炎、手足口病、接触性皮炎等。

5. 应用方法　①比例：银花：连翘：薄荷：牛蒡子：桔梗：荆芥：淡豆豉：竹叶：芦根：生甘草 = 2.5 ：2.5 ：2 ：2 ：2 ：1 ：1 ：1 ：1 ：1。②药味：牛蒡子炒用可减滑肠之性，芦根以鲜者为佳。③用法：以鲜苇根煎汤，汤凉后泡诸药 20 分钟，煎之，汤沸 5 分钟，香气大出，即取服，勿过煎。肺药取轻清，过煎则味厚入中焦矣。病重者，4 小时服一次，日三服，夜一服；轻者，6 小时服一次，日二服，夜一服；病不解者，作再服，取时时轻扬之法。

用法诀窍

凡属温热之邪侵袭肺卫，风热表证，未传气分者，皆可应用。

☞ 用方心悟与案例精讲

1. 风热感冒　银翘散为治疗风热外感之效方，但若煎服不得法，亦难奏效。

如一 69 岁男性患者，因中风在我科住院 1 个月，治愈欲出院时出现外感发热，体温 38 ℃，主治医生根据其症状、舌脉诊为风温，治以辛凉解表之银翘散加减。服药 3 剂，身热未减，病情日重。查：双肺可闻及湿啰音及哮鸣音。胸部 X 线片提示：肺炎。体温 38.9 ℃。又以头孢呋辛酯片（达力新）3 g，静脉滴注，每日 2 次，安痛定注射液酌情肌内注射，体温波动在 37.8~39 ℃。昨夜因体温过高，值班医生予安痛定注射液 2 ml 肌内注射后，汗出较多，体温降至 37.8 ℃；晨起 7 am，患者体温 39.3 ℃，自服镇痛片 2 片后，大汗淋漓，2 小时后体温降至 37.5 ℃；10 am，患者起身小便时，突发晕厥肢冷，5 分钟后缓解。家属大为不悦，邀余诊治。症见壮热面赤，憋喘不能平卧，偶咳，痰多色黄，腹胀，大便干结；舌暗红苔黄腻，脉数；诊其双肺满布湿啰音及哮鸣音；体温 39 ℃。综观其发病过程，实为肺卫热邪未解，顺传肺胃，痰热壅肺，肠腑热结不通所致。法当宣肺化痰、通腑泻热，以宣白承气汤加减治疗：生石膏 50 g，大黄（后下）10 g，杏仁 12 g，全瓜蒌 30 g，芦根 30 g，金银花 20 g，连翘 20 g，炙甘草 30 g，知母 15 g，生地黄 20 g，牡丹皮 15 g，赤芍 15 g。3 剂，自行水煎温服，日三服。复诊，服用前方 1 剂后，身热即退，现无身热，偶咳无痰，憋喘减轻，可平卧，大便已行，仍觉腹胀，但程度明显减轻，舌红苔黄，脉弦滑。此乃热清痰消、上宣下通之象。药证相符，效不更方，但恐寒凉太过，又虑热病最易伤阴，炉火虽熄灰中有火，法当步步顾其阴液，故前方去牡丹皮、石膏，金银花、连翘减量，加玄参 15 g，麦冬 15 g。4 剂，日二服。继以沙参麦冬汤调养，后诸症全消而告愈。

此患者以发热微恶风寒为主症，且于春季发病，故医者诊为风温（卫外失司），以辛凉轻解之银翘散加减治疗，方证相符而未效者，责其煎、服不得法。银翘散煎服法，当香气大出即可，勿过煎，病重者需日三服，夜一服，不解再服，而本病例其药以煎煮罐统一煎之，仅日二服。故虽药取轻清，纯然清肃上焦，有轻以去实之能，因煎用不得法亦难奏效，使邪入肺胃，里热炽盛而出现壮热、口渴、憋喘不能平卧等症。此时医患皆以退热为首务，过用发汗之品，一则劫夺心液，耗散心阳；二则热病最善伤阴，过汗加重伤阴，使气随汗脱，因而出现晕厥、肢冷之变证。正如吴鞠通所云："温病忌汗，汗之不惟不解，反生他患。""汗出过多则神昏谵语。"戒之！戒之！后辨属痰热壅肺、肠腑热结不通之证，以宣肺化痰、通腑泻热之宣白承气汤加减施治；热退脉静，继以甘寒之品滋其阴，清余热以为善后，其病告愈。

2. 上呼吸道感染　凡风热袭表，侵袭肺卫，银翘散当为必主之方加减。

如一58岁女性患者，诉3日前因受风热而致发热、鼻塞，未系统治疗，现发热，体温37.5 ℃，鼻塞，流黄涕，咽干咽痛，纳可，寐安，大便每日一行、质干，舌边尖红苔薄黄，脉浮数。风热之邪外袭，侵袭肺卫，卫表郁闭，则发热；邪热壅肺，肺失宣降，则鼻塞，流黄涕；热毒蕴于喉窍，津液耗伤，则咽干咽痛；肺失肃降，肺火下移大肠，则大便干；舌脉乃风热之邪侵袭卫分之征象。故法当辛凉透表、清热解毒，以银翘散化裁治之：金银花15 g，连翘15 g，薄荷（后下）20 g，牛蒡子30 g，荆芥15 g，淡豆豉10 g，桔梗15 g，竹叶10 g，芦根10 g，甘草10 g，柴胡30 g，黄芩10 g，党参10 g，半夏10 g，枳壳15 g。患者经1周治疗后，诸症痊愈。

3. 日光疹　《外科启玄》记载："三伏炎天，勤苦之人，劳于任务，不惜身命，受酷日晒暴，先疼后破，而成疮者，非气血所生也。"本病乃外受阳光热邪之袭，侵于肌肤，湿热隐伏于内而发。

如一31岁男性患者，近日因外出日晒后出现面部及双臂散在疱疹，疱疹呈米粒状，伴有瘙痒，纳可，寐安，二便调，舌红苔薄黄，脉弦。肺主皮毛，日晒后则阳热之邪外袭肌表；表气不宣，津液输布不利，则暴露部位病发疱疹；舌脉乃邪热留于卫表之征象。病因温热外侵，故法当疏风清热、宣肺除湿，以银翘散加减治之：金银花 15 g，连翘 15 g，薄荷（后下）15 g，牛蒡子 10 g，荆芥 10 g，淡豆豉 10 g，桔梗 10 g，竹叶 10 g，芦根 10 g，甘草 10 g，茯苓 30 g，杏仁 15 g，防风 10 g，车前子（包煎）15 g。患者经 1 周治疗后，疱疹已去大半，于日晒后虽复起疱疹，但程度较前减轻。前方加紫草 10 g，墨旱莲 10 g，茜草 10 g，白鲜皮 10 g，冬瓜皮 10 g，牡丹皮 10 g。患者又经 1 周治疗后，疱疹消退，日晒后疱疹未见复发。

4. 面神经麻痹　余将面瘫分为四型。初期凡属于风热之证，余常以银翘散，辅以桃仁、红花、川芎等活血化瘀之品和虫类药加减治疗。

如一 58 岁男性左侧口眼㖞斜患者，诉 1 周前因受风而致左侧口眼㖞斜，经针刺、中西药治疗，效果不明显，近日因症状逐渐加重而来诊。现左侧口眼㖞斜，耳后疼痛，闭目露睛，漱口漏水，鼓腮漏气，二便调，夜寐不安，舌红苔薄黄，脉浮数。查体：船帆征（+），Bell 氏征（+），神经系统检查未见明显异常。风热毒邪外袭，侵犯面部经脉，经脉纵缓不收，则口眼㖞斜；舌脉乃风热袭表之征象。法当疏风清热、通经活络，以银翘散加减治之：金银花 20 g，连翘 20 g，薄荷（后下）12 g，牛蒡子 12 g，荆芥 10 g，淡豆豉 10 g，桔梗 12 g，竹叶 10 g，芦根 10 g，甘草 10 g，桃仁 10 g，红花 10 g，僵蚕 10 g，全蝎 5 g，地龙 15 g，川芎 15 g。同时配以针刺治疗，取穴：风池、听宫、丝竹空、攒竹、阳白、下关、四白、颧髎、地仓、颊车、支沟，均患侧，合谷双侧，留针治之，30 分钟，每日 1 次。患者经 2 周治疗后，口眼㖞斜明显好转，舌暗红苔薄黄，脉弦。继以针刺治疗半个月后，诸症消失，五官端正而告愈。

5. 手足口病　风热病邪留恋气分，郁蒸肺卫，易成此病，可以银翘散加减治之。

如一 3 岁男性高热患儿，家属诉 2 日前无明显诱因出现高热，而后口腔内散在疱疹，服用消炎退热药后未见缓解。现患儿精神萎靡，易哭闹，高热，体温 39.5 ℃，口腔内散在多发性疱疹及糜烂点，手足心散在疱疹伴见周围炎性红晕，大便秘结、2 日未行，小便短赤，舌红苔黄，脉浮数。

肺主气属卫，皮毛及口腔均为肺之外候。风热之邪留于气分，郁遏肺卫，则发热；郁蒸皮毛，上熏口咽，则发为疱疹；热盛肉腐，则溃疡糜烂；舌脉乃卫分邪热之征象。法当解表透疹、清热解毒，以银翘散加减治之：金银花 10 g，连翘 10 g，薄荷（后下）6 g，牛蒡子 6 g，荆芥 6 g，淡豆豉 6 g，桔梗 6 g，竹叶 6 g，芦根 10 g，甘草 6 g，蝉蜕 6 g，竹茹 10 g，赤芍 10 g，僵蚕 8 g，石膏（先煎）15 g，滑石（包煎）10 g，通草 2 g，玄参 6 g。患儿经 5 剂治疗，高热已退，口腔糜烂好转，手足红疹已收、留有淡红印迹，二便通畅，纳差，精神佳，舌红苔薄黄脉弦。前方去玄参、僵蚕、蝉蜕、滑石、通草、竹茹，改石膏 10 g，加麦冬 10 g，知母 10 g，生地黄 10 g，茯苓 10 g，以滋阴兼以固护脾胃。患儿又经 5 剂治疗，疹已消退，口腔糜烂痊愈，舌淡苔薄白，脉平。

通腑泻肺之名方——大承气汤

大承气汤出自汉代张仲景的《伤寒论》，由大黄、芒硝、枳实、厚朴组成，为通腑泻肺之名方。临证凡属阳明腑实之各种病症，皆可用之加减治疗。

☞配伍法度与方义

大承气汤是基于《素问·至真要大论篇》“土位之主，其泻以苦”“阳明之客……以苦泻之”“热淫于内，治以咸寒”“燥淫于内，治以苦温，佐以甘辛，以苦下之”之说而设的攻下之剂。君以大苦大寒之大黄以泻之：大黄色黄臭香，性与土比，用于脾胃之病极恰，其气味俱厚，直降下行，力猛善走，荡涤邪热，开泄肠腑，攻积推陈。然肠腑之内，燥结坚甚，而一味大黄，徒有峻下之力，非具软坚之功，故臣药以咸寒味苦之芒硝以软之：芒硝咸以软坚，寒以治热，苦以降下，无坚不软。大黄、芒硝相配，相须为用，相辅相成，一攻一软，泻肠中宿垢，破坚积结块，犹如釜底抽薪，使热结去，阴液留。然胃肠邪热既久，痞满当于膈间，有形之邪固除，而无形之气残存，故佐药以苦降之厚朴、枳实下之：二物皆为胃家气药，是以厚朴降上焦之气逆而除满，枳实消中焦之滞气而去痞，二药相合，开幽门之不通，泻中宫之实满。四药相伍，倍用气药，重无形气化，轻有形实滞，意在下气通腑。四药同炉，以芒硝专化燥屎，大黄继通地道，而后枳实、厚朴除其痞满，力峻势猛，旨在承顺胃气，是为治疗阳明腑实证之良剂。

☞ 用方要点与诀窍

1. 病位病机　病在胃肠，邪入胃肠，入里化热，耗伤津液，燥屎坚结，腑气不通。

2. 证候特点　可归纳为痞、满、燥、实四字，其中痞乃脘腹郁闷、闭塞之感；满乃脘腹满胀；燥乃肠中燥屎坚结；实乃有形实邪，结于肠道。

3. 方证要点

（1）关键指征：①阳明燥结的症状，如大便秘结，数日不行，脘腹痞满，腹痛拒按，或下利秽臭清水，脐腹疼痛，或烦渴；②热扰神明的症状，如潮热谵语，手足漐漐汗出，癫狂惊厥。

（2）舌脉：舌暗红苔黄燥，脉沉实或滑。

4. 主治病症　本方常用于治疗阳明腑实所引起的糖尿病性胃潴留、脑卒中后排便障碍、胆囊切除术后便秘、不完全性肠梗阻、肠麻痹、小儿肠套叠、小儿大叶性肺炎，还可以治疗急性胰腺炎、急性胆囊炎、急性盆腔炎、妇产科术后肠胀气、精神分裂症、癔症、病毒性疱疹等。

5. 应用方法　①比例：大黄：芒硝：枳实：厚朴 = 1 ：1 ：1 ：2。②用法：先纳厚朴、枳实同煮，大黄后下，后用药汁冲服芒硝。

用法诀窍

凡属阳明腑实，痞、满、燥、实四症均俱者，方可应用，中病即止，不可久用。

☞用方心悟与案例精讲

1. 不完全性肠梗阻　在中医学中，虽无不完全性肠梗阻之名，但据症状可归为“腹痛”“肠结”“吐粪症”等病范畴。在《伤寒论·辨阳明病脉证并治篇》中对此病的证治有多处记载，如“大下后，六七日不大便，烦不解，腹满痛者，此有燥屎也。所以然者，本有宿食故也，宜大承气汤。”“腹满不减，减不足言，当下之，宜大承气汤。”此病应首以“通”字立法，急则治其标。

如一67岁男性腹胀、腹痛患者，诉3日前因大便4天未行而出现腹胀、腹痛之症，因腹痛逐渐加重，而就诊于某医院，诊为不完全性肠梗阻，予清洁灌肠后，症状未见改善，欲收入院手术治疗，患者拒绝手术而来我处就诊。现腹痛、腹胀，大便7日未行，恶心欲吐，无矢气，舌红略绛苔黄腻，脉弦紧。查体：右上腹压痛、呈肠型，无肾区痛。考虑患者大便7日未行，且舌脉乃实热之征，则肠中燥屎坚结可知。宿垢留于肠道，积滞壅结，故见肠型，且无矢气；肠腑不通，腑气不降，滞于中焦，则腹痛、腹胀、恶心欲吐；舌脉乃邪热内积、湿热内蕴之征象。此阳明热盛，痞、满、燥、实四症俱齐，故法当峻下热结、荡涤肠腑，以大承气汤加减治之：大黄（后下）15 g，芒硝10 g，枳实15 g，厚朴30 g；考虑邪热耗伤津液，津不足则燥结不行，故酌加玄参30 g，生地黄30 g，麦冬15 g，以增水行舟；加槟榔15 g，三棱15 g，莪术15 g，以增活血行气之力，通魄门幽闭；加杏仁15 g，以开肺气利大肠，此乃提壶揭盖之法。患者服用1剂后，燥屎始下；续服3剂后，腹痛已消，肠型未见，腹胀之症较前好转，偶有恶心，可少量纳食，夜寐欠安，舌红苔黄腻，脉弦滑。患者下后，虽有形之燥屎已去，但中焦亦虚；其舌脉乃无形之余热存留，湿热互结中焦，脾胃气机升降失常之候。故以温胆汤加减治之：清半夏15 g，陈皮15 g，茯苓20 g，枳实15 g，竹茹10 g，莱菔子15 g，全瓜蒌30 g，桃仁15 g，红花15 g，川厚朴15 g，杏仁10 g，大黄（后下）15 g。患者又经3剂治疗后，腹胀、恶心之症消失，纳少，大便不成形，舌红苔白，脉沉。前方去全瓜蒌、桃仁、红花、川厚朴、杏仁、大黄，加鸡内金15 g，神曲15 g，玄参20 g，麦冬15 g，以增加健脾养胃之力。患者又经1周治疗后，诸症痊愈，嘱饮食调养以善其后。

2. 脑卒中后排便障碍　清代沈金鳌在《杂病源流犀烛》中指出："盖中脏者病在里，多滞九窍，有六经形证……治宜下之，然亦不可过下以损荣血。"卒中后患者常有排便障碍，多表现为痰热腑实之证，宜首选大承气汤以荡涤胃肠。

如一74岁男性右侧肢体活动不利患者，诉1个月前无明显诱因出现右侧肢体活动不利，当时神昏，就诊于天津市人民医院，查头颅CT示：左基底节出血。予甘油果糖等药物静脉滴注，经过1个月治疗，遗有右侧肢体活动不利、右侧口㖞之症，为进一步求治而来诊。现神清，反应迟钝，记忆力减退，计算力差，右侧口㖞，右侧肢体活动不利，口气秽重，口燥咽干，纳少，脘腹痞满，夜寐欠安，大便10日一行，小便失禁，舌红苔黄干，脉沉弦。《丹溪心法》云："痰生热，热生风。"痰热蕴肠，腑气不通，痰热上蒙清窍发为中风，病位在脑，涉及脾胃。痰热腑实，则大便秘结；腑气不通，浊气上逆，则口气秽重、脘腹痞满；热灼津伤，则口燥咽干；舌脉乃热盛津伤，燥实内结之征象。法当泻下通便、化痰通腑，故选用大承气汤加味治之：大黄（后下）10 g，芒硝10 g，枳实10 g，厚朴20 g，全瓜蒌30 g，竹茹15 g，半夏15 g，鸡血藤30 g，络石藤30 g，生地黄20 g，桃仁10 g，丹参30 g，僵蚕10 g，地龙15 g；辅以针灸调理肢体肌力。患者服用1剂后，即下黑色宿便数枚；后继服3剂后，排便数次，口气秽重、脘腹痞满之症大减，但便意较差，纳少，舌红少苔，脉沉细。患者燥热实证已去，肝肾阴虚，气血未复，风、火、瘀邪留滞经络，血脉不通，筋脉失养之症渐显。故投以增液承气汤合芍药甘草汤加减：玄参30 g，生地黄20 g，麦冬15 g，大黄（后下）10 g，炙甘草15 g，厚朴15 g，白芍60 g，桃仁15 g，红花15 g，地龙15 g，木瓜15 g，怀牛膝30 g，鸡血藤30 g，伸筋草30 g，首乌藤30 g。患者经过1个月治疗，右侧口㖞及右侧肢体活动不利较前好转，右侧肢体肌力Ⅳ，肌张力较前改善，纳可，夜寐安，大便每日一行，小便失禁，舌暗红少苔有裂纹，脉沉细。针刺治疗同前，中药原方去大黄、厚朴，加金樱子30 g，益智仁30 g，络石藤30 g，钩藤（后下）30 g。患者又经半个月治疗，神清，右侧肢体活动欠灵活，右侧肌力V−，肌张力明显改善，纳可，寐安，二便调，好转出院。

3. 胆囊切除术后便秘 明代赵献可曰："饮食入胃，犹水谷在釜中，非火不熟，脾能化食，全藉少阳相火之无形者。"故脾胃升降运化，亦需肝胆协助。

如一52岁女性排便不畅患者，诉10天前因胆囊炎、胆总管结石行胆囊切除术，术后10天未行大便，下腹部胀满，神疲乏力，不思饮食，恶心欲呕，舌红苔黄腻，脉弦细。考虑胆附于肝，同司疏泻，胆府无存，唇亡齿寒，肝失疏泻，胃失和降，腑气不通，糟粕不下，积久化热，耗伤津液，燥结乃成，舌脉为实热内结之征象，故法当通腑泻热、调气通便，以大承气汤加味治之：大黄（后下）10 g，芒硝10 g，枳实10 g，厚朴20 g，柴胡15 g，白芍15 g，炙甘草15 g，桃仁15 g，茯苓20 g，生地黄30 g，莱菔子15 g。患者服用1剂后，大便即下少量燥屎，始有矢气；续服2剂后，排便次数较前增多，腹胀明显减轻，已有食欲，舌红苔薄黄，脉弦。前方去芒硝，大黄同煎，厚朴减半，意为小承气以缓下热结。患者又经3剂治疗后，大便已通，1~2日一行，排便无力，腹胀已消，舌暗苔薄白，脉弦。前方去大黄，加黄芪10 g，陈皮10 g。患者又经1周治疗后，便秘之症基本消失。

泻肺排脓第一方——千金苇茎汤

千金苇茎汤出自唐代孙思邈的《备急千金要方》，由苇茎、瓜瓣、薏苡仁、桃仁组成，为治疗热毒肺痈之名方。临证见热毒蕴肺，痰瘀互结之各种病症，皆可用之加减治疗。

☞配伍法度与方义

千金苇茎汤是基于《素问·至真要大论篇》“热淫于内，治以咸寒，佐以甘苦”之说而设。君药以甘寒之苇茎清热：苇茎其形中空，似肺呼吸之道，质轻性降，轻而上浮，弃重浊之药而不达华盖之弊，专利肺窍，于败脓之中消肺金积留之邪热，导热毒下行。臣药以甘凉质滑之瓜瓣助君药清降肺中邪热脓毒，以甘淡微寒之薏苡仁泻热：瓜瓣即冬瓜子，在生活中可能会发现，即使冬瓜溃烂，其子尚存，故其“能于腐败之中，自全生气”之性最适于血败肉腐之肺痈，具有善逐垢腻、利湿排脓、上清肺之蕴热、下导大肠之积垢之功；薏苡仁可上清肺金热浮之气，泻肺热而疏筋膜中之干涩，下利魄门以逐浊毒。佐使以桃仁活血：桃有肤毛，似人之皮毛，其子可活血，故桃仁为肺果，体质柔润，无助燥之嫌；其性沉降，泻而无补，行胸中甲错之瘀血。全方集甘寒之药于一炉，清热而不伤正，排脓而不损阴，活血而不动血，金清脓去，痈自可愈。

☞用方要点与诀窍

1. 病位病机　病位在肺，外邪袭肺，留于胸中，久蕴生热，熏灼肺体，血败肉腐。

2. 证候特点　热壅血瘀，肺热烁液，肺失宣肃，或以成脓，或将成脓，且无表证。

3. 方证要点

（1）关键指征：①痰火内闭的症状，如咳嗽胸满，咳腥臭脓痰，甚则痰中带血，身热，时有振寒；②瘀血内阻的症状，如胸中隐痛，咳则痛甚；③阴液耗伤的症状，如口燥咽干。

（2）舌脉：舌红苔黄腻，脉滑数。

4. 主治病症　本方常用于治疗热毒蕴肺，痰瘀互结所引起的鼻窦炎、肺炎、慢性阻塞性肺病急性发作、急性喉炎等病症，还可以治疗肺癌、盆腔炎、百日咳等。

5. 应用方法　①比例：苇茎：瓜瓣：薏苡仁：桃仁＝3：2：2：1。

②药味：苇茎以鲜芦根代为宜，瓜瓣多以冬瓜子代用。③用法：先煮苇茎，取其药汁煎煮它药，分次服用。或诸药煎煮去渣，分次温服。

◎ **用法诀窍**

凡属肺热炽盛，宣肃无常，肺阴干涸，肺有成形之瘀者，皆可应用。

☞ 用方心悟与案例精讲

1. 肺炎　肺炎属于中医“咳嗽”“发热”范畴，治宜急清邪热。正如喻嘉言在《医门法律·咳嗽门》中所倡“清肺热，救肺气”，强调“清一分肺热，即存一分肺气”。

如一43岁女性患者，诉1周前因风寒而致感冒，自服银翘解毒片治疗，经治表证已去，遗有咳嗽，胸痛，鼻流浊涕，咳吐黄绿脓痰，大便干结，舌红苔黄腻，脉滑数。患者表证已罢，诸症蜂起，一派热象，乃风寒邪气入里化热而致。热邪蕴肺，炼液成痰，热壅血瘀，则咳吐脓痰；邪热灼伤肺体，肺失宣肃，则咳嗽，胸痛；肺与大肠相表里，肺热下移大肠，则便干；舌脉乃痰热内蕴之征象。故急当清肺泻火，祛瘀化痰，存一分肺气，留一分生机，以千金苇茎汤加减治之：芦根30 g，冬瓜子15 g，薏苡仁30 g，桃仁10 g，鱼腥草15 g，葶苈子15 g，大黄（后下）10 g，半夏10 g，郁金10 g，全瓜蒌30 g，浙贝母15 g，茯苓20 g，杏仁10 g，枳壳15 g，桔梗10 g。患者经过5剂治疗，胸痛消失，咳痰减少，咳嗽减轻，大便通畅，舌红苔薄黄，脉弦滑。前方去芦根、葶苈子、郁金，加玄参20 g，牡丹皮10 g，栀子15 g。患者又经过5剂治疗，存干咳、少痰、咽痒、咽干之症，舌红苔薄，脉弦细。前方去冬瓜子、鱼腥草、半夏、桃仁，加沙参10 g，麦冬10 g，乌梅15 g，蝉蜕10 g，五味子10 g。患者又经过5剂治疗，诸症痊愈。

2. 鼻窦炎　鼻窦与鼻相连，亦为肺之外候。鼻窦病变，当责之于肺。

如一8岁女性患儿，家属诉1个月前无明显诱因出现头痛，鼻塞，当时未予治疗，于 1 周前头痛加重，而就诊于儿童医院，查头颅 CT 示全组性鼻窦炎，后收入住院治疗，予以消炎、止痛药物（具体药物不详）静脉点滴，经治诸症未见改善，后自行出院而就诊于我处。现头痛，连及前额和颧骨，甚则因头痛而致呕吐，鼻塞，鼻流浊涕，纳少，寐差，大便质干，舌红苔黄，脉弦滑。肺与鼻关系最密切，肺开窍于鼻，邪侵鼻窍，留而未去，蕴蒸化热，灼损窍道，血败肉腐，则鼻流浊涕；浊毒阻于窍道，不通则痛，则头、前额及颧骨痛；肺热下移大肠，则便干；舌脉乃邪热内闭之征象。其病始于邪，成于热，酿成脓，法当清热排脓、化瘀通窍，以千金苇茎汤加味治之：芦根 15 g，冬瓜子 10 g，薏苡仁 10 g，桃仁 8 g，辛夷 10 g，白芷 10 g，川芎 10 g，猫爪草 15 g，山慈菇 15 g，葛根 15 g，菊花 8 g，浙贝母 8 g，天花粉 12 g，玄参 10 g，竹茹 10 g。患者经过 1 周治疗，头痛明显好转，黄涕大减，已无鼻塞，大便通畅，舌红苔薄黄，脉弦。前方去辛夷、白芷、竹茹、天花粉，改猫爪草 8 g，山慈菇 8 g。患者又经过 1 周治疗，头痛消失，安然畅眠。

3. 慢性阻塞性肺病急性发作 慢性阻塞性肺病多以痰湿、血瘀兼夹为患，若为外邪侵袭，常易入里化热，而成肺感染。

如一 62 岁男性憋喘咳嗽患者，诉其患慢性阻塞性肺病 10 余年，10 日前因时邪感冒而诱发咳喘。现胸闷喘促，动则尤甚，口唇发绀，咳嗽，喉间痰鸣，咳痰不利，夜间不能平卧，纳少，寐差，便干，舌暗紫苔黄腻，脉紧。考虑患者素有慢阻肺，本已痰湿瘀血互结于肺，现外邪引动，入里化热，煎熬津血，津涸成痰，痰瘀互结，伙同宿疾，内蕴肺体，则咳痰不利；邪阻肺内，肺不能助心行血，则口唇发绀；肺失宣肃，则咳嗽，气喘；肺失肃降，邪热移于大肠，则便干；舌脉乃痰浊瘀血为甚之征象。故法当清热宣肺、化痰祛瘀，以千金苇茎汤合麻杏甘石汤化裁治之：芦根 20 g，冬瓜子 15 g，薏苡仁 30 g，桃仁 15 g，石膏 20 g，炙麻黄 10 g，杏仁 10 g，炙甘草 10 g，地龙 15 g，半夏 10 g，浙贝母 15 g，生地黄 20 g，当归 15 g，赤芍 10 g，枳壳 15 g，桔梗 15 g。患者经过 1 周治疗，憋喘好转，咳痰减轻，大便通畅，纳呆寐差，舌暗苔黄且厚，脉弦滑。前方去芦根、冬瓜子、生地黄，加砂仁 15 g，莱菔子 15 g，全瓜蒌 20 g。患者又经过 2 周治疗，憋喘消失，咳吐少量白色黏痰，舌淡苔薄白，脉沉缓。患者咳喘已去，痰瘀已除，当以健脾益肺为主，以参苓白术散合百合固金汤加减：党参 10 g，茯苓 15 g，炒白术 15 g，山药 15 g，薏苡仁 20 g，砂仁 15 g，桔梗 15 g，枳壳 15 g，熟地黄 15 g，百合 10 g，赤芍 15 g，当归 15 g，浙贝母 15 g，生甘草 10 g。患者又经过 1 周治疗，诸症痊愈。

4. 肺癌　**癌症是在人体正气虚弱的基础上，各种因素导致脏腑气血阴阳失调，痰湿、气郁、血瘀、毒凝渐始而成。治疗上朱丹溪提出“降火、除痰、行死血块，块去须大补”的主张。余在临床治疗肺癌常以千金苇茎汤化裁。**

如一 66 岁男性患者，诉 5 个月前因反复发作咳嗽之症而就诊于某医院，经查胸部 CT 及支气管镜，诊为肺癌，经化疗治疗后症状有所改善，但仍咳吐黄色脓痰，胸部胀满疼痛，口干，纳少，寐欠安，大便干结，小便黄，无发热恶寒之症，舌暗红苔黄腻，脉弦滑而大。正气不足，邪毒内蕴日久，郁而化热，炼液成痰，痰郁气结，阻结于肺，则咳嗽、胸痛；热盛伤津，则口干；肺失肃降，则便干；舌脉为湿热血瘀之征象。故法当清热化痰、化瘀散结，选用千金苇茎汤加减治之：芦根 30 g，冬瓜子 15 g，薏苡仁 30 g，桃仁 10 g，红花 10 g，当归 20 g，川芎 10 g，赤芍 20 g，生地黄 20 g，预知子 15 g，半夏 30 g，猫爪草 15 g，桔梗 10 g，丹参 30 g，延胡索 20 g。患者经过 2 周治疗，咳嗽胸痛之症较前好转，咳吐黄白黏痰，口干，大便质软，舌红苔黄，脉弦滑。前方去芦根、川芎、当归，加浙贝母 15 g，山慈菇 30 g。患者又经过 2 周治疗，胸痛消失，唯感胸闷、乏力，偶有咳嗽，纳呆，舌红略暗苔薄黄，脉沉。前方去冬瓜子、红花、生地黄、预知子，加杏仁 10 g，茯苓 20 g，砂仁 15 g，鸡内金 15 g。又经月余治疗，症状基本消失。

宣肺解表之名方——麻黄汤

麻黄汤出自汉代张仲景的《伤寒论》，由麻黄、桂枝、杏仁、炙甘草组成，为治疗风寒表实证之名方。临证凡风寒袭表，肺气不宣之各种病症，皆可用之加减治疗。

☞ 配伍法度与方义

麻黄汤是基于《素问·至真要大论篇》“寒淫于内，治以甘热，佐以苦辛……”之说而设。以辛苦而温之麻黄为君：麻黄之形，中空外直，中央赤外黄白，宛如毛窍骨节，故能通腠理以逐邪，使其间留滞无不倾囊出也；麻黄之性味，辛温而薄、微苦，轻清而浮，故可散风寒，畅肺闭，以发汗解表、宣肺平喘。以辛温之桂枝为臣：桂枝之形，纵横交错，宛如经脉系络，故能通经络，引营分之邪外达肌表；桂枝之性味，辛甘而温，质复轻扬，于营卫之间，调和气血，俾风寒之邪，无所容而自解，与麻黄相须为用，补麻黄之不足，则发汗解表之力益彰。麻黄泄荣卫之邪，桂枝调荣卫之气。以苦辛而温之杏仁为佐：杏仁为肺果，其性直降而兼横扩，既走表又复里，则外散之气，亦相与由中道而下；苦泄润降，辛宣疏散，平上逆之喘，降肺逆之气。与麻黄相伍，麻黄开肌腠，杏仁通肺络；麻黄性刚，杏仁性柔；麻黄外宣，杏仁内降，既利肺之气机，增强平喘之效，又能随麻黄而横扩，辅其发汗散寒之功。以甘平之炙甘草为使：肺为华盖，位置太高，药之势不少驻，恐袪疾不尽，故以炙甘草甘缓麻杏于肺而尽发挥其宣降之功，同时还能缓和麻、桂峻烈之性而不伤正，又能调补中气以资汗源。诸药合用，解表散寒，宣肺平喘。

☞ 用方要点与诀窍

1. 病位病机　病位在太阳，风寒袭表，卫阳外闭，营阴郁滞，肺失宣降。

2. 证候特点　风寒表实，宣肃失常。

3. 方证要点

（1）关键指征：①卫阳外闭的症状，如发热，无汗，恶寒或恶风；②营阴瘀滞的症状，如头痛，身疼腰痛，骨节疼痛；③肺失宣降的症状，如咳喘气急。

（2）舌脉：舌淡红，苔薄白，脉浮或浮紧、浮数。

4. 主治病症　本方常用于治疗风寒束表所引起的流行性感冒、急慢性支气管炎、喘息性支气管炎、支气管哮喘、咳嗽变异性哮喘等病症，还可以治疗荨麻疹、肺心病、急性肾炎、水肿等。

5. 应用方法　①比例：麻黄：桂枝：杏仁：炙甘草＝3：2：2：1。②药味：麻黄发汗解表宜生用，止咳平喘宜炙用。③用法：以 1600 ml 水先煮麻黄，煎至约 1200 ml 后，去上沫，纳诸药，再煎至 400 ml，分两次服用，温覆取微汗。④加减化裁：若咳喘痰多，可加苏子、半夏、厚朴，以化痰止咳平喘；若鼻塞流涕重者，加苍耳子、辛夷、白芷，以宣通鼻窍；若风寒夹湿，周身烦痛者，可加白术，以蠲湿除痹；若风湿在表，湿郁化热，周身重痛，日晡热盛，可去桂枝，加薏苡仁，以清利湿热；若风寒表实兼有里热，口干烦闷者，可去桂枝，加石膏，以清热泻火；若兼周身浮肿，可去桂枝、杏仁，加石膏解肌发表，生姜、大枣扶土以制水。⑤禁忌：疮家、淋家、衄家、亡血家，以及外感表虚自汗、血虚而脉兼尺中迟、误下而见身重心悸等禁用。

用法诀窍

凡属风寒表实，肺失宣降之证，皆可应用。

☞ 用方心悟与案例精讲

1. 流行性感冒　流行性感冒属中医“时行感冒”范畴，具有头痛、发热、恶寒等属风寒表实证者，可用麻黄汤加减治之。

如一 30 岁女性发热患者，诉 1 日前受寒后出现头痛、恶寒、发热，体温最高 38.8 ℃，自行服用布洛芬后症状未见缓解，仍恶寒发热，无汗，头痛，咳嗽咳痰，痰少色白，纳呆，寐安，二便调，舌淡红薄白，脉浮紧。发热因感寒而起，恶寒、头痛、无汗，则表实证可知，又兼咳嗽咳痰，为肺失肃降之征，故当从肺论治。风寒袭表，腠理闭塞则无汗；卫阳被遏，郁而化热，则恶寒、发热；寒性收引，气血凝滞则头痛；肺主皮毛，寒邪客表，肺失宣降则咳嗽咳痰；正气抗邪于外，不能顾护于内则纳呆；舌脉乃寒邪客表之征象。故治当散寒解表、宣肺止咳，以麻黄汤加减治之：麻黄 15 g，桂枝 10 g，杏仁 10 g，炙甘草 6 g，陈皮 10 g，白前 10 g，桔梗 10 g，紫菀 10 g，浙贝母 15 g，荆芥 10 g，蔓荆子 20 g。患者服药 1 剂后即汗出热退，3 剂后恶寒、头痛消失，咳嗽减轻，食欲逐渐恢复，痰少色白、易咯出，舌淡红，苔薄白，脉细。前方去麻黄、桂枝、荆芥、蔓荆子，加紫苏子 10 g，莱菔子 10 g，白芥子 10 g，以增止咳化痰之力。患者又经 1 周治疗后，咳嗽、咳痰消失，食欲正常而告愈。

2. 过敏性鼻炎　过敏性鼻炎属中医“鼻鼽”范畴，鼻为肺之窍，风寒袭表，肺气不宣，则鼻窍不通。

如一 50 岁男性鼻塞流涕患者，患过敏性鼻炎 10 余年，反复鼻塞，鼻流清涕，遇寒加重，服用盐酸左西替利嗪、依巴斯汀等药物症状略有减轻，1 周前受寒后反复打喷嚏，鼻塞流涕加重，服药后未见好转而来诊，舌淡红苔薄白，脉浮紧。考虑肺在窍为鼻，在液为涕，故本病当从肺论治。《景岳全书》云：“凡由风寒而鼻塞者，以塞闭腠理，则经络壅塞而多鼽嚏。”外感寒邪，腠理闭塞，肺气失宣则鼻塞；肺气通于鼻，寒邪袭肺，入乘于鼻，使其津液不能自收，故鼻流清涕；舌脉乃风寒袭表之征象。故应解表以散寒、宣肺以通窍，选用麻黄汤加味治之：生麻黄 15 g，桂枝 10 g，杏仁 10 g，炙甘草 6 g，苍耳子 10 g，辛夷 10 g，柴胡 15 g，防风 15 g，荆芥 15 g，蝉蜕 5 g，乌梅 10 g，五味子 5 g，白芷 10 g。患者经治 2 周后，鼻塞减轻，流涕减少，但因过食肥甘而出现腹胀、大便黏腻，舌淡红苔白腻，脉浮滑。前方去苍耳子、乌梅，加炒白术 15 g，薏苡仁 30 g，以增加健脾燥湿之力。患者又经 2 周治疗后，诸症基本消失。

3. 急性肾小球肾炎　急性肾小球肾炎属中医“水肿”“癃闭”范畴。

《诸病源候论》曰："肿之生也，皆由风邪寒热毒气，客于经络，使血涩不通，壅结成肿也。"

如一34岁女性患者，5日前运动后受寒，出现恶寒发热及头痛，自服复方盐酸伪麻黄碱缓释胶囊（康泰克）后微微汗出，头痛略有缓解，2日前突然出现周身浮肿，面部犹甚，小便点滴不畅，尿色深，尿蛋白（+++），尿潜血（+++），诊断为急性肾小球肾炎，患者拒绝住院，寻求中医治疗而来诊，舌淡苔薄白，脉浮紧。考虑肺为水之上源，且本病乃因外感风寒，寒邪袭肺而诱发，故当从肺论治。寒邪束表，卫阳郁遏，营阴凝滞则出现恶寒、发热及头痛；寒邪袭肺，宣降失常，通调水道之功能失司，太阳经气不利则膀胱气化失司，浮肿，小便不利；舌脉乃风寒袭肺之征象。《金匮要略》言："诸有水者，腰以下肿，当利小便；腰以上肿，当发汗乃愈。"该患者以头面部浮肿为甚，法当发汗解表、温阳化气，选用麻黄汤合五苓散加减治之：生麻黄15 g，桂枝10 g，杏仁10 g，炒白术15 g，泽泻20 g，猪苓15 g，茯苓20 g，蒲公英15 g，山药15 g，白花蛇舌草15 g，土茯苓30 g，炙甘草10 g。患者服药1周后，恶寒发热及头痛消失，水肿明显减轻，小便通利，舌淡红苔薄白，脉沉细，尿蛋白（+），尿潜血（+）。前方去麻黄、桂枝，加仙鹤草30 g。患者服药2周后诸症消失，复查尿常规正常。

表里双解之名方——防风通圣散

防风通圣散出自金代刘完素的《黄帝素问宣明论方》，由防风、荆芥、连翘、麻黄、薄荷、川芎、当归、白芍、白术、栀子、大黄、芒硝、石膏、黄芩、桔梗、甘草、滑石组成，为治疗风热壅盛，表里俱实证之名方。临证凡外感风热兼内有蕴热之各种病症，皆可用之加减治疗。

☞ 配伍法度与方义

防风通圣散是基于《素问·至真要大论篇》"金位之主，其泻以辛，其补以酸""风淫于内，治以辛凉，佐以苦，以甘缓之，以辛散之。热淫于内，治以咸寒，佐以甘苦，以酸收之，以苦发之”之说而设。君以辛散之麻黄、荆芥、防风、薄荷泻之。麻黄气味俱薄，轻清而浮，辛温微苦，善宣肺解表。荆芥辛苦而温，芳香而散，入肝经气分，兼行血分，能于血中散风，温升兼凉降，温胜于凉，可祛经络之风热。防风辛散微温，其味甘，其质黄，其臭香，禀天春和风木之气，得地中正之土味，气味俱升，为升阳之物，禀土运之专精，盖土气浓，则风可屏，故治周身之风证。薄荷气味辛凉，轻清入肺，于头目肌表之风热郁而不散者，最能效力，善散上焦风热。四药轻浮升散，疏风走表，使风热从汗出而散之于上。臣以苦寒之大黄、栀子、黄芩、连翘，咸寒之芒硝，甘寒之滑石，辛寒之石膏，辛苦之桔梗清之。大黄黄色中贯赤纹，火贯土中，气味俱厚，为峻下之物，苦寒直降，善荡涤实热，开泄肠腑。芒硝咸软寒清，软坚破结，泻热通便，逐伏在阳之实结，治热之结。滑石味甘属土，气寒属水，禀土气而化水道之出，禀水气而清外内之热。栀子苦寒，轻飘象肺，色赤入心，体轻入气，性阴入血，禀肃降之气以敷条达之用，苦寒涤瘀郁之热，导心、肺之邪热从小便而出。四药通利清降，分消走泄，使风热从便出而泻之于下。石膏气味辛甘，质重而寒，善解横溢之热邪，由里达表，内清阳明之热，外透肌表之邪。黄芩味苦性寒，能解肌表之热，色黄中空似胆腑，能清胆肠胃之热，治在气分之热。连翘苦寒，形象心肾，禀少阴之气化，泻六经之郁火，而心经为最，治在血分之热。桔梗色白味辛而入肺，心黄味苦入肠胃，能升能降，能散能泄，可开宣肺气，清泻阳明。四药合用，可清解肺胃气血之热，兼助君药透散表邪。佐以辛甘之当归、辛温之川芎、酸甘之白芍、甘温之白术以补之。当归甘温补润，辛温行散，善养血活血。白芍酸苦微寒，善养血敛阴，兼能通顺血脉。川芎辛温行散，能行气活血、祛风止痛。白术甘温苦燥，善健脾燥湿。四药合用，既可补血活血、健脾和中，又能祛风除湿，与君臣药同用，使发汗而不伤正，清下而不伤里，从而达到疏风解表、泻热通便之效。使以甘平之甘草缓峻和中，调和诸药。诸药合用，上下分消，表里交治，于散泻之中，犹寓温养之意，汗不伤表，下不伤里，故王旭高称其为“表里气血三焦通治之剂”“名曰通圣，极言其用之神耳”。

☞ 用方要点与诀窍

1. 病位病机　病位在肺，外感风邪，里热内蕴，表里俱实。

2. 证候特点　风热犯表，里热内蕴。

3. 方证要点

（1）关键指征：①风热犯表的症状，如恶寒发热，头痛眩晕，目赤睛痛，口苦口干，咽喉不利，胸膈痞闷，咳嗽喘满；②里热内蕴的症状，如大便秘结，小便短赤，疮疡肿毒，肠风痔漏，惊狂谵语，手足瘈疭，丹瘢瘾疹。

（2）舌脉：舌红，苔黄或黄腻，脉数或浮数。

4. 主治病症　本方常用于治疗风热壅盛，表里俱实所引起的感冒、肺炎、气管炎、神经或血管性头痛、三叉神经痛、急性结膜炎、高血压、肥胖症、习惯性便秘、痔疮、荨麻疹、湿疹、头面部疖肿等。

5. 应用方法　①比例：防风∶川芎∶当归∶芍药∶大黄∶薄荷∶麻黄∶连翘∶芒硝∶石膏∶黄芩∶桔梗∶滑石∶甘草∶荆芥∶白术∶栀子=3∶3∶3∶3∶3∶3∶3∶3∶3∶6∶6∶6∶18∶12∶2∶2∶2。②药味：麻黄发汗解表宜生用，止咳平喘宜炙用；夹有瘀血者白芍改用赤芍。③用法：上药为末，每次9 g，加生姜3片，煎汤送服，一日3次。或作汤剂水煎服，一日2次。④加减化裁：若咳喘痰多，可加姜半夏化痰平喘。⑤禁忌：脾胃虚弱、气血两虚者及孕妇慎用。

用法诀窍

凡属风热壅盛，表里俱实之证，皆可应用。

☞ 用方心悟与案例精讲

1. 梅尼埃病　梅尼埃病属中医“眩晕”范畴。《素问玄机原病式·五运主病》曰：“所谓风气甚，而头目眩晕者，由风木旺，必是金衰不能制木，而木复生火。风火皆属阳，多为兼化，阳主乎动，两动相搏，则为之旋转。”

如一 50 岁女性患者，平素嗜食辛辣，形体肥胖，1 个月前无明显诱因出现眩晕，兼有口舌干燥，心烦不得眠，纳呆，大便秘结，小便短赤，于当地医院诊为梅尼埃病，予改善循环等治疗后眩晕之症虽有缓解，但仍有反复，舌质红，苔黄腻，脉弦滑。考虑眩晕因风火相煽而起，患者平素嗜食辛辣，里热炽盛，热极生风，风热上扰则眩晕、口舌干燥、心烦失眠；风盛则火愈烈，燥热内结，灼伤津液，以致大便秘结，小便短赤；腑气不通，运化失司则纳呆；舌脉亦为里热壅盛之征象。故治当泻热通便、疏风定眩，以防风通圣散加减治之：生石膏（先煎）30 g，滑石 15 g，薄荷（后下）10 g，荆芥 15 g，防风 15 g，黄芩 15 g，生栀子 15 g，大黄（冲服）10 g，芒硝（冲服）10 g，连翘 15 g，当归 20 g，川芎 15 g，麸炒白术 15 g，赤芍 15 g，生龙骨（先煎）30 g，生牡蛎（先煎）30 g。患者服药 3 剂后大便通畅，眩晕减轻。前方去大黄、芒硝，加焦神曲 15 g，山楂 15 g，以健运脾胃；淡竹叶 10 g，小通草 5 g，以渗湿泻热。患者服药 1 周后，诸症悉平。

2. 高血压 高血压属中医“眩晕”“头痛”范畴，其病因与风、火、痰、虚相关，发病早期多为实证，以肝阳上亢为主，多以平肝潜阳为治则。

如一 48 岁男性头痛患者，平素急躁易怒，高血压病史 10 余年，血压最高达 180/100 mmHg，每日口服厄贝沙坦、硝苯地平控释片，血压控制在 120/80 mmHg 左右，1 周前与人争吵后出现头部胀痛伴眩晕，血压波动在（170~180）/（90~100）mmHg，同时伴有口干口苦、心慌胸闷、腹胀、大便秘结、入睡困难等症，调整降压药物后仍未见好转，舌质红苔黄，脉弦数。考虑患者肝火炽盛，风木偏旺，与人争吵为引，怒则气上，风火相搏上扰于头面则头胀痛、眩晕、口干、口苦；肝失条达，气机不畅则心慌胸闷、腹胀；热盛伤阴则便秘；阳亢不入于阴则入睡困难；其舌脉乃风热内蕴之征象。故应清肝泻火、潜阳熄风，选用防风通圣散加味治之：生龙骨（先煎）30 g，生牡蛎（先煎）30 g，生石膏（先煎）30 g，滑石 15 g，薄荷（后下）10 g，川楝子 15 g，北柴胡 15 g，钩藤 30 g，荆芥 15 g，防风 15 g，黄芩 15 g，生栀子 15 g，连翘 15 g，当归 20 g，川芎 15 g，麸炒白术 15 g，白芍 15 g，大黄（冲服）10 g，芒硝（冲服）10 g。患者服药 1 剂后大便通畅；前方去大黄、芒硝，继服 6 剂后头部胀痛、眩晕明显减轻，仍入睡困难；加清半夏 15 g，夏枯草 15 g，以调和阴阳，患者又经 1 周治疗后，诸症基本消失，血压亦恢复在正常范围。

3. 支气管哮喘　支气管哮喘属中医“哮病”范畴。《时方妙用·哮证》曰：“哮喘之病，寒邪伏于肺俞，痰窠结于肺膜，内外相应，一遇风寒暑湿燥火六气之伤即发，伤酒伤食亦发，动怒动气亦发，劳役房劳亦发。”

如一 80 岁女性喘促患者，支气管哮喘病史 30 年，平素雾化吸入沙美特罗替卡松粉吸入剂（舒利迭）以解痉平喘，1 日前着凉后出现恶寒发热，体温达 38.8 ℃，胸闷气促，喉间痰鸣，痰黄质黏，鼻塞流涕，咽痛，纳呆，入睡困难，小便可，大便秘结，服用退热药物及平喘药物无效，舌暗红苔黄腻，脉滑数。考虑本病乃因风寒袭表，肺失宣肃所致，故当从肺论治。风寒束表，卫阳郁遏则出现恶寒、发热、鼻塞流涕；阳郁化热，上扰咽喉则咽痛；正气抗邪于外，不能固护于内，脾失健运，痰浊内生，湿浊中阻则纳呆、便秘；痰火搏结气道，肺失宣肃，则胸闷气促，喉间痰鸣，痰黄质黏，入睡困难；舌脉乃痰热互结之征象。法当清热化痰、疏风解表，选用防风通圣散合苏子降气汤加减治之：桔梗 15 g，生麻黄 10 g，滑石 15 g，薄荷（后下）10 g，清半夏 15 g，厚朴 15 g，紫苏子 15 g，竹茹 15 g，荆芥 15 g，防风 15 g，黄芩 15 g，生栀子 15 g，连翘 15 g，当归 20 g，川芎 15 g，麸炒白术 15 g，白芍 15 g，大黄（冲服）6 g，芒硝（冲服）10 g，生石膏（先煎）30 g。患者服药 3 剂后热退身凉；继服 1 周后大便通畅，喘促明显减轻，仍有黄色黏痰不易咳出。前方去大黄、芒硝、生麻黄，加党参 10 g 健脾益气，桑白皮 15 g 泻肺平喘，枇杷叶 15 g 清热化痰，服药 2 周后诸症消失。

4. 荨麻疹　荨麻疹属中医“瘾疹”“赤白游风”等范畴。《景岳全书》

曰："赤白游风，属脾肺气虚，腠理不密，风热相搏，或寒闭腠理，内热拂郁，或因虚火内动，外邪所乘，或肝火血热，风热所致。"

如一 46 岁女性患者，1 年前无明显诱因出现荨麻疹，期间反复发作，发作时周身出现大小不等、形态各异的红色风团，瘙痒难耐，入夜犹甚，大便秘结，舌红苔黄，脉数。《诸病源候论》曰："人皮肤虚，为风邪所折，则起瘾疹。"风团色红伴瘙痒属火，发无定处则为风所主，里热壅盛则大便秘结，舌脉亦为风热蕴结之征象，治宜清热凉血、祛风止痒，选用防风通圣散合消风散加味治之：荆芥 15 g，防风 15 g，桔梗 15 g，滑石 15 g，薄荷（后下）10 g，黄芩 15 g，生栀子 15 g，连翘 15 g，当归 20 g，川芎 15 g，麸炒白术 15 g，白芍 15 g，蝉蜕 6 g，炒僵蚕 10 g，羌活 10 g，紫草 10 g，刺蒺藜 15 g，白鲜皮 15 g，大黄（冲服）6 g，生石膏（先煎）30 g。服药 2 周后，风团发作时瘙痒减轻，大便正常。前方去大黄，加银柴胡 15 g，五味子 15 g，乌梅 15 g，以清热凉血、敛肺生津。服药 2 周后风团发作频率及部位减少，仍有瘙痒；效不更方，继续服用 2 周后随访未发。

第五章　肾脏用方

肾为先天之本，藏精主骨生髓，主司生殖，技巧之能从是而出。其生理功能主要体现在三个方面。一是藏精，也就是说肾脏具有闭藏、储存精气的作用。其所藏之精包涵先天之精和后天之精，是构成人体的基本物质和人体功能活动的物质基础和动力，对人体生长发育及生殖起促进作用，因其内育元阴元阳，乃五脏阴阳之根本，又对脏腑气化有着调控及推动作用，即所谓“五脏之阳气，非此不能发”“五脏之阴气，非此不能滋”。二是主水，即肾气具有调节全身水液代谢的功能，其气化作用贯穿于水液代谢全过程，是人体水液之根，对参与水液代谢的脏腑具有调节和促进之功，对水液的潴留、分布和排泻有着气化作用。三是主纳气，也就是说肺所吸入的自然界清气，需经肾气的闭藏摄纳，使其维持一定的深度，以防止呼吸表浅，所谓“肺为气之主，肾为气之根”是也。

由此可知，肾脏的生理特点是喜滋润而恶燥枯，肾精宜满溢闭藏而恶妄泻，肾气宜冲和沉降而恶虚浮耗散，肾阳宜温而恶亢烈，肾阴肾阳宜互滋互助而恶偏盛偏衰；其病理特点是肾阳易衰，肾气易虚，肾阴易亏而相火易亢，肾水易泛，临证以虚证、寒证多见。因此，根据肾的生理和病理特点，治疗肾脏疾患，在临证施方时，应遵循《内经》“肾欲坚，急食苦以坚之，用苦补之，咸泻之”“肾苦燥，急食辛以润之”的原则，使用苦味之品，苦能坚阴顺肾精闭藏、肾气周密之性，用于补法；对于肾脏来说，咸味药能软坚能下，能胜水之气，防闭藏太过，逆其性而用于泻法；辛味之药可助阳化气行水以润之。用药时，按照用药法象之理，以形、味、色、性来区分用药，凡药形似肾、色黑、味咸、气腐、性属水者，皆入于足少阴肾经，而药味辛者能润能行，苦者能坚能燥，咸者能软能下。故临证若肾失气化，在汗，闭塞不发，当用辛温桂枝宣通阳气，蒸化三焦以行水发汗；在尿，闭隐不通，当用辛温附子温肾利水；在血，下焦蓄血，当用辛苦桃仁配桂枝辛润通络，辛以润之，开腠理，布津液而通气，复肾气化之能；若肾失闭藏，相火妄动，当用黄柏、知母等苦味入肾之品，以坚之补之；若闭藏太过，则水亏火炎，当用地黄、龟甲等咸味软坚之药，防其闭藏太过，咸以泻之。

第一节　和肾之剂

和肾之剂，旨在和肾之阴阳。用药方面，或以药性不偏不倚为和，如寒温并用之法；或以药性补泻兼施为和，如辛润肾阴、苦补咸泻之用药法。总之，和肾之剂，和肾之不和而为和，具有调理肾脏的基本功能。

调和肾之基础方——六味地黄丸

六味地黄丸出自宋代钱乙的《小儿药证直诀》，由《伤寒论》之肾气丸化裁而来，为小儿肾虚所设，方药组成：熟地黄、山茱萸、山药、茯苓、泽泻、牡丹皮。钱乙认为小儿为纯阳之体，阳常有余，阴常不足；脾常不足，肝常有余。故去附、桂大辛大热之品，以熟地黄、山茱萸补精养血，以治其阴常不足；合泽泻以起阴气，重津液。因其阳常有余，恐阴虚血热，以牡丹皮清血中伏火。因其脾常不足，故以山药补脾，合茯苓渗湿而健脾，而成补小儿虚损之良剂。后世认为本方三补三泻，为滋补肾阴之基础方，凡肝肾阴虚所致的各种病症，皆可用之加减治疗。但陈修园认为“六味非补肾之正药”。张山雷也认为本方“立方大旨，无一味不从利水着想”，可助真阴，可泻兼热，至于作为补肾专药，则力不能及。笔者认为六味地黄丸非滋补肾阴之方，而是平调肾脏之基础方。盖肾之功能不外乎“藏精，主骨生髓，主水，主纳气”，其病理变化不外“肾虚和水泛”。

仲景八味肾气丸，所论治五条中有三条言小便不利，一条言小便反多，一条言下肢水肿（脚气），未言肾阳虚和阴虚的表现，皆属气不化水，水液代谢失常，所以八味肾气丸功效在于充肾气而和阴阳。六味地黄丸去掉桂附之辛热，微微生火，鼓舞肾气，全在平调肾之阴阳水火。

☞ 配伍法度与方义

六味地黄丸是基于《素问·至真要大论篇》“湿淫于内，治以苦热，佐以酸淡，以苦燥之，以淡泻之”之说，依肾之性而设的和肾之剂。本方君以甘苦入肾之熟地黄坚之、补之：熟地黄滋补肾阴，填精益髓，壮水之主。臣以酸味之山茱萸收之，甘淡之山药泻之：山茱萸酸涩微温，酸养肝血，涩固肾精，乙癸同治，收少阳之火以滋厥阴之液；山药味甘入脾，咸入肾，又其性收涩，故可补脾固肾，补土益水以滋肾阴。二者与熟地黄相配，肾肝脾三阴并补，以补肾为主。佐以苦辛之牡丹皮补之、润之，甘淡之泽泻、茯苓泻之：牡丹皮益少阴，平虚热，可清血中之伏火；泽泻生于浅水而味咸，故入肾，可利小便以清相火，且能行地黄之滞，引诸药速达肾经；茯苓淡渗利湿，健运脾胃，既可益生化之源，又可助泽泻以泻肾浊，助真阴得复其位。诸药合用，补泻兼施，寒温并用，阴阳互济，为调和肾脏之基础方。

本方依据患者症状病机之变化，可以不同之药味为君。正如《增评医方集解》谓：“钱氏加减法，血虚阴衰，熟地为君；精滑头昏，山萸为君；小便或多或少，或赤或白，茯苓为君；小便淋漓，泽泻为君；心虚火盛及有瘀血，丹皮为君；脾胃虚弱，皮肤干涩，山药为君。”

☞ 用方要点与诀窍

1. 病位病机　病位在肾，肾阴不足，虚火上炎。

2. 证候特点　肾阴亏虚，易夹虚火，阴虚内热，但以阴虚为重。

3. 方证要点

（1）识别本方证的关键指征：①肝肾阴虚的症状，如头晕目眩，腰膝酸软，耳鸣耳聋；②虚火内盛的症状，如盗汗，骨蒸潮热，手足心热，口燥咽干；③肾虚失摄的症状，如遗精；④气化失司的症状，如小便淋漓。

（2）舌脉：舌红少苔，脉沉细略数。

4. 主治病症　本方常用于治疗肝肾阴虚所引起的腰痛、水肿、喘证、阳痿、遗精、盗汗、更年期综合征、头摇手颤、糖尿病、慢性肾炎等病症，还可用于治疗夜间多尿、血管性痴呆、癫痫、失眠、白细胞减少症、便秘、月经不调、不孕、不射精症、小儿遗尿、腰肌劳损、足跟痛等。

5. 应用方法　①比例：熟地黄∶山茱萸∶山药∶茯苓∶泽泻∶牡丹皮＝8∶4∶4∶3∶3∶3。②药味：山药以怀山药为宜。③用法：诸药提纯研末，炼蜜为丸，如梧桐子大，空心温水化下三丸。或诸药煎煮去渣，分次服用。

用法诀窍

凡属肝肾阴虚之证，皆可应用。

☞ 用方心悟与案例精讲

1. 更年期综合征　《素问·上古天真论篇》言女子“七七，任脉虚，太冲脉衰少，天癸竭，地道不通，故形坏而无子也。”更年期妇女肾虚天癸竭，冲任亏虚，水不涵木，则肝阳上亢，故治当滋补肾阴、养血柔肝。

如一 52 岁女性患者，1 年前无明显诱因出现入睡困难、多梦之症，且伴有急躁易怒，胸闷憋气，烘热汗出，心慌，晨起口苦，时有头晕及胁肋疼痛，舌淡嫩苔薄白，脉寸弦尺沉。患者于 49 岁绝经，结合其症舌脉，乃肾虚肝郁之征象。肾精亏虚，肝失濡养，肝不敛魂，则入睡困难，多梦；肝肾阴虚，清窍失养，则头晕；肝失疏泻，则急躁易怒，胸闷憋气；肝气郁滞，则胁肋疼痛；气郁化火，肝火上炎，则口苦；阴虚火旺，虚火上炎，则烘热汗出。故治疗本病当以滋阴疏肝为根本大法，选用滋水清肝饮（六味地黄丸加味而成）治疗：熟地黄 20 g，山茱萸 15 g，山药 15 g，茯苓 15 g，泽泻 15 g，牡丹皮 15 g，柴胡 15 g，白芍 20 g，香附 10 g，以补益肝肾、疏肝行气；当归 20 g，以补血行血；栀子 15 g，以清泻郁热；酸枣仁 30 g，以养血安神；酌加首乌藤 30 g，合欢花 15 g，生龙骨（先煎）30 g，生牡蛎（先煎）30 g，以安神助眠。患者服药 1 周后，口苦之症消失，失眠、胸闷、憋气、心慌、胁肋疼痛之症明显好转。前方去香附，加浮小麦、五味子各 15 g，以加强敛汗之力。又经 1 个月治疗，诸症尽除。

2. 腰痛　**腰为肾之府，若肾阴亏虚，腰失濡养，可出现腰部酸痛之症。余曾用六味地黄丸治疗一肾虚腰痛的患者。**

该患者 60 岁，女性，半个月前无明显诱因出现腰部酸痛之症，且伴有周身乏力，口干喜饮，头晕，心慌，入睡困难，舌红苔薄，脉弦细。患者舌脉为阴虚火旺之征象，结合其症状，可知腰部酸痛乃肾阴亏虚所致。肾阴亏虚，津液亏少，则口干喜饮；清窍失养，则头晕；筋肉失养，则周身乏力；阴虚火旺，虚火扰心，则心慌、入睡困难。故法当滋补肝肾，以六味地黄丸加味治之：熟地黄 20 g，山茱萸 15 g，山药 15 g，茯苓 20 g，泽泻 20 g，牡丹皮 15 g，以滋补肝肾；酌加黄连 10 g，阿胶（烊化）10 g，以滋阴降火；狗脊 30 g，小茴香 5 g，怀牛膝 30 g，以补肾止痛；穿山甲 3 g，以通经止痛；延胡索 30 g，以活血止痛；首乌藤 30 g，合欢花 15 g，以安神助眠。服药 1 周后，腰部酸痛、入睡困难之症明显好转，舌红苔薄黄，脉弦细。前方去黄连、阿胶、合欢花，加鹿角霜 15 g，玄参 30 g，以加强养阴生津之功。又服药 1 周后，诸症皆有所好转；继服 1 周后，诸症尽除。

3. 喘证　**《类证治裁·喘症》曰："肺为气之主，肾为气之根，肺主出气，肾主纳气，阴阳相交，呼吸乃和。若出纳升降失常，斯喘作焉。"余尝治疗一因肾失纳气所致之喘证，疗效颇佳。**

该患者 76 岁，女性，8 年前感冒后出现喘息之症，服西药治疗后略有好转，但仍时有反复，故前来就诊。现时有喘息，冬季尤甚，动辄加重，腰部酸痛，周身疲乏，耳鸣，舌暗淡苔白，脉沉细，胸部正侧位 X 线片示双下肺纹理增重，舌脉乃肾虚兼有痰瘀之征象。肾虚失纳，则喘息；

精气亏虚，腰失濡养，经脉不通，则酸痛；痰瘀阻络，则周身疲乏；肾开窍于耳，耳失濡养，则耳鸣。法当补肾纳气、宣发平喘，以六味地黄丸合小青龙汤加减治之：熟地黄 20 g，山茱萸 15 g，山药 15 g，茯苓 20 g，泽泻 20 g，牡丹皮 15 g，炙麻黄 10 g，干姜 10 g，细辛 10 g，炙甘草 10 g，赤芍 20 g，五味子 15 g，以补肾纳气，宣肺平喘；杏仁 10 g，以敛肺平喘；骨碎补 15 g，以补肾止痛；煅磁石 30 g，以镇静息鸣。患者服药 7 剂后，耳鸣之症消失，余症皆有所减轻；继服前方治疗半个月后，诸症尽除。

4. 糖尿病　**糖尿病属中医“消渴”的范畴。《石室秘录》云：“消渴一证，虽分上中下，而肾虚以致渴，则无不同也。”肾精亏虚，阴虚内热，则易发为消渴。对于糖尿病体胖患者，余常从脾论治；对于糖尿病体瘦者，余多从肾论治，尝用六味地黄丸治疗本病。**

如一 60 岁男性患者，2 年前无明显诱因出现口干喜饮以及消瘦，于社区医院查空腹血糖 9.8 mmol/L，餐后 2 小时血糖 16.6 mmol/L，诊断为 2 型糖尿病，口服多种降糖药物，但症状未见明显改善，且血糖控制不佳，故而来诊。现口干喜饮，消瘦，乏力，心烦失眠，时有盗汗，小便可，大便干，舌红少苔，脉细数，查空腹血糖 9.5 mmol/L，餐后 2 小时血糖 15.6 mmol/L。该患者肾精亏虚，阴虚火旺，虚火上炎，致口干喜饮、心烦失眠、盗汗；阴虚则周身失于濡养而消瘦、乏力；舌脉乃阴虚热盛之征象。故法当滋阴降火，予六味地黄丸加减治之：生地黄 20 g，山茱萸 15 g，山药 15 g，茯苓 20 g，泽泻 20 g，牡丹皮 15 g，以调补肾之阴阳；加黄连 30 g，苍术 10 g，玄参 30 g，黄芪 30 g，酸枣仁 30 g，五味子 15 g。患者服药 2 周后，口干、乏力、心烦、盗汗明显改善，空腹血糖 8 mmol/L。前方加丹参 30 g，生石膏（先煎）30 g。服药 2 周后，复查空腹血糖 6.5 mmol/L，餐后 2 小时血糖 10.1 mmol/L，诸症尽除。嘱其饮食调控。

5. 白细胞减少症　**白细胞减少症多属于中医“虚劳”的范畴，与先天禀赋不足、后天失调、患疾失治、病后失养或久积内伤等因素有关，与**

脾肾二脏关系密切。余临床治疗本病在辨证论治的基础上，常加用大剂量的鸡血藤以助升白之用。

如一 42 岁女性患者，有白细胞减少症病史两年余，曾间断服用利可君片治疗，白细胞计数仍维持在（2.0~3.0）$\times 10^9$/L，故而来诊。现周身乏力，腰膝酸软，纳少，寐欠安，入睡困难，二便可，舌淡嫩苔薄白，脉细弱，月经延期、量少、色鲜红，查血常规示 WBC 2.3$\times 10^9$/L。考虑本病乃因肾精亏虚，气血不足所致。肾精肾阴亏虚，周身失于濡养，则乏力、腰膝酸软、月经量少；脾失健运，则纳少；气血亏虚，心神失养，则入睡困难；舌脉乃气血亏虚之征象。故法当滋阴补肾、益气养血，方用六味地黄丸合八珍汤治之：熟地黄 20 g，山茱萸 15 g，山药 20 g，茯苓 20 g，泽泻 20 g，牡丹皮 15 g，以调补肾之阴阳；酌加当归 20 g，白芍 20 g，生黄芪 30 g，党参 15 g，炒白术 15 g，炙甘草 15 g，以补益气血；鸡血藤 120 g，以升白细胞；酸枣仁 30 g，首乌藤 30 g，以助眠。患者服药 1 周后，症状均有所缓解，复查血常规示 WBC 3.0$\times 10^9$/L；继前方服用 1 个月，诸症基本消失，偶有入睡困难，复查血常规示 WBC 4.2$\times 10^9$/L。

6. 慢性肾炎（肾虚水肿） 慢性肾炎属中医“水肿”的范畴。《景岳全书·肿胀》云：“夫所谓气化者，即肾中之气也，即阴中之火也。阴中无阳，则气不能化，所以水道不通，溢而为肿。故凡治肿者必先治水，治水者必先治气。”余于临床治疗肾虚水肿，阳虚不著者，常用六味地黄丸作为基础方加减治疗。

如一 50 岁女性患者，诉颜面及下肢浮肿两年余，于当地医院诊断为慢性肾炎，并予中西药治疗，但未见明显好转，故而来诊。现眼睑及下肢浮肿，神疲乏力，腰酸形瘦，纳少，寐差，尿少，大便略干，舌淡红少苔，脉沉细，查尿常规示尿蛋白（+++）、白细胞（++）、隐血（++）、颗粒管型 2~3/HP。考虑该病乃肾虚不能制水，水液泛溢肌肤所致。肾虚膀胱气化不利，则尿少；脾失健运，则纳少；肾阴不足，则寐差便干；舌脉亦有阴虚之象。故法当调补肾之阴阳，予六味地黄丸加减治之：熟地黄 20 g，山茱萸 15 g，山药 20 g，茯苓 30 g，泽泻 30 g，牡丹皮 10 g，以调补肾之阴阳；酌加附子 10 g，以助阳化气；枸杞子 15 g，怀牛膝 15 g，以滋补肾阴，以助阴中求阳；益母草 40 g，白花蛇舌草 30 g，以分利浊毒；仙鹤草 30 g，以养血止血。患者服药半个月后，水肿明显减轻，尿量增多，余症皆有所好转，查尿常规示尿蛋白（++）、白细胞（++）、隐血（++）、颗粒管型 2~3/HP。前方加重山药用量至 30 g，加炒白术 15 g，神曲 15 g，以健脾；加升麻 10 g，益智仁 30 g，金樱子 30 g，棕榈炭 30 g，以升提收敛固摄。服药 2 个月后，水肿基本消失，余症尽除，复查尿常规示隐血（–）。

第二节　补肾之剂

补肾之剂，或补肾气及肾之阴阳；或补在肝者，养血以滋肾阴；或补在脾者，补后天以养先天。在用药方面，则主以甘苦之品以益肾阴，以甘温、辛甘之品以助肾阳；以甘平之品健脾以益肾阴；以酸收之品养肝滋肾阴。总之，补肾之剂，补肾之不足为补。

补益肾气第一方——肾气丸

肾气丸出自汉代张仲景的《金匮要略》，由附子、桂枝、干地黄、山药、山茱萸、茯苓、泽泻、牡丹皮组成，乃补益肾气之名方。仲景设“八味肾气丸”，论治五条中三条言小便不利，一条言小便反多，一条言脚气，皆属“气不化水”，水液代谢失常所致。此方功效全在于充肾气而和阴阳，乃后世补益肾气的标杆。临证凡肾气亏虚所致各种病症，皆可用之加减治疗。

☞ 配伍法度与方义

肾气丸是基于《素问·至真要大论篇》“形不足者温之以气，精不足者补之以味”“湿淫于内，治以苦热，佐以酸淡，以苦燥之，以淡泻之”之说，依肾之性而设的补肾之剂。本方君以辛味之附子、桂枝温之：附子辛热纯阳，其性走而不守，可通行十二经，补先天命门真火；桂枝辛甘而温，为温通阳气之要药。二药相合，于水中补火，益火之源，补肾阳之虚，助气化之复。臣以甘苦之地黄坚之、补之，甘淡之山药泻之，酸涩之山茱萸收之：干地黄味厚，可滋阴补肾，直入少阴而壮肾中真水；山药性味甘平，皮黄入脾，得土中之专精，又其体滑多涎且黏稠色白，犹如肾所藏之精，故既能补益脾肾之精气，又能强阴固肾；山茱萸可补益肝肾，固涩精气。三药合用，肝脾肾三脏并补，养血益精。君臣相配，阴阳并补，填精化气以助肾之气化，且阳药得阴药之柔润则温而不燥，阴药得阳药之温通则滋而不腻，二者相辅相成。肾阴失守，虚火燎上，欲纳归宅，非降泻不能收摄，故佐以甘淡之茯苓、泽泻泻之，苦辛之牡丹皮润之：茯苓渗湿健脾，降阴中之阳；泽泻利小便起肾气，降阴中之阴；牡丹皮苦辛而寒，能清透相火之伏郁，而助肾气之微生，其与滋阴之药同用，则开合兼行，使补而不滞。泽泻、茯苓与肉桂、附子相伍，可增行水化饮之力。牡丹皮与肉桂合用，能温行血脉，使气脉常通而肾气有余。诸药合用，助阳之弱以化水，滋阴之虚以生气。大队滋阴填精药中，佐以少量温阳补火之品，意在“水中补火”“精中求气”。本方以补为主，兼行通利，寓泻于补，补而不滞，从而振奋肾阳，使气化复常。

☞ 用方要点与诀窍

1. 病位病机　病位在肾，肾阳亏虚，气化失司。

2. 证候特点　肾阳不足，肾气亏虚，易夹湿、夹痰、夹瘀。

3. 方证要点

（1）关键指征：①阳虚失煦的症状，如腰部疼痛，下半身寒凉、痿软无力，少腹拘急；②气化失司的症状，如小便不利或失禁，水肿；③肾虚失摄的症状，如阳痿早泻。

（2）舌脉：舌淡胖，少苔，脉沉弱。

4. 主治病症　本方常用于治疗肾阳亏虚所引起的水肿、尿频、阳痿、早泄、不育、不孕等病症，还可用于治疗慢性肾小球肾炎、肾病综合征、慢性支气管炎、支气管哮喘、膀胱咳、肠易激综合征、慢性腹泻、更年期综合征、梦交、产后痹证、骨质疏松、跟痛症、顽固性遗尿等。

5. 应用方法 ①比例：附子：桂枝：干地黄：山药：山茱萸：茯苓：泽泻：牡丹皮=1：1：8：4：4：3：3：3。桂枝大剂量40 g以上可通阳、下气，中剂量20~40 g主要用于利水、行瘀，小剂量10~15 g多用于和营、补中。②药味：干地黄可用熟地黄代替；若命门火衰，下焦虚寒用肉桂；肾水泛滥，气血瘀滞用桂枝。③用法：诸药为细末，炼蜜和丸，如梧桐子大，酒下十五丸，日再服。或诸药煎煮去渣，分次服用。

用法诀窍

凡属肾气亏虚之证，皆可应用。

☞ 用方心悟与案例精讲

1. 膀胱咳 《素问·咳论篇》云："肾咳不已则膀胱受之，膀胱咳状，咳而遗溺。"余尝运用肾气丸治疗一膀胱咳患者，疗效颇佳。

该患者72岁，女性，诉冬季患咳嗽，兼气喘，数月不愈，现愈咳愈剧，气喘不能平卧，咳吐痰涎、其味颇咸，小便清长，咳而遗尿。就诊时，见患者坐卧床头，口张气短，咳嗽阵阵，咳则吐出白色稀痰，并且床上垫着塑料纸并毛巾，咳而遗尿，家人须频频为其易置毛巾，日达10余次，伴两足及面部浮肿，畏寒肢冷，腰背酸痛，舌淡胖苔白，脉沉弱。该患者不能平卧，咳吐痰涎色白质稀、其味颇咸，小便清长，咳而遗尿，知其咳喘在肾，证属肾虚失摄；伴两足及面部浮肿，畏寒肢冷，腰背酸痛，知其为阳虚水泛；舌脉亦为阳虚之象。故治当温补肾气，兼以蠲饮止咳，方以金匮肾气丸合苓甘五味姜辛半夏杏仁汤及缩泉丸加减：附子15 g，桂枝15 g，熟地黄20 g，山药20 g，山茱萸15 g，茯苓20 g，泽泻15 g，牡丹皮15 g，以温补肾气；酌加细辛10 g，干姜10 g，五味子15 g，杏仁10 g，以蠲饮止咳；乌药10 g，益智仁30 g，以补肾固本。患者治疗1周后，诸症明显好转。前方加金樱子30 g，以加强固摄之力。又服药2周后，诸症尽除。

2. 尿频　《素问·灵兰秘典论篇》曰："膀胱者，州都之官，津液藏焉，气化则能出矣。"尿频之症多因肾气不固，膀胱约束无能，气化不宣所致。余在治疗肾气亏虚所致尿频之症时，多以肾气丸加减化裁。

如一49岁女性患者，诉尿频7年，经中西医治疗均无明显好转，现小便每半小时一次，且伴有周身乏力，双下肢畏寒，失眠，入睡困难，睡后易醒，醒后难以入睡，多梦，舌淡略暗，苔黄略腻，脉沉细，月经偶有血块。因患者受失眠之症困扰严重，情绪抑郁，考虑为肝郁血虚所致；其舌脉亦有血虚血瘀兼湿热之征象。遂先以疏肝解郁之法为主，以安神助眠，再辅以收涩止尿之品，方用逍遥散加减治之：当归20 g，赤芍15 g，柴胡15 g，茯苓15 g，炒白术15 g，炙甘草10 g，生姜10 g，薄荷（后下）10 g，以养血柔肝；酌加黄连10 g，阿胶（烊化）10 g，酸枣仁30 g，首乌藤30 g，合欢花15 g，以安神助眠；金樱子30 g，芡实20 g，以止尿；黄芩10 g，以清利湿热；川芎15 g，以活血化瘀。患者服药7剂后，失眠之症有所改善，尿频之症略有好转，舌淡略暗苔黄，脉沉细。因周身乏力、双下肢畏寒之症未见好转，考虑患者仍为肾阳亏虚，尿频乃肾虚下元失固、膀胱气化失常所致。故当温肾益气，以肾气丸为主治之：附子15 g，桂枝15 g，熟地黄20 g，山药20 g，山茱萸15 g，茯苓20 g，泽泻15 g，牡丹皮15 g，以温补肾气；酌加金樱子30 g，炒芡实30 g，以固泉；生龙齿（先煎）20 g，煅牡蛎（先煎）30 g，酸枣仁30 g，首乌藤30 g，合欢花15 g，以安神助眠；川芎15 g，以活血行气。患者服药7剂后，周身酸痛、下肢寒凉及尿频之症明显减轻，失眠之症有所好转；继服药1个月后，诸症痊愈。

3. 下肢水肿　《医宗必读·水肿胀满》曰："水虽制于脾，实统于肾，肾本水脏，而元阳寓焉。命门火衰，既不能自制阴寒，又不能温养脾土，则阴不从阳而精化为水，故水肿之证，多属火衰。"对于肾阳亏虚所致之水肿，余常用真武汤、肾气丸之类加减治疗。

如一70岁女性患者，诉双下肢水肿3年余。患者于3年前无明显诱因出现双下肢反复凹陷性水肿，未系统治疗，近来水肿之症加重，遂前来就诊。现双下肢反复凹陷性水肿，午后尤甚，腰部酸痛，纳寐尚可，小便清长，夜尿频，大便清稀，舌暗淡苔薄白，脉沉细。查：双下肢Ⅱ度水肿。尿常规示：尿蛋白（++），24小时尿蛋白定量1.15 g/24h，血肌酐150 mmol/L，血尿素氮8.3 mmol/L。既往患慢性肾小球肾炎病史。该病乃因肾阳亏虚，阳不化气，水湿停聚于下肢所致。肾阳亏虚，腰部失于温煦，则酸痛；膀胱气化失司，则小便清长，夜尿频；阳虚水谷不化，则大便清稀；舌脉乃阳虚之征象。故治当温肾助阳、化气行水，予肾气丸加减治之：附子15 g，桂枝15 g，熟地黄20 g，山药20 g，山茱萸15 g，茯苓20 g，泽泻20 g，牡丹皮10 g，以温补肾气；酌加土茯苓60 g，白花蛇舌草30 g，益母草30 g，川牛膝30 g，车前子（包煎）30 g，以分利浊毒。患者服药2周后，水肿明显减轻，腰痛消失，大便正常。前方加金樱子30 g。续服2周后，诸症痊愈。查尿常规：蛋白（–），24小时尿蛋白定量0.40 g/24h，血肌酐130 mmol/L，血尿素氮6.8 mmol/L。

4. 阳痿 《景岳全书·杂证谟》曰："凡男子阳痿不起，多由命门火衰，精气虚冷，或以七情劳倦，损伤生阳之气，多致此证。"余尝用肾气丸治疗本病，疗效颇佳。

如一40岁男性患者，诉阳痿3年余。该患者年轻时房事不节，于3年前逐渐出现阳事不举，曾经多方治疗，未见明显好转而来诊。现阳事不举，精神萎靡，腰膝酸软，耳鸣，畏寒，纳寐尚可，二便调，舌淡胖苔薄白，脉沉细，国际勃起功能评分表（IIEF）评分14分。该病乃患者年轻时房事不节，纵欲竭精，导致命门火衰，宗筋失养所致。肾阳亏虚，失于温煦，则精神萎靡，腰膝酸软，畏寒；肾开窍于耳，肾阳亏虚，耳失濡养，则耳鸣；舌脉亦为阳虚之象。故法当补肾温阳，以肾气丸加减治疗：附子15 g，肉桂15 g，熟地黄20 g，山药20 g，山茱萸15 g，茯苓20 g，泽泻15 g，牡丹皮15 g，以补肾温阳；酌加淫羊藿15 g，阳起石15 g，巴戟天15 g，以补肾壮阳。配合针刺取穴：关元、肾俞、大赫、足三里、阴陵泉、三阴交。患者取侧卧位，所选穴位常规消毒，针刺深度以得气为度，得气后关元、大赫、足三里施以意气热补法，余穴施以徐疾提插补法，留针30分钟，每日1次。患者经2周治疗后，阳痿好转，每日晨起有勃起，余症皆有所好转，舌淡胖苔薄白，脉沉细。前方加煅磁石（先煎）20 g，桃仁15 g，继前治疗。患者经2个月治疗后，阳事随愿，IIEF评分24分，疾病告愈。

滋阴补肾第一方——大补阴丸

大补阴丸原名大补丸，出自元代朱震亨的《丹溪心法》，可"降阴火，补肾水"，由熟地黄、龟甲、黄柏、知母、猪脊髓组成，为治疗阴虚火旺之常用方。此方未重用补阴药，而名大补阴丸者，乃治火以救其阴，留一分阴液，便有一分生机，保一分元气。临证凡阴虚火旺所致的各种病症，皆可用之加减治疗。

☞ 配伍法度与方义

大补阴丸是依肾之性而设的补肾之剂。本方君以咸味之龟甲、熟地黄泻之：熟地专补肾脏真水，兼培黄庭后土，诸脏皆受其荫，故能补五脏之真阴；龟甲甘咸微寒，禀北方之气而生，乃血肉有情之品、阴中至阴之物，可益肾滋阴。二者相须为用，大补肾阴以培其本，滋阴以降火，正所谓"壮水之主，以制阳光"。臣以苦味之黄柏、知母坚之：黄柏苦寒，可制相火以退虚热，滋肾水以坚肾阴；知母辛苦寒滑，可润肾滋阴，泻肾家有余之火，其与黄柏相须为用，可泻相火而保肾阴。正如李时珍所言："知母佐黄柏，滋阴降火，有金水相生之义。古云黄柏无知母，犹水母之无虾也。盖黄柏能制命门、膀胱阴中之火，知母能清肺金，滋肾水之化源。"二者重在清其源。佐以猪脊髓有"以髓补髓"之义，且能通于肾与命门；又以甘润蜂蜜为丸，既能助熟地黄、龟甲以滋阴，又能制黄柏之苦燥。诸药合用，滋补肾阴以培其本，清泻相火以治其标，补泻兼施，标本兼治。

☞ 用方要点与诀窍

1. 病位病机　病位在肾，肾阴亏虚，真阴不足，虚火上炎。

2. 证候特点　肝肾阴虚，阴虚火旺。

3. 方证要点

（1）关键指征：①阴虚失养的症状，如耳鸣耳聋，失眠多梦；②虚火蒸腾的症状，如骨蒸潮热，遗精盗汗，五心烦热，咳嗽咯血。

（2）舌脉：舌红少苔，脉数而有力。

4. 主治病症　本方常用于治疗肝肾阴虚所引起的失眠、盗汗、发热、痿证、闭经、阳痿、早泄、梦遗等病症，还可用于治疗肾病综合征、慢性肾炎、系统性红斑狼疮、再生障碍性贫血、糖尿病周围神经病变、甲状腺功能亢进症、更年期综合征、阴干症、阴茎异常勃起、不育症、血精症、脑鸣等。

5. 应用方法　①比例：熟地黄∶龟甲∶黄柏∶知母＝ 3 ∶ 3 ∶ 2 ∶ 2。②药味：龟甲以醋龟甲为宜，黄柏以川黄柏为宜。③用法：诸药提纯为末，猪脊髓蒸熟，炼蜜为丸。每服七十丸，空心盐白汤送下。或诸药煎煮去渣，分次饭前服用。

用法诀窍

凡属肾阴虚竭，虚火上炎之证，皆可应用。

☞ 用方心悟与案例精讲

1. 失眠　真阴精血不足，阴阳不交，神不安其室则失眠，治疗可用大补阴丸加减。

如一 61 岁女性失眠患者，诉 3 年前无明显诱因出现失眠之症，未系统治疗，近来失眠之症加重，遂前来就诊。现入睡困难，睡后易醒，舌面有裂痕且伴有灼痛，口干喜饮，时有头晕、心悸，大便 2~3 日一行、质干，小便可，舌红龟裂苔薄白，脉细数。该患者口干喜饮，舌面龟裂，大便干，均为阴虚之象，考虑失眠之症乃肝肾阴虚，无以制阳，心肾不交所致；髓海失养，则头晕；虚火上扰于心，则心悸，舌裂灼痛；大肠失润，则大便干。故法当滋阴降火，选用大补阴丸加减治之：熟地黄 20 g，龟甲（先煎）15 g，黄柏 15 g，知母 15 g，以滋阴降火；酌加珍珠母（先煎）30 g，生龙骨（先煎）30 g，生牡蛎（先煎）30 g，以重镇安神；酸枣仁 30 g，首乌藤 30 g，茯苓 15 g，合欢花 15 g，以安神助眠；黄连 15 g，阿胶（烊化）10 g，以滋阴降火安神。配合针刺治疗，取穴：内关、神门、然谷、太冲、三阴交、太溪。患者经治 1 周后，失眠之症明显减轻，余症皆有所好转，舌嫩红苔薄白，脉沉细。前方去茯苓，加玄参 30 g，以增强滋阴之力。患者经过 1 个月的治疗后，诸症消失而告愈。

2. 脑鸣　《灵枢·海论》云："髓海有余，则轻劲多力，自过其度；髓海不足，则脑转耳鸣，胫酸眩冒，目无所见，懈怠安卧。"真阴不足，髓海亏虚，则可发生脑鸣，可以大补阴丸为基本方治疗。

如一 60 岁女性脑鸣患者，11 年前无明显诱因出现脑鸣之症，经多家医院予西药、针灸治疗，未见明显好转，遂前来就诊。现脑鸣时作，右耳听力减退，五心烦热，腰部酸痛，纳可，寐欠安，入睡困难，二便调，舌暗红苔薄，脉沉细。余初辨为血虚肝旺之证，以逍遥散加磁石、石菖蒲、玄参、川牛膝、蝉蜕治之。患者服用 2 周后仍未见明显好转。细察其舌脉，有阴虚之象，考虑脑鸣之症乃肾阴亏虚所致。肾开窍于耳，耳失滋养，则听力减退；阴虚火旺，上扰心神，则五心烦热；腰为肾之府，肾精亏虚，则腰部酸痛；阴阳失和，则失眠。故改用大补阴丸为基本方加减治疗：熟地黄 20 g，龟甲（先煎）15 g，黄柏 15 g，知母 15 g，以滋阴降火；酌加磁石（先煎）30 g，以重镇安神；石菖蒲 30 g，远志 20 g，以开窍止鸣；酸枣仁 30 g，茯苓 20 g，以安神助眠；玄参 30 g，以滋阴；川芎 10 g，以活血化瘀。患者经 1 周治疗后，脑鸣、夜寐略有好转，心烦、腰痛有所减轻，舌淡暗苔薄，脉沉细。前方加黄连 15 g，阿胶（烊化）10 g，以滋阴安神；骨碎补 20 g，以补肾止痛。患者服药 7 剂后，诸症皆有所好转；继以前方调治 1 个月后，诸症基本消失。

3. 盗汗　《医学正传·汗证》曰："若夫自汗与盗汗者，病似而实不同也。其自汗者，无时而濈濈然出，动则为甚，属阳虚，胃气之所司也。盗汗者，寐中而通身如浴，觉来方知，属阴虚，营血之所主也。大抵自汗宜补阳调卫，盗汗宜补阴降火。”可见盗汗病机与阴虚密切相关。笔者临床亦常以大补阴丸来治疗阴虚盗汗之症。

如一50岁男性盗汗患者，3年前无明显诱因出现夜间盗汗之症，未系统治疗，故而来诊。现夜间睡觉后肌肤烘热汗出，且伴有心烦、腰酸之症，舌红苔少，脉细数。此盗汗之症乃因肾阴亏虚，虚火蒸腾，迫津外泻所致。虚火上扰心神，则心烦；腰失濡养，则腰酸；舌脉亦有阴虚火旺之征象。故本病当从肾论治，法当滋阴降火，以大补阴丸为基本方加减治疗：熟地黄20 g，龟甲（先煎）10 g，黄柏15 g，知母15 g，玄参30 g，以滋阴降火；酌加五味子15 g，浮小麦15 g，煅牡蛎（先煎）30 g，以收敛止汗；杜仲15 g，桑寄生15 g，以补肾强腰。患者经治1周后盗汗之症明显减轻。继前方调治2周后，诸症尽除。

滋补肝肾之名方——左归丸

左归丸出自明代张介宾的《景岳全书》，由熟地黄、山药、枸杞子、山茱萸、川牛膝、鹿角胶、龟甲胶、菟丝子组成，为填补肝肾真阴之名方。临证凡真阴不足，精髓亏损所致的各种病症，皆可用之加减治疗。

☞配伍法度与方义

左归丸是基于《素问·阴阳应象大论篇》中“精不足者，补之以味”之说而设的补肾之剂。本方君以甘苦之熟地黄补肾：熟地黄味甘微苦，味厚气薄，可滋肾填精，大补真阴。臣以酸涩之山茱萸补肝，甘淡之山药补脾，甘味之枸杞子、龟甲胶和鹿角胶补益精血，甘温之鹿角胶补肾温阳：山茱萸气平，味酸涩，主收敛，暖腰膝，壮阴气，涩精固阴；山药味微甘淡，可补脾益阴，涩精固肾；枸杞子味甘微辛，可升可降，味重而纯，可补肾益精，养肝明目；龟、鹿二胶，为血肉有情之品，峻补精髓，其中龟甲胶微甘微咸，性微寒，偏于补阴，鹿角胶味甘咸，性温，偏于补阳，在补阴之中配伍补阳之药，取“阳中求阴”之义。佐以甘味之川牛膝、菟丝子补肾助阳：菟丝子味甘辛，气微温，其性能固，入肝、脾、肾三经，可补髓填精；川牛膝味苦甘，性微凉，性降而滑，可补髓填精，益阴活血。诸药合用，甦壮肾水之主，培补肾阴之精。本方八味药，峻补真阴，补而不泻，阳中求阴，阴阳双补，为滋补肾阴之专方。

☞ 用方要点与诀窍

1. 病位病机　病位在肾，真阴不足，精髓亏损。

2. 证候特点　真阴不足证，虚火不明显。

3. 方证要点

（1）关键指征：①阴虚失养的症状，如头晕目眩，腰膝酸软，形体消瘦，口舌干燥；②阴损及阳致卫表不固的症状，如自汗，盗汗；③肾虚失摄的症状，如遗精滑泄。

（2）舌脉：舌红少苔，脉细。

4. 主治病症　本方常用于治疗肾精亏虚所引起的痴呆、腰痛、闭经、绝经前后诸症、不孕症、月经过少、阳痿、早泄、男子不育、骨质疏松症等，还可用于治疗便秘、慢性肾功能衰竭、糖尿病肾病、白细胞减少症、慢性再生障碍性贫血、癫痫、产后虚劳、阴道干燥症、男性更年期综合征、精液异常不育症等。

5. 应用方法　①比例：熟地黄∶山药∶枸杞子∶山茱萸∶川牛膝∶鹿角胶∶龟甲胶∶菟丝子＝2∶1∶1∶1∶1∶1∶1∶1。②药味：山药以怀山药为宜，枸杞以宁夏枸杞为好，鹿角胶可用鹿角霜代替。③用法：先将熟地黄蒸烂，杵膏，其他药研末，然后加诸药炼蜜为丸，如梧桐子大，每食用滚汤或淡盐汤送下百余丸。或诸药煎煮去渣，加少许蜂蜜，分次服用。

用法诀窍

凡属真阴不足之证，皆可应用。

☞ 用方心悟与案例精讲

1. 痴呆　余认为血管性痴呆的病机关键是脑髓空虚，痰瘀痹阻，神机失用，治疗当以养精益髓、清浊开闭为基本法则。余曾以左归丸加减治疗本病，疗效颇佳。

如一男性患者，65岁，诉反应迟钝，伴右侧肢体活动不利1个月。该患者1个月前，饮酒后出现右侧肢体活动不利，神昏，遂就诊于天津市人民医院，查头颅CT示左基底节出血，予甘油果糖等药物静脉滴注，经治遗有右侧肢体活动不利，反应迟钝，记忆力减退，计算力差，运动性失语，纳可，失眠，大便3~4日一行，小便失禁，舌红无苔，脉沉细。该病乃肝肾亏虚，髓海不足，脑脉失养所致。肾司二便，若肾精亏虚，肾虚不固，则小便失禁；阴虚大肠失于濡润，则大便艰涩难下；阴虚血不舍神，则失眠；舌脉乃阴虚热盛之征象。故治当填精益髓、滋阴养血，以左归丸合定志益聪方加减治疗：熟地黄20 g，山药15 g，山茱萸15 g，枸杞子30 g，菟丝子15 g，川牛膝30 g，党参15 g，石菖蒲20 g，远志20 g，茯苓20 g，何首乌20 g，鸡血藤30 g，僵蚕10 g，当归20 g，桃仁15 g，川芎10 g，金樱子30 g，益智仁30 g，水煎，每日1剂，早晚分服。针刺以滋阴调神益智针法加减，取穴：四神聪、神庭、人中、内关、神门、然谷、中脘、关元、血海、太溪、三阴交、太冲；患侧臂臑、曲池、支沟、合谷、环跳、伏兔、足三里、阳陵泉、承山、飞扬、绝骨。所选穴位常规消毒，针刺深度以得气为度，得气后中脘、关元、血海、足三里、太溪、三阴交均施以徐疾提插补法，余穴均施以平补平泻法，留针30分钟，每日2次。患者经1个月治疗，神清，问答尚可，记忆力和计算力明显改善，右侧肢体活动基本正常，纳可，寐安，二便调，舌暗红苔薄，脉沉细，病情好转出院。

2. 绝经前后诸症　余认为绝经前后诸症的病机根本是肾虚天癸竭，冲任亏虚，血虚肝旺，治当滋补肾阴、养血柔肝，可用左归丸加减化裁治疗。

如一55岁女性患者，3个月前因情绪激动而出现胸闷憋气、心慌之症，自服速效救心丸、通脉养心丸控制，症状仍反复发作，且伴有忧思多虑，烘热汗出，头晕，周身乏力，纳呆，睡后易醒等，夜尿频、4次/夜，舌淡苔薄白，脉沉细。患者于去年绝经，考虑患者处于绝经之后，肾虚精亏，且因情绪激动而诱发，舌脉有血虚之象，可知胸闷憋气、心慌之症乃精血亏虚，心失所养所致。肾阴亏虚，阴虚阳亢，则烘热汗出；肾失固摄，则夜尿频；清窍失于濡养，则头晕、乏力；血虚肝旺，肝木横克脾土，脾胃运化失常，则纳呆、忧思多虑；肝血亏虚不能敛魂，则睡后易醒。故治当滋补肾阴、养血柔肝，以左归丸合逍遥散加减治之：熟地黄20 g，山药15 g，枸杞子15 g，山茱萸10 g，川牛膝30 g，菟丝子15 g，柴胡15 g，白芍20 g，当归20 g，以补肾益阴、养血柔肝；酌加五味子15 g，以敛汗；金樱子20 g，以止尿；生龙骨（先煎）30 g，生牡蛎（先煎）30 g，以镇静安神。服药1周后，胸闷憋气、心慌、烘热汗出及睡后易醒之症明显好转，仍有头晕，周身乏力，纳呆，夜尿4~5次，舌红龟裂苔薄，脉沉细。前方金樱子加至30 g，加芡实15 g，以固肾止尿；加炒酸枣仁30 g，以安神助眠。服药1个月后，诸症消失。

3. 腰痛　腰为肾之府，若肾精亏虚，腰失濡养，可引起腰部酸痛等症，可用左归丸加减治疗。

如一55岁女性患者，腰骶正中酸痛1年余，疼痛可牵及左髋部，腰部畏寒，左腿肌肉时有拘挛，纳可，寐安，二便调，舌嫩红苔少，脉沉细。患者于去年绝经，考虑该患者之腰痛乃天癸已竭，肾精亏虚，腰失濡养所致。冲任亏虚，腰腿失于温煦濡养，则腰部畏寒、腿部肌肉时有拘挛；舌脉亦有阴虚之征象。故治当补肾填精、和阴止痛，以左归丸加减治之：熟地黄20 g，山药15 g，枸杞子15 g，山茱萸10 g，怀牛膝30 g，鹿角霜15 g，龟甲（先煎）10 g，菟丝子15 g，以滋肾填精；酌加狗脊15 g，以补肝肾、强腰膝；小茴香5 g，以暖肾散寒止痛；延胡索30 g，以活血止痛；当归20 g，赤芍20 g，以活血通经。患者服药1周后，腰部酸痛及腿部拘挛之症明显好转。前方加鸡血藤30 g，木瓜30 g，以养血柔筋。又服药半个月后，诸症痊愈。

4. 男子不育 《石室秘录·子嗣论》云：“男子不生子，有六病……一精冷也，一气衰也，一痰多也，一相火盛也，一精少也，一气郁也。”对于精少而导致的不育之症，重在补肾填精，可用左归丸加减治疗。

如一 36 岁男性患者，诉结婚 10 年不育。患者结婚 10 年，性生活正常，但不育，其妻检查正常。患者现性生活正常，饮食、二便正常，舌淡少苔，脉沉细。精液检查量 4 ml，无精子。因肾藏精，考虑本病乃肾阴亏虚而致精少不育，且其舌脉亦有阴虚之象，故治当滋补肾阴，予左归丸加减治之：熟地黄 20 g，山药 15 g，枸杞子 15 g，山茱萸 10 g，怀牛膝 30 g，鹿角霜 15 g，龟甲（先煎）10 g，菟丝子 15 g，以滋肾填精；酌加覆盆子 15 g，女贞子 15 g，肉苁蓉 15 g，以补肾固精。患者服药 1 个月后，精子数 1×10^7/ml。前方加当归 20 g，丹参 30 g，以养血通络。经 2 个月治疗后，精子数升至 2×10^7/ml。继续治疗半年后，其妻检查停经 20 天，已怀孕 1 个月余。

温补肾阳之名方——右归丸

右归丸出自明代张介宾的《景岳全书》，由《金匮要略》中的肾气丸加减化裁而来，组成：熟地黄、附子、肉桂、山药、山茱萸、菟丝子、鹿角胶、枸杞子、当归、杜仲，为温补肾阳之名方。临证凡肾阳不足，命门火衰所致的各种病症，皆可用之加减治疗。

☞ 配伍法度与方义

右归丸是在肾气丸基础上，基于《素问·阴阳应象大论篇》“形不足者温之以气，精不足者补之以味”之说而设的补肾之剂。本方君以辛味之附子、肉桂，甘温之鹿角胶温之。附子辛热纯阳，其性走而不守，含阴包阳，为温少阴阳药专药，可补先天命门真火，回阳救逆；肉桂，辛甘大热，其性守而不走，能引上浮之火下归于肾，引火归原，暖水脏温中焦。二者相须为用，一走一守，使行而不越，守而不滞，温肾助阳，益火之源。鹿角胶为血肉有情之品，鹿性纯阳，角具坚刚，胶质润下，既可助附子、肉桂益阳补肾，又可强精活血。臣以甘苦之熟地黄补肾，酸涩之山茱萸补肝，甘淡之山药补脾，甘平之枸杞子补益精血。熟地黄味甘微苦，味厚气薄，可滋肾填精，大补真阴；山茱萸色紫赤而味酸平，禀厥阴少阳木火之气化，可固精秘气，强阴助阳；山药味微甘淡，可补脾益阴，涩精固肾；枸杞子内外纯丹，饱含津液似肾中水火兼具之象，能补精壮阳，味厚甘润，乃补水之药，可滋肾益肝。四药皆为甘润滋补之品，合用可养血滋阴，填精益髓，与君药配伍，在补阳之中配伍补阴之药，取“阴中求阳”之义。佐以甘味之菟丝子、杜仲、当归，补益肝肾。菟丝子味甘辛，气微温，其性能固，入肝、脾、肾三经，可补髓填精，补中寓升；杜仲甘温能补，微辛能润，色紫入肝经气分，为肝肾气药，可温补肝肾；当归气味俱浓，可升可降，入手少阴、足太阴、足厥阴血分，善养血和血。诸药合用，于补肾之中兼益肝脾，使肾精得充而虚损易复，于温阳之中不忘滋阴，则阳得阴助而生化无穷。本方十味药，峻补元阳，补而不泻，阴中求阳，阴阳双补，为滋补肾阳之专方。

☞ 用方要点与诀窍

1. 病位病机　病位在肾，肾阳不足，命门火衰。

2. 证候特点　肾阳虚衰，火不生土，脾胃虚寒。

3. 方证要点

（1）关键指征：①肾阳亏虚的症状，如神疲乏力，畏寒肢冷，腰膝酸软，阳痿遗精，小便自遗，肢节痹痛，周身浮肿；②脾胃虚寒的症状，如纳呆呕恶，翻胃噎膈，脐腹多痛，泄泻频作。

（2）舌脉：舌淡苔白，脉沉迟或沉细。

4. 主治病症　本方常用于治疗肾阳亏虚所引起的腰肌劳损、坐骨神经痛、哮喘、阳痿、早泄、男子不育、女子宫寒、骨质疏松症、慢性肾功能衰竭、肾病综合征、白细胞减少症、慢性胃炎、慢性腹泻等。

5. 应用方法　①比例：熟地黄∶山药∶枸杞子∶鹿角胶∶菟丝子∶杜

仲：山茱萸：当归：附子：肉桂 = 8：4：4：4：4：4：3：3：2：2。②药味：山药以怀山药为宜，枸杞以宁夏枸杞为好，鹿角胶可用鹿角霜代替。③用法：先将熟地黄蒸烂，杵膏，其他药研末，然后将诸药炼蜜为丸，如梧桐子大或如弹子大，每嚼服二三丸，以滚白汤送下。或诸药煎煮去渣，加少许蜂蜜，分次服用。

用法诀窍

凡属真阳不足之证，皆可应用。

☞ 用方心悟与案例精讲

1. 不孕症　不孕症属中医“全不产”“断绪”范畴，与肾关系密切。《景岳全书·妇人规》曰：“是以调经种子之法，亦惟以填补命门顾惜阳气为之主。”可用右归丸加减治之。

如一女性患者，28岁，婚后3年未孕，平素月经后期，40~50日一行、经行7日、量少、色暗淡有血块，经期下腹坠痛，伴有神疲乏力，腰膝酸软冷痛，手足不温，舌淡苔薄白，脉沉细。考虑该病乃命门火衰，冲任及胞宫失于温煦，不能摄精成孕所致。肾阳亏虚，冲任失煦，胞脉不畅，血行迟滞，血海不能按时满溢，则经行错后、量少、色暗淡、有血块，且伴有下腹坠痛；“阳气者，精则养神，柔则养筋”，命门火衰，神失所养，则神疲乏力；脾主肌肉四肢，肾阳亏虚，火不生土，四肢失煦则手足不温；肾主骨生髓，腰为肾之府，阳虚失于温养则腰膝冷痛；舌脉乃肾阳亏虚之征象。故治当温肾助阳、调理冲任，以右归丸加减治疗：熟地黄 30 g，山药 15 g，枸杞子 15 g，菟丝子 15 g，杜仲 15 g，鹿角胶 15 g，山茱萸 10 g，当归 20 g，制附子 10 g，肉桂 10 g，巴戟天 15 g，补骨脂 15 g，生黄芪 30 g，川芎 15 g，党参 15 g，水煎，每日 1 剂，早晚分服。患者服药 14 剂后，神疲乏力、手足不温有所改善，大便略干。加肉苁蓉 20 g 以补肾润肠。患者服药 14 剂后腰膝冷痛有所减轻，服药期间月经来潮，经量较前增多，色暗淡有血块，仍伴有下腹坠痛。加赤芍 20 g 以养血活血止痛。患者服药14剂后，诸症均有所好转。效不更方，继服2个月后患者怀孕。

2. 水肿 水肿与肺、脾、肾三脏相关，正如《景岳全书·肿胀》云："凡水肿等证，乃肺、脾、肾三脏相干之病。盖水为至阴，故其本在肾；水化于气，故其标在肺；水唯畏土，故其制在脾。"若遇肾阳亏虚所致之水肿，可予右归丸加减治之。

如一30岁女性患者，平素易感冒，1个月前感冒后出现周身浮肿，查尿常规示：尿潜血（++），尿蛋白（++）。医生考虑为肾小球肾炎，予肾炎康复片口服，患者症状未见缓解而来诊。患者诉浮肿反复发作，下肢犹甚，周身乏力，腰膝酸软，畏寒，纳呆，便溏，舌淡暗苔薄白，脉沉细。该患者平素易感冒则素体阳虚可知，本次发病乃因外感而诱发，更伤阳气，肾阳虚衰，气化失司，开合不利，水饮内停，泛滥肌肤，而成水肿；肾失温煦则腰膝酸软、畏寒；命门火衰，火不暖土则脾阳亏虚，脾失健运则周身乏力、纳呆、便溏；舌脉乃肾阳亏虚之象。故治当温肾助阳、化气行水，以右归丸合实脾饮加减治之：熟地黄15 g，制附子10 g，肉桂10 g，山药15 g，山茱萸15 g，菟丝子15 g，鹿角胶15 g，枸杞子15 g，当归15 g，杜仲15 g，炒白术15 g，茯苓20 g，泽泻20 g，大腹皮10 g，桂枝15 g，牛膝15 g，干姜10 g，土茯苓30 g，芡实15 g，益母草60 g。服药1周后，畏寒及便溏减轻，水肿仍反复发作，周身乏力，腰膝酸软，纳呆。前方加生黄芪30 g，党参15 g，以健脾益气。服药2周后诸症好转，复查尿常规示：尿潜血（+），尿蛋白（–）。继前方服药2周后，水肿未发，诸症消失而告愈。

3. 阳痿 阳痿之病位在肾，与脾、胃、肝关系密切，乃因命门火衰、肝郁不舒、湿热下注等引起宗筋弛纵所致。其中命门火衰为最常见病因，正如《景岳全书·阳痿》所云："凡男子阳痿不起，多由命门火衰，精气虚冷。"

如一38岁男性患者，诉阴茎勃起障碍1年余，多方就诊治疗未见好转，故而来诊。现阳事不举，精薄清冷，睾丸时有冷痛，精神萎靡，畏寒肢冷，头晕耳鸣，纳可，二便可，舌淡苔白，脉沉细。国际勃起功能评分表（IIEF）评分 8 分。追问病史，患者自诉发病前手淫频繁。考虑该病乃精气亏虚，劳伤于肾，命门火衰，宗筋失养所致。肾阳亏虚，阳虚失煦则精薄清冷、睾丸冷痛、畏寒肢冷；阳气虚衰，清阳不升则精神萎靡、头晕耳鸣。治当温肾壮阳，以右归丸加味：熟地黄 20 g，制附子 10 g，肉桂 10 g，山药 16 g，山茱萸 15 g，菟丝子 15 g，鹿角胶 15 g，枸杞子 15 g，当归 15 g，杜仲 15 g，阳起石 20 g，锁阳 20 g，巴戟天 20 g，淫羊藿 20 g。患者服药 7 剂后精神萎靡、畏寒肢冷有所改善，余症同前；继服前方 14 剂后，诸症减轻，阴茎可勃起，但坚而不久，IIEF 评分 14 分；继前治疗，服药 2 个月后，阴茎勃起正常，IIEF 评分 22 分。

温肾利水之名方——真武汤

真武汤出自汉代张仲景的《伤寒杂病论》，由炮附子、茯苓、白芍、生姜、白术组成，为温阳化气行水之祖方，是治疗肾阳虚衰水泛之基础方。临证凡脾肾阳虚水泛所致的各种病症，皆可用之加减治疗。

☞ 配伍法度与方义

真武汤是基于《素问·至真要大论篇》“寒淫于内，治以甘热，佐以苦辛，以咸泻之，以辛润之，以苦坚之”“湿淫于内，治以苦热，佐以酸淡，以苦燥之，以淡泻之”之说而设的补肾之剂。本方君以辛甘之附子温之：附子辛甘大热，既可温肾助阳以化气行水，又兼暖脾抑阴以温运水湿。臣以甘淡之茯苓泻之，甘苦之白术补之、坚之、燥之：茯苓甘淡渗利，健脾运水而利湿；白术苦甘性温，可健脾燥湿；二者与附子合用，可温脾阳而助脾运，扶土以制水泛。佐以辛散之生姜润之，酸味之白芍收之：生姜辛温散水，走而不守，既助附子温阳散寒，又合茯苓、白术以健运行水。白芍酸寒，既可利小便以行水气，又可防止生姜、附子燥热伤阴，正所谓“善补阳者，必于阴中求阳，阳得阴助，则生化无穷”。诸药合用，温肾阳以治其本，利水湿以治其标，于温阳化气之中，寓阴中求阳之法，阴阳并调，标本兼治，刚柔并济，扶正祛邪，为治疗阳虚水泛之名方。

☞ 用方要点与诀窍

1. 病位病机　病在脾肾，脾肾阳虚，水气不化，水湿泛滥。

2. 证候特点　脾肾阳虚，虚实夹杂，发病每易夹瘀、夹痰。

3. 方证要点

（1）关键指征：①阳虚失煦的症状，如畏寒肢厥，筋肉瞤动；②阳虚水泛的症状，如四肢浮肿沉重，心下悸动，头晕目眩，咳喘；③中焦失运的症状，如腹痛泄泻，呕逆；④气化失司的症状，如小便不利。

（2）舌脉：舌淡胖苔白滑，脉细或沉滑。

4. 主治病症　本方主要用于治疗脾肾阳虚所引起的水肿、腹泻、眩晕、哮喘、寒湿白带、性冷淡等病症，还可用于治疗慢性心力衰竭、慢性支气管哮喘、慢性肾小球肾炎、肾病综合征、慢性肾功能衰竭、中风震颤、顽固性皮肤湿疹等。

5. 应用方法　①比例：炮附子∶茯苓∶白芍∶生姜∶白术 = 2∶3∶3∶3∶2。其中炮附子有毒，用量在 10~15 g；白芍用量在 10~20 g，若大剂量 30~60 g 多用以养血柔筋。②药味：夹有瘀血者白芍改用赤芍。③用法：以水八升，煮取三升，去滓，温服七合，日三服。或先煎煮附子 50 分钟，再纳入诸药煎煮去渣，分次服用。

用法诀窍

凡属阳虚水泛所致之症，皆可应用。

☞ 用方心悟与案例精讲

1. 水肿　《景岳全书·肿胀》云："凡水肿等证，乃脾、肺、肾三脏相干之病。盖水为至阴，故其本在肾；水化于气，故其标在肺；水惟畏土，故其制在脾。今肺虚则气不化精而化水，脾虚则土不制水而反克，肾虚则水无所主而妄行。"余于临床中，若见脾肾阳虚而引起的水肿之症，多施以真武汤加减治疗。

如一74岁男性患者，诉3周前无明显诱因出现双下肢浮肿之症，且兼有头晕，头部昏沉，面色皖白，畏寒，时有心慌，口干不欲饮，纳可，夜寐可，小便少，舌淡紫苔白腻，脉沉。水肿之症乃肾阳亏虚，不能化气行水，水液停聚所致。肾阳不足，水液不化，水饮上扰清阳，则头晕、头部昏沉；阳虚失于温煦，则面色皖白而畏寒；水饮凌心，则心悸；水失运化，则口干不欲饮；舌脉乃阳虚兼有痰瘀之象。故治疗当以温阳利水、活血化瘀为根本大法，选用真武汤加减治之：炮附子（先煎）15 g，茯苓30 g，白芍20 g，炒白术15 g，生姜15 g，以温阳利水；加桃仁、红花各15 g，以活血化瘀；益母草40 g，川牛膝30 g，以化瘀利水；杏仁15 g，车前子（包煎）30 g，泽泻20 g，冬瓜皮15 g，以利水消肿。患者服药14剂后，水肿、畏寒之症明显减轻，心慌、头晕、头部昏沉较前改善，小便量少，口干不欲饮，舌暗苔薄黄，脉沉细。前方加猪苓10 g。续服7剂后，诸症痊愈。

2. 中风震颤 《伤寒论》云："心下悸，头眩，身瞤动，振振欲擗地者，真武汤主之。"余于临床曾用真武汤治疗因中风所引起的双下肢无力、行走不稳之症，疗效显著。

该患者为女性，72岁，诉双下肢无力，行走摇摆不稳2个月余。患者于2个月前无明显诱因出现双下肢无力，行走摇摆不稳，伴复视，语言欠清，当时神清，头晕，无头痛及恶心呕吐之症，于某医院查头颅CT，提示脑干、半卵圆中心梗死，在我院住院期间静脉滴注改善脑细胞代谢药，但症状改善不明显。现语言欠清，语声无力，偶有胸闷，时感心下疼痛，双目视物不清，复视，头晕，双下肢无力，步态不稳，行走方向性差，平衡感差，食欲不佳，寐安，二便调，舌暗苔薄白，脉沉滑。此为少阴阳虚，水气泛滥之症。元阳虚衰，筋失温煦，筋脉失养，则双下肢无力、步态不稳；肾阳不足，水液不化，水饮上扰清窍，则头晕；痰瘀互结，痹阻心脉，则胸闷、心下疼痛；肾虚浊邪害清，则复视、视物不清；脾肾阳虚，运化失司，则食欲欠佳；舌脉有血瘀之象。故治当温阳利水、活血化瘀，予真武汤加减治之：炮附子（先煎）15 g，生姜 15 g，茯苓 40 g，赤芍 15 g，炒白术 10 g，以温阳利水；酌加桂枝 20 g，以通阳化气；桃仁 15 g，红花 10 g，以活血化瘀；苍术 10 g，以健脾燥湿；猪苓 20 g，车前子（包煎）30 g，以利水渗湿；淫羊藿 15 g，以补肾壮阳；升麻 10 g，葛根 30 g，以升举阳气；柴胡 15 g，黄芩 10 g，半夏 15 g，党参 10 g，炙甘草 15 g，以和解少阳枢机。患者服药 1 个月后，行走步态较稳定，在别人搀扶下可缓慢行走，视物偶有复视，余诸症皆恢复正常。以本方做蜜丸，每丸 9 g，每次服用 1 丸，每日 2 次，调理半年而告愈。

3. 性冷淡　肾藏精而主生殖，若于临床见阳虚水泛所致之生殖疾病，可用真武汤加减治疗。

如一女性患者，48 岁，诉患性冷淡 5 年余。患者 10 年前因夫妻感情不和而离婚，5 年前再婚后，发现性欲淡漠，影响夫妻感情，5 年来服用补肾壮阳药甚多，但均不见效，后经朋友介绍就诊于我院。现情绪抑郁而烦躁，肢冷而无泽浮肿，时有胸闷、恶心头晕而沉重如裹，性欲全无，月经色黑，经行腹、乳作胀，夜间失眠多梦易醒，白昼神疲困倦，大便 2~3 次 / 日、不成形，舌暗紫苔白，脉沉细。观其病症属肾阳虚衰，命门火衰无疑，然温肾壮阳药服用数年而无效，究其因，阳衰是本，但阴寒内盛，水湿上泛亦在，只温其阳不利其水湿，则阳不兴而易伤。肾阳亏虚，四肢失于温煦，则肢冷；阳虚而不能化气行水，水液停聚四肢，则浮肿；水湿上泛胸膈，则胸闷、恶心；湿浊蒙蔽清窍，则头晕而沉重如裹；阳虚阴盛，阴阳失调，则夜间易醒、白昼困倦；阳虚寒凝，经络不通，则月经色黑、经行腹乳作胀；脾阳亏虚，运化失司则大便 2~3 次 / 日、不成形；舌脉乃阳虚血瘀兼有水湿之象。故治当以温补肾阳为根本大法，投以真武汤加减化裁治之：炮附子（先煎）15 g，茯苓 30 g，炒白术 15 g，白芍 15 g，生姜 10 g，以温肾利水；酌加桂枝 15 g，以通阳化气；莪术 15 g，以破血逐瘀；桃仁、红花各 15 g，以活血化瘀；淫羊藿 30 g，补骨脂 15 g，以补肾助阳；柴胡 15 g，枳壳 10 g，以疏肝行气；远志 15 g，以宁心安神；首乌藤 30 g，以安神助眠；肉豆蔻 15 g，以温中行气、涩肠止泻；炙甘草

15 g，以调和诸药。患者服7剂后，自觉症状大为减轻，失眠及神疲困倦症状均有所好转；继服原方7剂后，性欲已近正常，精神愉悦，面色有泽，舌红略暗，苔薄白，脉弦细，仍觉失眠多梦，大便1次/日，排便不爽。前方去莪术，加酸枣仁30 g，杜仲15 g，玄参15 g，以滋阴安神；加川厚朴10 g，以行气通便。服用7剂后，患者性欲好转，已有带下，乳房作胀，少腹胀好转，纳少，食欲佳，舌暗苔白，脉沉细。前方去补骨脂、肉豆蔻、首乌藤、玄参，加党参15 g，神曲15 g，以加强健脾之力。患者服药半个月而告愈。

4. 心力衰竭（心源性水肿） 心源性水肿属中医“水肿”的范畴，常因脾肾阳虚，膀胱气化失司，三焦水道不利，水湿泛溢肌肤所致。对于脾肾阳虚所致之心源性水肿，可用真武汤加减治疗。

如一60岁女性患者，诉憋喘水肿6年余，其于6年前因憋喘、双下肢水肿、乏力，于某医院确诊为“风湿性心脏病、心力衰竭”，接受强心利尿等药治疗，病情时有反复，甚则全身水肿，故而来诊。现唇甲发绀，全身水肿，下肢尤甚，肢体沉重，时有咳促胸闷，不能平卧，咳吐大量泡沫样清稀痰，纳呆，寐差，小便量少，大便清稀，舌暗苔白，脉沉细。该病乃因脾肾阳虚，水失所主，水液泛溢所致。寒水射肺，则喘促，咳痰；脾胃运化失常，则纳呆；脾肾阳虚，水湿下聚，则大便清稀；膀胱气化失常，则小便量少；舌脉乃水湿夹瘀之象。故法当温肾利水，以真武汤加减治之：炮附子（先煎）15 g，茯苓30 g，炒白术15 g，生姜15 g，赤芍20 g，桂枝20 g，以温阳利水；酌加葶苈子15 g，杏仁10 g，党参15 g，炙甘草15 g，以利水之上源、泻肺平喘；神曲15 g，砂仁15 g，以健脾醒脾；益母草40 g，以化瘀利水。服药7剂后，水肿减轻，小便量渐增，喘促咳痰之症好转。前方加泽泻20 g，车前子（包煎）30 g。继服1个月后，水肿大减，仅下肢微肿，偶有胸闷气短，纳可，寐安，二便调。

5. 寒湿白带 “病痰饮者，当以温药和之”，而白带量多者，何尝不应温阳化湿以固摄。《妇人秘科》云：“带下之病，妇女多有之……白者属湿，兼虚兼痰治之。”余尝用真武汤治疗肾虚所致带下清冷、滑脱无禁者，

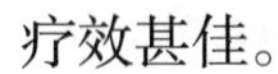

疗效甚佳。

如一30岁女性患者，诉白带量多3年余，现白带量多湿衣，且清冷如水，淋漓不尽，腰酸，乏力，纳寐尚可，小便清长，大便溏薄，舌淡暗苔薄白，脉沉，月经2个月未行。该病乃因肾阳不足，阳虚湿盛，带脉失约所致。肾阳亏虚，温煦失司，则腰酸，乏力，小便清长，大便溏薄；肾阳亏虚，寒凝血滞，血行不畅，则月经未潮；舌脉乃阳虚血瘀之征象。故法当温肾化湿、固摄止带，方以真武汤加减治之：炮附子（先煎）15 g，茯苓20 g，炒白术15 g，生姜10 g，赤芍15 g，以温阳利水；酌加菟丝子15 g，补骨脂15 g，肉桂10 g，海螵蛸15 g，以温肾通经；益母草30 g，泽兰20 g，以活血通经。患者服药1周后，白带大减，但月经仍未来潮，舌淡苔薄白，脉沉细。前方加黄芪30 g，艾叶10 g，杜仲15 g，莪术15 g。服药1周后，白带止，月经来潮、量可、色红略暗，腰酸、乏力、小便清长、大便溏薄之症皆除。

滋阴清肝之名方——滋水清肝饮

滋水清肝饮出自清代高斗魁的《医宗己任编》，组成：熟地、当归、白芍、酸枣仁、山萸肉、茯苓、山药、柴胡、栀子、牡丹皮、泽泻，乃由六味地黄丸合丹栀逍遥散化裁而成，为滋阴清肝之名方。清代吴仪洛的《成方切用》赞本方“取地黄丸之探原而不隔于中，取生黄汤之降火而不犯于下，真从来所未及也”。临证凡属肝肾阴虚、肝郁化热之各种病症，皆可用之加减治疗。

☞ 配伍法度与方义

滋水清肝饮是依据肝之性而设的补肝之剂。乙癸同源，肝阴之虚，当滋水涵木，肝肾同治，故以甘温之熟地黄及酸涩之山茱萸为君：熟地黄为至阴之药，善入下焦，甘润滋阴，生精益髓，功善滋补肝肾阴血，《药品化义》谓之“专补肝血，更补肾水”；山茱萸酸涩微温，益肝血而敛肝气，摄精液而滋肾阴。二者合用，乙癸同治，精血互生，壮水之源，木赖以荣。以辛散之柴胡、辛甘之当归、酸味之白芍为臣：柴胡辛散向上，疏肝解郁，治在肝之用；当归补中有动，行中有补，养血和血，治在肝之体；白芍敛肝之液，收肝之气，养营血以涵肝木。三药相伍，散敛互用，既顺肝条达之性以开郁遏之气，又养血敛阴补肝之体以助肝用。以甘淡之泽泻、茯苓，甘平之山药为佐：泽泻，水草也，功专利水除湿，能启水阴之气上滋中土，兼可防地黄之滋腻；茯苓本为松木之精华，藉土气以结成，有土位中央而枢机旋转之功；山药味微甘淡，可补脾益阴，涩精固肾，与熟地、山茱萸同用，可补肝、脾、肾三脏之阴。泽泻、茯苓、山药合用，补脾而促运化，利湿而不伤脾，使中焦得运，水道通调，培土以荣木。以甘酸之酸枣仁、苦辛之牡丹皮、苦寒之栀子为使：酸枣仁味酸则入肝，皮赤则入心，内黄则入脾，为肝、心、脾三脏之药，肝得之则魂藏，心得之则神安，脾得之则思静，有养血益肝、宁心安神、摄魂定志之效；牡丹皮苦辛而寒，入手足少阴厥阴血分，既可泻血中之伏火，又可凉血祛瘀生新，与泽泻、茯苓同用，渗湿浊，清虚热，助真阴得复其位；栀子轻飘象肺，色赤入心，性寒味苦，可泻三焦郁火，使邪热从小便而出。诸药合用，疏中有补，开中有阖，共奏滋肾养阴、清泻肝火之功。

☞ 用方要点与诀窍

1. 病位病机　病位在肝肾，肝肾阴虚，水不涵不，肝失濡养，疏泄失常。

2. 证候特点　肝肾同病，阴液亏虚，肝气不舒，郁而化火。

3. 方证要点

（1）关键指征：①肝肾阴虚的症状，如咽干口燥，腰膝酸软，耳聋耳鸣，大便干结，视物模糊，骨蒸盗汗，闭经；②肝郁化火的症状，如胁肋胀痛，烦躁易怒，烘热汗出，心慌，口苦，失眠。

（2）舌脉：舌红，苔少，脉弦细、细数或沉细。

4. 主治病症　本方常用于治疗阴虚肝郁所引起的更年期综合征、月经不调、痛经、早泄、不育症、抑郁症、痤疮、黄褐斑、高血压、糖尿病等。

5. 应用方法　①比例：熟地∶山萸肉∶当归∶白芍∶茯苓∶泽泻∶山药∶酸枣仁∶栀子∶丹皮∶柴胡＝5∶5∶5∶5∶5∶5∶5∶5∶5∶5∶3。②药味：血瘀者白芍改用赤芍，血热者熟地黄改用生地黄。③用法：诸药煎煮去渣，分次温服。

用法诀窍

凡属肝肾阴虚，肝郁火旺之证，皆可应用。

☞ 用方心悟与案例精讲

1. 更年期综合征　更年期综合征属中医“郁证”范畴。古人云：“郁之为病，妇人为最，以其经、带、产、乳易致肝血少。”妇女经、带、胎、产、乳均以血为用，使肝血暗耗，加之妇女多思虑、郁怒，肝失疏泄而郁滞，可用滋水清肝饮加减治之。

如一 50 岁女性患者，诉半年前出现烘热汗出，情绪烦躁易怒，且伴有胸闷憋气，心慌，多梦，口干口苦，纳呆，大便干、每 3 日一行，月经 4 个月未行，舌红苔薄黄，脉弦细。《素问・上古天真论篇》云：“七七，任脉虚，太冲脉衰少，天癸竭，地道不通。”该女子症状出现于绝经前，故考虑为肝肾亏虚，冲任失养所致，故当从肝肾论治。肝失疏泄则胸闷憋气；肝郁化火则烦躁易怒，心慌；肝木横克脾土则纳呆；肝肾之阴不足，不能上荣头目耳窍，则口干、多梦；肠道失润则大便干；阴不维阳，虚阳上越，则烘热汗出；舌脉乃肾虚肝郁之征象。故治当滋补肝肾、疏肝清热，以滋水清肝饮加减治之：生地 20 g，当归 20 g，白芍 15 g，酸枣仁 20 g，山萸肉 20 g，茯苓 20 g，山药 20 g，柴胡 15 g，栀子 15 g，牡丹皮 15 g，泽泻 20 g，炒白术 15 g，生龙骨（先煎）30 g，煅牡蛎（先煎）30 g，浮小麦 15 g，枳实 15 g。患者服药 7 剂后烘热汗出、情绪烦躁易怒、多梦较前明显好转，仍有心慌，胸闷，纳呆，便秘。前方去白术，加大黄 10 g 以泻热通便，加砂仁以醒脾开胃。继续服药 1 周后，诸症基本消失。

2. 咳嗽 《素问·咳论篇》云："五脏六腑皆令人咳，非独肺也。"若遇肝肾阴虚、肝郁化火引起的咳嗽，可予滋水清肝饮加减治疗。

如一 56 岁女性咳嗽患者，干咳无痰 1 个月余，伴有口苦咽干，口干不欲饮，潮热汗出，心烦易怒，善太息，自觉胁肋部不适，胸闷憋气，眠差，纳呆，大便秘结，需借助通便药物，舌红花剥苔，脉弦细。该患者已值天癸衰竭之年，肝肾及冲任二脉虚衰，肾阴亏虚，子病及母，而致肺阴亏耗，虚火内灼，宣肃失司，肺气上逆，发为咳嗽，故当从肝肾论治。肾精不足则肝血化生无源，肝木失养，条达不利，肝郁化热，则口苦咽干，心烦易怒，善太息，胁肋部不适，胸闷憋气，寐差；阴不制阳，虚阳浮越则潮热汗出；脾失健运则纳呆，大便秘结；舌脉乃阴虚肝郁之征象。故应滋肾养肺、疏肝清热，选用滋水清肝饮合沙参麦冬汤加味治之：熟地 20 g，当归 20 g，白芍 15 g，酸枣仁 15 g，山萸肉 20 g，茯苓 20 g，山药 20 g，柴胡 15 g，栀子 15 g，牡丹皮 15 g，泽泻 20 g，沙参 15 g，麦冬 20 g，桑白皮 15 g，玉竹 10 g，枳壳 15 g，桔梗 15 g，桃仁 15 g，前胡 15 g，杏仁 10 g。患者服药 7 剂后，干咳无痰、口干、咽干、潮热汗出、睡眠较前改善。前方去麦冬，加砂仁 10 g 以补肺醒脾，僵蚕 15 g 以止咳化痰。继服 14 剂后诸症基本消失。

3. 脱发 《素问·六节藏象论篇》曰："肾者，主蛰，封藏之本，精之处也，其华在发。"毛发的生长，赖血以养，但毛发的生机根源于肾。肾藏精，精化血，精血旺盛，则毛发得养、粗壮润泽，反之则易生脱发。

如一 30 岁女性患者，3 个月前无明显诱因出现脱发，兼双目干涩，口苦，咽干，胁肋胀痛，烦躁易怒，夜间潮热汗出，纳可，寐欠安，多梦易醒，舌红苔薄黄，脉沉细。发为肾之外候，发之生长、脱落与肾精有关，且"发为血之余"，毛发的充盛又有赖于肝血的濡养，木需水之涵养则不枯，故脱发当滋水涵木，从肝肾论治。肾精亏虚，精亏无以化生肝血，肝血亏虚，不能上荣于头面则脱发、双目干涩、多梦易醒；肝木失养，肝失疏泄，气机失调则胁肋胀痛、烦躁易怒；肝郁化火，热盛伤阴则口苦咽干、潮热汗出；舌脉乃阴虚肝郁之征象。方选滋水清肝饮加减治之：熟地

20 g，当归 20 g，白芍 15 g，酸枣仁 20 g，山萸肉 20 g，茯苓 20 g，山药 20 g，柴胡 15 g，栀子 15 g，牡丹皮 15 g，泽泻 20 g，何首乌 30 g，女贞子 30 g，旱莲草 30 g，川芎 10 g。患者服药 7 剂后，脱发较前减轻，口苦咽干、双目干涩较前改善，仍有夜间潮热汗出，寐差。前方加生龙骨（先煎）30 g，煅牡蛎（先煎）30 g，以镇静安魂。继服 14 剂后，脱发较前明显改善，余症基本消失。

第三节　泻肾之剂

泻肾之剂，或甘淡渗泻而为泻；或健运脾土，益土制水而为泻；或引邪外出而为泻。在用药方面，则主以甘淡之品利水；以甘苦之品健脾燥湿；以咸寒、苦寒之品，入阴分而透热外达。总之，泻肾之剂，损其有余而为泻。

利水泻肾第一方——猪苓汤

猪苓汤出自汉代张仲景的《伤寒杂病论》，由猪苓、茯苓、泽泻、滑石、阿胶组成，为治疗水热互结证之名方。临证凡水热互结兼有阴虚的各种病症，皆可用之加减治疗。

☞ 配伍法度与方义

猪苓汤是基于《素问·至真要大论篇》“少阴之客，以咸补之，以甘泻之，以咸收之”“湿淫于内，治以苦热，佐以酸淡，以苦燥之，以淡泻之”之说而设的泻肾之剂。本方君以甘淡之猪苓泻之：猪苓为木风之余气所结，其皮至黑（木风之作用与相火无异，黑之色与肾相同），能利三焦之水，起肾气滋溉于上而止渴。臣以甘味之茯苓、泽泻泻之：茯苓结于土水，禀阳和之性，能于气中消水、水中化气，利膀胱之水；泽泻生于浅水，形圆茎直（凡水草石草皆属肾），入肾能起极下之阴，以济极上之阳，利肾之水。二者合用可增强利水渗湿之效。猪苓、茯苓、泽泻皆淡渗之物，其用全在利水。此三物利水，有一气输泄之妙。使以甘淡性寒之滑石泻之、甘平之阿胶泻之：滑石甘寒性滑，甘以泻之，寒以清热，滑以利窍，能泻膀胱之热结而通利小便。阿胶甘平，以黑驴皮煎炼而成，为血肉有情之品，滋补肾阴以防渗利重而伤阴血。四药合用，补泻兼施，利水而不伤阴，滋阴而不敛邪，共奏利水、清热、滋阴之功。本方利膀胱之水以泻肾，体现了“阴经的实证，泻在阳经”之理。

☞ 用方要点与诀窍

1. 病位病机　病位在肾与膀胱，水热互结，热盛伤津。

2. 证候特点　水热互结而兼有阴虚之证。

3. 方证要点

（1）关键指征：①水热互结的症状，如小便不利，淋证，下利；②热邪上扰的症状，如发热，心烦，不寐；③热盛伤阴的症状，如口渴欲饮。

（2）舌脉：舌红苔白或黄，脉细数。

4. 主治病症　本方常用于治疗水热互结所引起的血淋、水肿、泄泻、癃闭等病症，还可用于治疗急慢性泌尿系感染、急慢性肾盂肾炎、尿道综合征、心力衰竭、肝硬化腹水、失眠、咳嗽、口眼干燥综合征、复发性口疮等。

5. 应用方法　①比例：猪苓：茯苓：泽泻：滑石：阿胶＝1∶1∶1∶1∶1。②药味：阿胶以东阿阿胶为宜。③用法：五味药，以水四升，先煮四味，取二升，去滓，内阿胶烊消，温服七合，日三服。或诸药煎煮去渣，取药汁，阿胶分二次烊化，分次服用。

用法诀窍

凡属水热互结兼有阴虚所致之症，皆可应用。

☞ 用方心悟与案例精讲

1. 水肿　水热互结于下焦导致膀胱气化不利，水液运化失司，泛溢肌肤则引起水肿。余尝用猪苓汤治疗一水热互结所致之水肿患者，疗效显著。

该患者为男性，67 岁，诉 4 天前无明显诱因出现双眼睑水肿之症，且症状呈进行性加重，故而来诊。现双眼睑浮肿，时有流泪，左下肢Ⅰ度水肿，气短，腰酸，时有咳嗽，咳吐白色稀痰、量少，纳可，寐安，二便调，舌暗红苔黄，脉弦数。患者双眼睑及左下肢水肿，且兼有咳嗽、咳痰之症，其舌脉有瘀热之象，考虑为风寒外袭，风水相搏，水热互结，膀胱气化失司所致。肾失纳气，则气短、咳嗽，故法当解表散邪、清热利水，方以猪苓汤合越婢加术汤加减治之：猪苓 20 g，茯苓 20 g，泽泻 30 g，滑石粉（包煎）10 g，阿胶（烊化）10 g，麻黄 10 g，石膏（先煎）20 g，白术 10 g，大枣 10 g，生姜 10 g，炙甘草 15 g，以解表清热利水；酌加益母草 40 g，桃仁 10 g，以化瘀利水；杏仁 10 g，葶苈子 15 g，以宣肺利水。患者服药 7 剂后，自觉浮肿较前明显好转，余症略有减轻，舌暗红苔白，脉弦。前方改茯苓为 30 g，加车前子（包煎）30 g，以增强利水之功。服药 7 剂后，水肿基本消失，略有气短，腰酸。前方去葶苈子、桃仁、麻黄、石膏，加怀牛膝 30 g，菟丝子 15 g，以补肾壮腰。继服 7 剂后，诸症尽除。

2. 尿血　《金匮要略》曰："热在下焦则尿血，亦令淋秘不通。"水热互结于下焦，热邪灼伤络脉，血渗膀胱则尿血。余于临床曾用猪苓汤治疗尿血之症。

如一 47 岁女性患者，诉 3 个月前无明显诱因出现血尿，未系统治疗，现尿频，尿急，排尿时尿道有灼热感，尿色为洗肉水样，神疲乏力，口干喜饮，腰部疼痛，纳可，寐安，大便可，舌暗红苔黄白，脉弦细。尿常规示：隐血（+++），蛋白质（+++），白细胞（+）。镜检：红细胞 3~5/HP。患者尿血，伴有尿频、尿急及尿道灼热感，且其舌脉乃水热互结兼有血瘀之征象，故考虑本病乃水热互结于下焦所致。法当利水清热，以猪苓汤为基础方加减治之：猪苓 20 g，茯苓 20 g，泽泻 15 g，滑石粉（包煎）10 g，阿胶（烊化）10 g，以化气利水；酌加仙鹤草 30 g，血余炭 30 g，白茅根 30 g，以止血；益母草 30 g，以化瘀利水；土茯苓 50 g，山药 20 g，白花蛇舌草 15 g，以泻肾浊。患者服用 7 剂后，尿色变浅，余症皆有所好转，舌暗红苔薄黄，脉沉细。继前方服用 1 个月，复查尿常规均正常，诸症尽除。

3. 癃闭　肾主水，膀胱为津液之腑，若水热互结于下焦，膀胱气化失司，水道不利则发为癃闭。余尝用猪苓汤治疗水热互结所致之癃闭，疗效颇佳。

如一 58 岁男性患者，诉小便不利 2 个月余。患者于 2 个月前饮酒后出现小便不利之症，自服诺氟沙星（氟哌酸）等药，症状略有缓解，但近日有加重的趋势，遂前来就诊。现小便点滴而下，尿道灼痛，小腹胀满，心烦，倦怠乏力，舌暗红苔黄白，脉沉细。查体：腹部膨隆，膀胱上界脐下 3 指。前列腺 B 超示：前列腺肥大增生。患者小便点滴而下，尿道灼痛，考虑乃水热互结于下焦，壅阻尿道所致。热邪上扰，则心烦；水热蕴结，气血运行不畅，则倦怠乏力；舌脉乃水热互结兼有血瘀之征象。故法当清热利水兼以化瘀，方用猪苓汤加减治之：猪苓 20 g，茯苓 20 g，泽泻 20 g，滑石粉（包煎）15 g，阿胶（烊化）10 g，以化气利水；酌加车前子（包煎）30 g，萹蓄 15 g，瞿麦 15 g，栀子 15 g，以清热利尿；桃仁、红花各 15 g，以活血化瘀。并且配合针刺治疗，取穴中极、水道、膀胱俞、涌泉、地机、阴陵泉、三阴交，得气后中极施以温针法，余穴施以泻法，留针 30 分钟，每日 1 次。患者经治 1 周后，小便较前通畅，膀胱充盈度减小，舌暗苔薄，脉沉细，余症皆有所好转。前方去滑石、萹蓄、瞿麦，加三棱 10 g，莪术 10 g，以化瘀散结，针刺同前。又治疗 2 周后，诸症痊愈。

利水化气之名方——五苓散

五苓散出自汉代张仲景的《伤寒杂病论》，由泽泻、茯苓、猪苓、白术、桂枝组成，为治疗膀胱不利、蓄水证之名方。临证凡膀胱气化不利，水液运化失常所致的各种病症，皆可用之加减治疗。

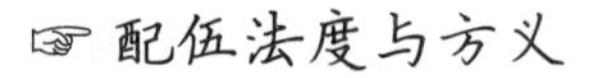

☞配伍法度与方义

五苓散是基于《素问·至真要大论篇》“湿淫于内，治以苦热，佐以酸淡，以苦燥之，以淡泻之”之说，依肾之性而设的泻肾之剂。本方君以甘淡之泽泻泻之：泽泻形圆茎直形似水府，可直达肾与膀胱，功多利水除湿。臣以甘淡渗利之茯苓、猪苓泻之：茯苓色白入肺，上可行肺气、通调水道、下输膀胱，中可味甘入脾，下可利膀胱之水；猪苓色黑，入膀胱与肾经，可淡渗脾湿、起肾气、利湿行水。茯苓、猪苓均甘淡入肺而通调水道，可增强泽泻淡渗利湿之效。水为阴邪，非辛甘温而不化，且治湿必先理脾，脾土健运，始能渗湿，故佐以辛甘之桂枝润之，甘苦之白术苦补之、坚之、燥之：桂枝宣通阳气，外能散未净之邪，内能利膀胱之气化；白术健脾燥湿，益土所以制水。一味白术益中气，收水湿，安靖上下，而后表无不解，水无不化。诸药合用，甘淡渗利治其标，温阳化气治其本，标本兼治，为利水扶脾温阳之法。

本方五味药，于甘淡渗利之中寓温阳化气之法，导水湿从小便而出。服用时以白饮调和，服后多饮暖水，意在助中焦，使水精四布，上滋心肺，外达皮毛，溱溱汗出，使表邪从汗而解。

☞用方要点与诀窍

1. 病位病机　病在膀胱，太阳表邪未解，内传太阳之腑，膀胱气化不利。

2. 证候特点　太阳蓄水证，内停水湿，外有表证。

3. 方证要点

（1）关键指征：①气化不利、水湿内停的症状，如小便不利，水肿，烦渴欲饮，甚则入水即吐，脐下悸动，泄泻，短气而咳；②湿邪上蒙的症状，如头晕目眩；③湿瘀化热的症状，如头痛微热。

（2）舌脉：舌苔白，脉浮或滑。

4. 主治病症　本方常用于治疗水湿内停所引起的水肿、眩晕、带下病、慢性腹泻、淋证等，还可用于治疗慢性肺源性心脏病、心力衰竭、慢性支气管炎、急性肠炎、急慢性肾小球肾炎、慢性肾功能衰竭、尿潴留、痛风、女性尿道综合征、经期尿频、小儿肾病综合征、复发性口疮、过敏性皮炎、睾丸结节、白浊等。

5. 应用方法　①比例：泽泻∶茯苓∶猪苓∶白术∶桂枝＝5∶3∶3∶3∶2。桂枝大剂量40 g以上可通阳、下气，中剂量20~40 g主要用于利水行瘀，小剂量10~15 g多用于和营补中。②药味：若寒湿较盛者桂枝改用肉桂，湿邪较盛者白术改用苍术。③用法：诸药提纯研末为散，以白饮和服方寸匕，日三服。多饮暖水，汗出愈。如法将息；散剂，每服6~10 g；汤剂，水煎服，多饮热水，取微汗，用量按原方比例酌定。

用法诀窍

凡属膀胱气化不利、水饮内停所致之症，皆可应用。

☞ 用方心悟与案例精讲

1. 淋证　《丹溪心法·淋》曰："诸淋所发，皆肾虚而膀胱生热也。水火不交，心肾气郁遂使阴阳乖舛，清浊相干蓄在下焦，故膀胱里急，膏血砂石，从小便道出焉。于是有欲出不出淋漓不断之状，甚者塞其间，则令人闷绝矣。"余尝用五苓散治疗淋证一例，疗效颇佳。

该患者男性，57岁，诉小便淋漓不尽4个月余。患者4个月前无明显诱因出现排尿不尽感，未引起注意，近来发现尿色如茶，伴双下肢无力，故来诊。现小便不利，灼热刺痛，尿色如茶，少腹胀满，大便1次/日，口不干，饮水正常，偶有眩晕，视物恍惚，双下肢无力，舌暗红苔薄，左脉沉细，右脉弦。尿常规：潜血（+++）。镜检：红细胞3~5/HP。B超提示：前列腺轻度增生，前列腺小光斑——结石。患者少腹胀满，小便不利，为膀胱不能气化；浊邪在下，清阳不升，则眩晕，视物恍惚；湿瘀化热，瘀热伤络，则尿血；舌脉亦有瘀热之象。故法当化气利水、泻热逐瘀，方以五苓散合抵当汤加减治之：桂枝20 g，猪苓15 g，茯苓30 g，泽泻30 g，以化气利水；酌加大黄8 g，水蛭10 g，桃仁15 g，红花15 g，莪术10 g，三棱 10 g，以泻热逐瘀；车前子（包煎）30 g，萹蓄 15 g，瞿麦 15 g，以利尿通淋；仙鹤草 30 g，大蓟 15 g，小蓟 15 g，以清热凉血止血。患者服 5 剂后，自觉小便较前增多，灼热刺痛、少腹胀满减轻，双下肢无力较前好转，略感眩晕，大便 3~4 次/日、质稀，肠鸣，舌脉同前，尿常规检查同前。前方去大黄、莪术、三棱，加生地黄 20 g，牡丹皮 15 g，白茅根 30 g，通草 5 g，以加强凉血止血之功。服药 7 剂后，患者自觉精神状况、头晕明显好转，小便色深、略频，无怕冷及双下肢无力，大便正常，舌淡红苔薄，脉弦细。前方加棕榈炭 30 g，炙甘草 15 g，增加止血之力。服药 11 剂后，患者诸症消失，精神状况明显好转，舌淡红苔薄，脉弦细。尿常规示：隐血（±）。前方去茯苓、泽泻、车前子、水蛭，加玄参 15 g，赤芍 10 g，知母 10 g，养阴凉血而收功。

2. 水肿　《景岳全书·肿胀》云："凡水肿等证，乃脾、肺、肾三脏相干之病。盖水为至阴，故其本在肾；水化于气，故其标在肺；水惟畏土，故其制在脾。今肺虚则气不化精而化水，脾虚则土不制水而反克，肾虚则水无所主而妄行，水不归经则逆而上泛。"若肺失宣降，脾失健运，肾失开合，膀胱气化失常，则水液潴留，泛溢肌肤，形成水肿。余于临床常用五苓散治疗单纯实证之水肿。

如一女性患者，47 岁，诉周身肿胀 6 个月，现周身肿胀，头旋多汗，纳呆失眠，双下肢Ⅱ度水肿，舌暗红苔薄，脉沉细，既往患慢性胃炎数年。该患者患胃病数年，脾胃运化失职，膀胱气化失司，水湿内停，泛于肌肤，则周身肿胀；湿邪上蒙，则头旋多汗；水湿内停，胃不和，则纳呆失眠；舌脉乃瘀热之征象。故治当化气利水，以五苓散合茯苓杏仁甘草汤加减治疗：猪苓 15 g，桂枝 20 g，泽泻 30 g，苍术 15 g，茯苓 30 g，杏仁 10 g，炙甘草 15 g，以化气利水；酌加车前子（包煎）30 g，以加强利水之力；益母草 40 g，川牛膝 30 g，以活血利水。患者服用 7 剂后，肿胀、头旋多汗减轻，失眠，舌暗淡苔薄白，脉沉细。继服前方 7 剂，多汗、头旋消失，肿胀明显减轻，舌淡红苔薄白，脉沉细。患者水湿消退，经气已行，血行通畅。原方去益母草、川牛膝活血之品，加生黄芪 30 g 以补中，再服 7 剂以巩固疗效。

3. 带下病 《古今医统大全》曰:“凡妇人女子赤白带下，多由脾胃湿热所致。白多为气虚，赤多为血热。久之，渐次虚寒，面黄体瘦。始初须是调胃健脾、清热渗湿，如六君子汤、五苓散加姜炒黄连之属。人多不以为急，延患既久，脾胃渐弱，至于月经不调，甚则淋沥崩中，遂成大患，调治费工。须方药合宜，庶可获效。如人参黄芪汤、补中益气汤为主，加升固之药是也。”余尝用五苓散治疗带下病，疗效颇佳。

如一 37 岁女性患者，诉白带量多 3 个月余。患者于 3 个月前过食寒凉厚味而出现白带量多之症，自服阿莫西林、诺氟沙星等药，但未见明显好转。现白带量多、黏稠、无臭味，体倦乏力，纳少便溏，舌淡苔白腻，脉沉细，月经先期、量少、色鲜红。白带量多之症乃脾虚湿盛，流注下焦所致。脾为湿困，运化失司，则倦怠乏力，纳少便溏，月经先期；舌脉亦为脾虚湿盛之征象。故治当健脾除湿，方用五苓散加减治疗：猪苓 15 g，桂枝 20 g，泽泻 30 g，白术 15 g，茯苓 30 g，以化气利水；酌加山药 30 g，党参 15 g，黄芪 30 g，炒薏苡仁 30 g，以健脾益气祛湿；神曲 15 g，以健脾开胃；升麻 8 g，柴胡 10 g，以升清。患者服药 1 周后，白带减少，食量增加，乏力好转。前方加补骨脂 15 g，肉豆蔻 15 g，芡实 15 g，以固摄。服用 2 周后，诸症痊愈。

4. 尿潴留 尿潴留属中医“癃闭”范畴，其病位在膀胱，病机与肺、脾、肾关系密切，有虚实之分，虚者责之膀胱气化无权，实者责之膀胱气化不利。气化不利者，首推五苓散治之。《谢映庐医案·癃闭门》云:“小便之通与不通，全在气之化与不化，然而气化二字难言之矣。有因湿热郁闭而气不化者，用五苓、八正、禹功、舟车之剂，清热导湿而化之。”余于临床曾用五苓散治疗本病，收效颇佳。

如一 70 岁男性患者，诉排尿困难 1 个月余。患者既往有前列腺增生病史，平素排尿不畅，尿后滴漓不尽。1 个月前因感受风寒而出现咳嗽、流涕之症，同时排尿不畅加重，患者自服感冒药后外感之症好转，但仍排尿困难，甚或点滴不出，小腹胀痛，于附近医院就诊，给予留置导尿处理，现为求进一步治疗，故而来诊。现小便点滴不出，小腹胀满，舌淡红苔白，脉沉细。综合考虑，本病乃因感受风寒而诱发，肺气不宣导致水道失于通调，加之患者年老体虚、肾气亏虚、膀胱气化失司，则小便排出困难，治当助阳化气利水，方用五苓散加减治之：猪苓 15 g，桂枝 20 g，泽泻 30 g，白术 15 g，茯苓 30 g，以化气利水；酌加炮附子 15 g，车前子（包煎）30 g，以温阳利水；加杏仁 15 g，以宣肺利水。配合针刺，取穴：关元、中极、膀胱俞、阴陵泉、三阴交、太冲，其中中极施以热补法，余穴均施以平补平泻法。经治 7 次后，患者已能够自行排尿，除去导尿管。前方加桃仁 15 g，三棱 10 g，莪术 10 g，以化瘀通络，针刺如前法。继前治疗 7 次后，小便通畅而告愈。

5. 急性肠炎　急性肠炎属中医“泄泻”范畴。泄泻有五种，治有九法，证型繁杂，然不外虚实两类，其病位在大肠，而责之于脾。病因主要是湿，治法不外乎运脾化湿和健脾化湿。正如张介宾云：“泄泻之本，无不由于脾胃。”“凡泄泻之病，多由水谷不分，故以利水为上策。”余于临床对于湿泻者，常遵朱丹溪“故凡泄泻之药，多用淡渗之剂利之”之义，常用五苓散加减治疗。

如一 35 岁女性患者，诉腹泻 5 日。患者于 5 日前食用冰淇淋后出现腹痛、腹泻之症，于社区医院诊断为急性肠炎，用消炎补液治疗，经治腹痛之症好转，但仍腹泻，故而来诊。现大便日下十余次、如水样，小便不利，纳呆，舌胖淡苔白腻，脉滑。患者之舌脉，乃脾虚湿盛之象，分析本病乃饮食寒凉而损伤脾阳，脾阳不足，脾失健运，水谷不化所致。三焦气化失司，湿阻膀胱，则小便不利；脾胃健运失司，则纳呆。故治当温阳健脾、利水止泻，予五苓散加减：猪苓 15 g，桂枝 20 g，泽泻 30 g，白术 15 g，茯苓 30 g，以化气利水、利小便以实大便；酌加干姜 10 g，炙甘草 10 g，以温脾阳；砂仁 10 g，木香 10 g，陈皮 10 g，以健运脾胃；焦神曲 15 g，焦山楂 15 g，以健脾开胃。配合艾灸天枢、足三里，每日 1 次。治疗 3 次后，腹泻次数减至 3 次/日，食欲增加。治疗 6 次后，诸症痊愈，嘱饮食清淡以巩固疗效。

滋阴清肾之名方——青蒿鳖甲汤

青蒿鳖甲汤出自清代吴鞠通的《温病条辨》，由鳖甲、生地黄、青蒿、牡丹皮、知母组成，为治疗温病后期邪伏阴分之名方。临证凡温热之余邪伏于阴分所致各种病症，皆可用之加减治疗。

☞ 配伍法度与方义

温病后期，热邪伏于阴分，阴液虽耗，但不能纯用甘寒养阴，更不可苦寒直折，恐其滋阴则邪愈恋，苦寒则阴更伤。唯有养阴透热并举，方可邪去热退，阴复火灭。青蒿鳖甲汤是基于“阴虚火旺，当主以咸寒”及《素问·至真要大论篇》“热淫于内，治以咸寒，佐以甘苦，以酸收之，以苦发之”之说，随肾之性而设的泻肾之剂。本方君以咸寒之鳖甲治之，苦寒之青蒿发之：鳖甲色青，入肝而气沉向里，可直入阴分滋阴清热，入络搜邪；青蒿苦寒，其气芬芳，得春木少阳之令最早，故入少阳、厥阴血分，可清透阴分伏热，引邪外出。两者合用，内清外透，先入后出，入阴分搜邪而透热外达。臣以苦寒之知母、生地黄坚之，补之，清之：知母苦寒而润，可清泻阴火，滋阴润燥；生地黄甘苦大寒，可清热凉血，滋阴生津。二者合用，以助鳖甲养阴清热之功。佐以辛苦微寒之牡丹皮润之、清之：牡丹皮赤色象离，可清泻血中伏火，助青蒿清透阴分之伏热。本方五味药，于清解透达之中，合养阴生津之法，滋清并举，标本兼顾。其中鳖甲入肝经至阴分而不能独出阳分，青蒿从少阳领邪出而不能直入阴分，两者相辅为用，互为引经，先入后出，共奏滋阴清透之效。

☞ 用方要点与诀窍

1. 病位病机　邪伏阴分，余热未尽，营阴耗损。

2. 证候特点　阴虚火旺，以阴液亏虚为甚。

3. 方证要点

（1）关键指征：①虚热内扰的症状，如夜热早凉，神疲不寐；②阴虚失濡的症状，如热退无汗，能食而消瘦。

（2）舌脉：舌质红，无苔或少苔，脉细数无力。

4. 主治病症　本方常用于治疗阴虚火旺所引起的发热、盗汗、便秘、胁痛等病症，还可以治疗流感、流脑、肿瘤热、冠心病、慢性肾盂肾炎、肝硬化、过敏性紫癜、系统性红斑狼疮、更年期综合征、崩漏、产后发热、夜啼等。

5. 应用方法　①比例：鳖甲：生地：青蒿：牡丹皮：知母＝5：4：2：3：2。②药味：鳖甲以醋鳖甲为宜。③用法：鳖甲打碎煎汤30分钟，后纳入诸药煎煮去渣，分次服用。

用法诀窍

凡热伏营阴，阴虚内热之证，皆可应用。

☞ 用方心悟与案例精讲

1. 胁痛　《景岳全书·胁痛》云："胁痛之病，本属肝胆二经，以二经之脉皆循胁肋故也。"由此可知，胁痛之症与肝胆二经关系密切。余于临床尝用青蒿鳖甲汤治疗一因肝络失养所致之胁痛者，疗效甚佳。

该患者为男性，47岁，诉周身乏力，右上腹部疼痛1个月余。患者于1个月前饮酒后，出现右上腹部隐痛，且疼痛逐渐加重，伴周身乏力，经友人介绍而来诊。现周身乏力，右上腹部疼痛，食欲缺乏，头晕，手足心热，盗汗，夜寐欠安，大便不规律，昨日行大便6次（服用排便药后），小便调，时有耳鸣，舌红苔薄，脉弦细。腹部B超检查：脂肪肝（中至重度）。吸烟饮酒10余年，烟每日1盒，酒每日500毫升。考虑该患者平素嗜食烟酒，日久损伤肝脾，脾伤则健运失司，以致水谷不化精微，湿自内生，湿郁化热，湿热互结；肝伤则肝阴亏虚，肝络失于濡养；阴虚湿热互结，使肝胆失于疏泻条达，而导致胁痛；舌脉乃阴虚热盛之征象。故法当滋阴活血通络、疏肝健脾祛湿，以青蒿鳖甲汤加减治之：青蒿15 g，鳖甲（先煎）15 g，柴胡15 g，黄芩10 g，五灵脂15 g，玄参15 g，延胡索15 g，赤芍15 g，生地黄30 g，丹参15 g，桃仁10 g，红花10 g，牡丹皮 15 g，水蛭粉 10 g，生蒲黄（包煎）15 g，大黄 10 g，茯苓 20 g，炙甘草 15 g，水煎服，1 剂 / 日。针刺以调理脾胃针法为主，取穴：中脘、曲池、合谷、血海、足三里、阴陵泉、地机、丰隆、三阴交、太冲、支沟、阳陵泉。所选穴位常规消毒，针刺深度以得气为度，得气后诸穴均施以平补平泻法，留针 30 分钟，每日 1 次。患者经过 7 天治疗，盗汗、手足心热、双下肢无力较前改善，右侧腹部偶有疼痛、无压痛，纳可，寐欠安，大便每日一行，小便色黄，舌暗红苔黄腻，脉弦细。在原方的基础上，再加活血化瘀之品，益母草 30 g，三棱 15 g，莪术 15 g。辅以鲤鱼汤：醋柴胡 10 g，泽泻 10 g，大腹皮 20 g，赤小豆 15 g，活鲤鱼去头尾、鳞、内脏，加白胡椒 3 粒，铁观音茶叶 5 颗，紫皮蒜一头，以保肝。患者经过 20 余天治疗，盗汗、手足心热、双下肢无力消失，右侧腹部偶有疼痛、无压痛，纳可，寐可，二便调，舌暗淡苔微黄，脉弦。舌暗红苔黄腻转为舌暗淡苔微黄，说明湿热已去，而以肝阴不足、血瘀为主。上方减去黄芩、茯苓，加当归 20 g，川楝子 10 g，以加重柔肝疏肝之力；继以鲤鱼汤保肝。经治 10 天后，患者无不适感，舌淡红苔薄，脉弦。继以鲤鱼汤保肝巩固疗效。

2. 发热 《温病条辨》云：“夜热早凉，热退无汗，热自阴来者，青蒿鳖甲汤主之。”人体之阳气，夜入于里，若阴分本有伏热，而阳气入阴，则两阳相加，阴不制阳，故入夜身热。

如一 70 岁男性患者，诉夜间燥热 1 年余，经中西医治疗无明显效果，经朋友介绍而来诊。现夜间燥热难耐，入睡困难，时有盗汗，头部昏沉，口干，消瘦乏力，心悸，纳可，大便干燥，小便可，舌红少苔，脉细数。该患者盗汗，口干，消瘦，大便干燥，舌红少苔，均为阴虚热盛之征象。分析夜间燥热乃因素体阴虚，阴衰而阳盛，水不制火所致。阴液亏虚，津不上承，则口干；下不润肠，则大便干燥；外不濡养，则消瘦乏力；阴虚内热，迫津外泄，则盗汗；虚热上扰心神，则心悸、入睡困难。故治当滋阴透热，方以青蒿鳖甲汤加减：青蒿 20 g，鳖甲（先煎）15 g，知母 15 g，生地黄 30 g，牡丹皮 15 g，以养阴透热；佐以玄参 10 g，麦冬 15 g，以滋阴；柏子仁 15 g，以养心安神、润肠通便；酸枣仁 30 g，以安神助眠；黄连 15 g，阿胶（烊化）10 g，以滋阴降火安神；五味子 15 g，煅牡蛎（先煎）30 g，以收敛固摄止汗。患者服药 3 日后，即感夜间燥热之症明显减轻，且睡眠较前好转，余症皆有所减轻。继前方服用半个月后，诸症尽除。

第六章　理血用方

《素问·调经论篇》曰："人之所有者，血与气耳。"血液是人体功能活动的物质基础，也是随着生命活动衰弱而易致疾病的物质。临床上，血瘀几乎贯穿了所有疾病的恢复期、后遗症期，故有"久病入络"之说。所以，为医者必须了解如何有效地化瘀，掌握理血用方。

血液的生理功能主要体现在两个方面。

一是主濡养。《难经·二十二难》曰"血主濡之"，即血液具有营养和滋润的作用。血液循脉运行于全身，濡养脏腑及四肢百骸，以维持机体正常的生理功能。正如《素问·五脏生成篇》所言："肝受血而能视，足受血而能步，掌受血而能握，指受血而能摄。"

二是载气。《张氏医通·诸血门》曰："气不得血，则散而无统。"飘逸无定之气，须依附于有形之血，才能正常运行；而"气为血之帅，血为气之母"，有形之血不断地为气的生成提供水谷精微等物质基础，无形之气则可行血、摄血，推动血液正常输布。脏腑组织代谢产生的浊气也须通过血液运达于肺而呼出体外。所以，人体的各种生理活动都与血液有着密切的关系。《素问·调经论篇》言："血气者，喜温而恶寒，寒则泣不能流，温则消而去之。"只有人体气血充盛、血脉调和，血液才能发挥正常的生理功能。

由此可知，血液的生理特点是喜温而恶寒，病理特点是易虚易瘀。脏腑津液亏虚而生化乏源，或气不摄血，或火热伤络使血溢脉外，均可致血液亏虚；气虚或气滞则不能推动血液运行，或寒邪凝滞收引血脉，或热邪

 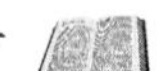

煎熬津液致血虚脉道涸涩，或痰饮湿浊壅滞血脉致血液运行不畅等，均可形成血瘀。

根据血液的生理和病理特点，治疗血瘀时需从病因、畅通道路、引经等方面解决。

审因论治。如针对血行失常的病因，气虚者可用补阳还五汤补气活血；气滞者可用血府逐瘀汤行气活血；寒凝者可用温经汤散寒祛瘀；热瘀者可用桃核承气汤泻热逐瘀；血虚者用桃红四物汤养血活血；寒凝热盛、痰瘀互结所致的瘀血，或破血逐瘀常选桃仁、三棱、莪术，或吸血逐瘀常选水蛭；因血寒而使血脉凝滞、瘀阻不通者，常用桂枝温脉通经；因血热而使血行壅聚者，常用牡丹皮凉血活血；如瘀血积滞甚者可选抵当汤及大黄䗪虫丸以破血逐瘀。

畅通道路。针对脉道拘急涩滞，临床常用穴居而善钻剔的虫类药如地龙、全蝎等以解痉通络；血亏津少，以养血滋阴类药如当归、生地等维持营血津液的充足和脉道的通畅。

引经。治疗血瘀证时还常用川芎、桔梗、牛膝等引经，作活血药之舟楫，使药力直达病所。

此外，用药时勿忘用药法象之理，以形治形，以色治色。

益气活血第一方——补阳还五汤

补阳还五汤出自清代王清任的《医林改错》，由黄芪、当归、赤芍、地龙、川芎、红花、桃仁组成。气为阳，血为阴，补阳即为补气。王氏认为，人体元气“分布周身，左右各得其半”，十去其五则气亏，归并一侧则半身不遂，故创立本方益气活血而“还五”，使气行周身则“十全”，故本方名为“补阳还五汤”，用于治疗气虚血瘀所致之中风证。笔者常将本方作为治疗一切气虚血瘀证的基础方，临证凡气虚血瘀所致的各种病症，皆可用之加减治疗。

☞ 配伍法度与方义

补阳还五汤是基于《素问·阴阳应象大论篇》“形不足者，温之以气”“血实宜决之，气虚宜掣引之”之说而设。方中以甘温之生黄芪为君药：生黄芪气薄而味浓，一茎直上，有升无降，为阳中之阳，可大补元气，使气旺血行，瘀去络通，补阳利阴，疏其壅滞，通其气道，厥有专长。以辛温之当归为臣：当归辛香而润，香则走脾，润则补血，能透入中焦荣气之分，功专养血活血，与黄芪同用既可补经脉气血之不足，又可使活血而不伤正。以辛温之川芎、红花，酸苦之赤芍，甘平之桃仁，咸寒之地龙为佐：川芎入肝经，既可上行头角，引清阳之气而止痛，又能下行血海，养新生之血以调经；红花色红入血，可活血通经，散瘀止痛；赤芍入足厥阴经血分，善行血中之滞，可通经闭，治血痹；桃仁甘以和血，苦以散结，善化瘀消积；地龙性善走窜，通经活络，与生黄芪配合，可增强补气通络之效，使药力周行全身。全方大量补气药与少量活血化瘀药同用，使气虚得补，气旺而络通，补气而不壅滞，活血而不伤正。

☞ 用方要点与诀窍

1. 病位病机　病位在血分，气虚无以行血，瘀血阻络。

2. 证候特点　气虚为本，血瘀为标。

3. 方证要点

（1）关键指征：①瘀血阻络的症状，如半身不遂，口眼㖞斜，语言謇涩；②气虚失摄症状，如口角流涎，大便干燥，小便频数，遗尿不禁。

（2）舌脉：舌质淡暗，苔白或薄白，脉沉或沉细。

4. 主治病症　本方常用于治疗气虚血滞、脉络瘀阻所致之病，如脑血管病所致的偏瘫及其后遗症、面神经麻痹、各种神经痛、神经衰弱、冠心病、高血压、肺心病、血栓闭塞性脉管炎、下肢静脉曲张、慢性肾炎、糖尿病、前列腺增生等。

5. 应用方法　①比例：生黄芪∶当归∶赤芍∶地龙∶川芎∶桃仁∶红花＝4∶2∶2.5∶1∶1∶1∶1。②药味：生黄芪宜从 30 g 开始，可以逐渐加量至120 g。③用法：水煎服，至微效时，日服两剂，两剂服至五六日，每日仍服一剂。若服此方愈后，药不可断，或隔三五日服一剂，或隔七八日服一剂。④加减化裁：脾虚者，加党参、茯苓、白术以健脾益气；血瘀日久者，加水蛭、虻虫以破瘀通络；语言不利者，加石菖蒲、远志以化痰开窍；口眼㖞斜者，加白附子、僵蚕、全蝎以祛风通络；腰膝酸软者，加杜仲、牛膝以滋补肝肾。⑤禁忌：阴虚阳亢者忌用。

用法诀窍

凡属气虚血瘀之病症，皆可应用。

☞ 用方心悟与案例精讲

1. 偏瘫　偏瘫属中医“中风”范畴。王清任认为偏瘫之根源在于元气亏虚，气虚血瘀为其病机关键，可以补阳还五汤为基本方加减治疗。

如一55岁男性患者，半个月前无明显诱因出现右侧肢体活动不利，于外院查头MR示左侧基底节区梗死灶，予改善脑循环、抗血小板聚集等治疗后，症状未见明显好转而来诊。现右侧肢体不遂，头部昏沉，少气懒言，纳少，寐安，大便干，小便频，舌淡暗苔白，脉沉细。查体：右侧肢体肌力Ⅱ级，右侧巴氏征（+）。考虑肢体不遂多为气血瘀滞、经脉痹阻所致，结合患者症状及舌脉乃气虚血瘀之象，故治以益气活血、疏通经络，以补阳还五汤加减治疗：生黄芪60 g，当归20 g，川芎15 g，赤芍15 g，地龙15 g，桃仁15 g，红花15 g，党参15 g，麸炒白术15 g，蜈蚣1条，山楂20 g，金樱子15 g，鸡血藤30 g，络石藤30 g，水煎，每日1剂，早晚分服。患者服药14剂后，右侧肢体活动较前改善，肌力可达Ⅲ-级，头部昏沉、少气懒言明显好转，二便调，舌暗苔薄白，脉沉细。前方去金樱子，加茯苓20 g，焦神曲15 g，以健运脾胃；加杜仲15 g，牛膝20 g，以滋补肝肾。患者服药14剂后，饮食正常，肢体肌力可达Ⅲ级。嘱患者加强肢体康复锻炼，继服前方以巩固疗效。1个月后，患者肢体肌力达到Ⅳ级，生活可基本自理。

2. 脊髓炎　脊髓炎属中医“痿证”范畴。所谓“治痿独取阳明”，故可从脾胃论治。脾胃气虚、筋脉失养者，可用补中益气汤配合补阳还五汤加减治疗。

如一 20 岁女性患者，1 个月前感冒后双下肢相继出现无力，就诊于当地医院，查腰椎片示未见异常，血钾低，诊断为低钾性周期性麻痹，经补钾治疗后症状无改善，遂转往天津医科大学总医院，该院诊断为脊髓炎，静脉滴注牛痘疫苗接种家兔炎症皮肤提取物注射液（神经妥乐平）、三磷酸胞苷二钠注射液（美络宁）、注射用甲泼尼龙琥珀酸钠（甲强龙）等，2 周后病情稳定，但仍遗有双下肢瘫，不能起卧，故来诊。现神清语利，双下肢瘫，不能行走站立，神疲懒言，纳可，便溏，夜寐安，舌暗淡苔白，脉沉细。查体：双上肢肌力Ⅴ级，双下肢肌力Ⅰ级，肌张力减低，肌肉萎缩，肌容量减低，双侧深浅感觉对称存在，双侧腱反射减弱，病理反射未引出，感觉平面未引出。考虑该病乃外邪损伤肺胃，脾胃亏虚，气血生化乏源，筋脉失养所致，治当健脾益气、养血活血，以补中益气汤合补阳还五汤加减：党参 15 g，炒白术 15 g，当归 20 g，柴胡 10 g，生黄芪 50 g，赤芍 15 g，川芎 10 g，地龙 15 g，桃仁 20 g，红花 20 g，葛根 30 g，鸡血藤 30 g，钩藤（后下）30 g，络石藤 30 g，炙甘草 15 g，茯苓 15 g，水蛭粉（冲）10 g，水煎服，每日 1 剂，早晚分服。同时配合针刺治疗，取穴按截瘫针治规律合调理脾胃针法：中脘，腰俞，腰阳关，命门，足三里，三阴交，太冲，肾俞，大肠俞，阳陵泉，阴陵泉，委中，环跳，承山，绝骨，昆仑。所选穴位常规消毒，针刺深度以得气为度，得气后腰俞、腰阳关、命门、肾俞、阳陵泉、阴陵泉、足三里、三阴交、绝骨施以徐疾提插补法，余穴施以平补平泻法，留针 30 分钟，每日 2 次，配合低频脉冲电流疗法，以加强针感。患者经治 1 个月后双下肢活动较前改善，右下肢肌力Ⅲ–级，左下肢Ⅱ级，肌张力增大，肌容量减少，同时伴疼痛、胀感及抽搐，抽搐以臀部、腘窝部为重，入夜尤甚，纳食可，夜寐尚可，二便调，舌暗红苔薄白，脉沉细。脉症提示患者邪气已去，而正虚日显。故前方去茯苓、桃仁、红花、水蛭，加生地 20 g，黄精 15 g，天冬 15 g，倍党参30 g，以滋阴通络；针灸以调理督任为主，针刺加关元，治痿独取阳明，亦注重调理脾胃，故针灸取穴以调理脾胃针法、华佗夹脊穴、督脉、膀胱经、胆经穴为主。经治1个月后患者双下肢无力明显好转，肌肉萎缩、右下肢症状较前改善，无抽搐疼痛，未诉其他不适，右下肢连体肌力Ⅲ级，左下肢连体肌力Ⅲ+级。继前治疗1个月余，患者双下肢肌力Ⅳ-级，在别人帮助下可以行走。由于经济原因，患者要求出院，嘱其进一步加强肢体功能康复锻炼。

3. 痴呆　痴呆属中医“呆病”范畴。其病位在脑，阳气不足、浊邪上扰易发为本病，可用补阳还五汤治之。

如一70岁女性患者，1个月前无明显诱因出现反应迟钝，表情淡漠，哭笑无常，记忆力、计算力减退，时有胸闷气短，纳呆，夜寐欠安，二便调，舌暗淡苔白，脉沉细。既往有2型糖尿病史20余年，平素口服二甲双胍及阿卡波糖片（拜唐苹）控制，空腹血糖约8 mmol/L。考虑该患者消渴日久，耗气伤血，瘀血内阻，脑脉失养，治当益气活血，以补阳还五汤合调中降糖方加减治疗：生黄芪30 g，丹参15 g，柴胡15 g，生地20 g，苍术10 g，黄连30 g，桃仁15 g，红花15 g，赤芍15 g，当归20 g，川芎10 g，党参15 g，远志20 g，石菖蒲20 g，女贞子30 g，旱莲草30 g，益智仁30 g，茯苓20 g，水煎服，每日1剂，早晚分服。患者服药1个月后，反应迟钝及哭笑无常之症较前改善，仍有胸闷气短、纳呆，舌淡苔白，脉沉细。前方加白术15 g，炙甘草15 g，以健脾益气。服药1个月后，反应迟钝、胸闷气短明显改善，纳可，寐欠安，二便调，舌淡红苔薄白，脉沉弦。前方去石菖蒲、远志、柴胡，加夜交藤30 g，合欢花15 g，以安神助眠。服药半个月后，患者自诉心情舒畅，记忆力及计算力接近正常水平，空腹血糖约6 mmol/L。

4. 眩晕　《景岳全书》曰“眩运一证，虚者居其八九，而兼火兼痰者，不过十中一二耳”，而“阳中之阳虚者，宜治其气”，可予补阳还五汤加减治之。

如一45岁男性患者，间断眩晕1年余，查颈部血管彩超示椎基底动脉供血不足。现眩晕时作，倦怠乏力，多汗，时有心慌，纳少，寐尚可，大便溏稀，小便调，舌质淡暗有齿痕、苔白，脉沉细。心慌乃气虚之象，结合舌脉乃知为气虚血瘀证。气虚无以行血，血不能上荣清窍则发为眩晕，治当益气活血，以补阳还五汤加减治疗：生黄芪 60 g，党参 15 g，当归 20 g，川芎 15 g，生龙骨（先煎）30 g，煅牡蛎（先煎）30 g，赤芍 15 g，地龙 15 g，桃仁 15 g，红花 15 g，炒白术 15 g，浮小麦 15 g，五味子 5 g，泽泻 20 g，茯苓 20 g，水煎服，每日 1 剂，早晚分服。患者服药 7 剂后，眩晕程度减轻，乏力、心慌、多汗较前好转，纳少，大便不成形，舌淡暗有齿痕、苔白，脉沉细。前方加焦神曲 15 g，山药 20 g，以健运脾胃。患者服药 14 剂后告愈。

理气活血第一方——血府逐瘀汤

血府逐瘀汤出自清代王清任的《医林改错》，由当归、生地、桃仁、红花、枳壳、赤芍、柴胡、甘草、桔梗、川芎、牛膝组成。本方在养血活血之桃红四物汤的基础上加四逆散及桔梗、牛膝，以增理气行血之力。王氏用本方治疗胸中血府血瘀证，笔者认为临证凡气滞血瘀所致的各种病症，皆可用之加减治疗。

☞配伍法度与方义

本方以桃仁、红花为君：桃仁苦甘，质重沉降，善破血行滞而润燥；红花辛苦甘温，质轻升浮，善活血化瘀以止痛。二药相伍，可除周身之瘀血以治其本。以赤芍、川芎、牛膝为臣：赤芍苦酸微寒，破血中之气结，散恶血，行血中之滞；川芎辛散温通，可升清阳而开诸郁，润肝燥而补肝虚，上行头角引清阳之气而止痛，下行血海养新生之血以调经，为搜风散滞、引药上行之专药；牛膝苦酸而平，善活血通脉，能引瘀血下行。三药合用，以助君药上行下达、化瘀通经。然瘀血内阻则新血不生，故佐以甘寒微苦之生地，以凉血和血、滋阴润燥、消瘀生新，辛甘之当归养血和血、祛瘀生新，以壮血之本。二药合用，顺肝喜阴之木性，养血以柔肝体，滋阴润燥，使祛瘀而不伤正。而“气为血之帅”，故以柴胡疏肝之气，枳壳行胸中之气，桔梗宣肺之气，三药合用畅达周身之气机，使气行则血行。同时桔梗辛升而散，苦降而泄，苦先辛后，降而复升，展转于胸腹之间而为舟楫，发挥诸药血府逐瘀之功。以甘草甘缓诸药少停胸间以逐瘀。全方行气与活血兼施，养血与祛瘀并用，升降兼顾，气血同调，使气畅而血行，瘀去则络通。

☞ 用方要点与诀窍

1. 病位病机　病位在血分，气滞则血行不畅，瘀血内阻。

2. 证候特点　气滞血瘀证。

3. 方证要点

（1）关键指征：①气滞血瘀的症状，如胸痛，头痛日久不愈，痛如针刺而有定处，呃逆日久不止，唇暗或两目暗黑；②瘀久化热的症状，如内热烦闷，入暮渐热，心悸失眠，烦躁易怒。

（2）舌脉：舌质暗红或有瘀斑，苔白或薄白，脉涩或弦紧。

4. 主治病症　本方常用于治疗气机郁滞、血行受阻所致之病，如冠心病、风湿性心脏病、脑梗死、头痛、肋间神经痛、胸部挫伤、肋软骨炎、痛经、月经不调、不孕症、失眠、呃逆等。

5. 应用方法　①比例：桃仁∶红花∶当归∶生地黄∶牛膝∶赤芍∶枳壳∶甘草∶川芎∶桔梗∶柴胡＝4∶3∶2∶1.5∶1∶1∶1∶1∶1∶1∶1。在实际运用中，理气药与活血药的比例多少，应根据气滞与血瘀的具体程度而定，气滞重者宜多理气，血瘀明显者则重祛瘀。②药味：阴虚较甚者，改生地为熟地；气滞较甚者，改枳壳为枳实。③用法：水煎温服，宜饭前空腹服用。④加减化裁：心悸失眠较重者，可加生龙骨、生牡蛎，以镇静安神；气滞较重者，可加川楝子、香附，以疏肝理气；血瘀较重者，可加三棱、莪术，以破血逐瘀。

◎ 用法诀窍

凡属气滞血瘀之证，皆可应用。

☞ 用方心悟与案例精讲

1. 慢性左心衰竭　慢性左心衰竭属中医“喘证”范畴。左心衰主要以肺瘀血症明显，而心主血，血脉不通，则瘀血痹阻心脉，《素问·痹论篇》曰“心痹者，脉不通，烦则心下鼓，暴上气而喘”，笔者临证常以血府逐瘀汤加减治疗该病。

如一 64 岁女性患者，憋喘间断发作 10 余年，半个月前因感冒而诱发，经静脉滴注西药效果不显而来诊。就诊时胸闷憋喘不能平卧，动则尤甚，心悸乏力，咳嗽，咯白色黏痰、不易咯，纳少，口干不欲饮，双下肢浮肿，尿频量少，大便干，寐欠安，舌暗红苔白腻，左脉沉细数，右脉滑数。查体：端坐呼吸，唇甲重度发绀，杵状指，双下肢Ⅲ度水肿，双肺可闻及湿啰音，心音可，律齐，心率 100 次/分，肝颈静脉回流征（+），腹水征（+），肝大肋缘下 4 cm。心脏多普勒示：①主动脉硬化，主动脉瓣钙化伴Ⅰ度反流；②左室压力负荷过重，左室舒张能力下降；③心衰；④心包积液（少量）。考虑该患者乃阳虚不运，痰浊内生，瘀血内停，痰瘀阻肺，法当温阳化痰、化瘀通脉。西药静脉滴注抗感染、改善循环、扩冠及利尿药；中药以血府逐瘀汤加减：桂枝 20 g，炙甘草 30 g，当归 20 g，生地 15 g，桃仁 15 g，红花 15 g，枳壳 15 g，赤芍 15 g，柴胡 12 g，桔梗 15 g，川芎 15 g，川牛膝 30 g，丹参 15 g，降香 15 g，五灵脂 15 g，延胡索 15 g，云苓 30 g，猪苓 20 g，车前子（包）30 g，生大黄（后下）10 g，槟榔 20 g，大腹皮 20 g，水煎服，每日 1 剂，早晚分服。针刺取穴：至阳、定喘、太渊、内关、支沟、中极、阴陵泉、地机、足三里、丰隆、三阴交、太冲。所选穴位常规消毒，针刺深度以得气为度。得气后内关、支沟、中极、阴陵泉、地机、丰隆、三阴交施以徐疾提插泻法，余穴施以平补平泻法，留针 30 分钟，每日 2 次。患者经治 1 周后，憋喘、心悸、咳嗽、咯痰明显减轻，可平卧，纳食日约250克，尿量较前增多，双下肢不肿，舌暗红苔薄白，脉沉细。考虑患者痰瘀已化，心肺职复，原方去车前子、槟榔、大腹皮、猪苓、生地、桃仁、红花，针刺取穴去定喘、中极、地机、丰隆。治疗1周后，患者动则微喘，可平卧，周身乏力减轻，纳食可，二便调，舌暗苔薄白，脉沉细。上方去生大黄、云苓、川芎，加生芪30 g，党参15 g，以补益肺气。患者经1个月治疗症状基本消失，活动后无明显憋喘而告愈。

2. 胸痹　**胸痹乃痰浊、瘀血、气滞、寒凝痹阻心脉所致，《金匮要略》概括其病机为“阳微阴弦”，可予血府逐瘀汤加减治之。**

如一74岁女性患者，8个月前无明显诱因出现心前区疼痛，就诊于天津胸科医院，诊为心肌梗死，予以溶栓、扩冠等治疗，症状好转而出院；5个月前又出现阵发性胸痛、呕吐而就诊于天津市第一医院，诊为冠心病，予以单硝酸异山梨酯片（欣康）、蚓激酶肠溶胶囊等药治疗，症状缓解而出院；因近1个月来胸闷、憋气、阵发性胸痛而来诊。现胸闷憋气，时有心前区隐痛，咳喘，咳吐大量泡沫痰，活动困难，动则喘甚，不能平卧，鼻塞，不闻香臭，纳呆，寐差，少尿，舌暗红苔薄黄，脉沉弦。查体：神疲，面睑浮肿，唇甲中度发绀，杵状指，双下肢Ⅱ度水肿，双肺呼吸音粗，可闻及干、湿啰音，心音可，律齐，心率为110次/分，各瓣膜未闻及明显的病理性杂音，肝下界肋下三指。心电图示心肌缺血、下壁陈旧性心梗，胸部正侧位X线片示肺瘀血，心脏超声示主动脉硬化并狭窄、左心功能减低。考虑该患者证属瘀血痹阻心脉，治当化瘀通痹，以血府逐瘀汤合茯苓杏仁甘草汤加减治疗：当归20 g，生地15 g，桃仁10 g，红花10 g，枳壳15 g，柴胡15 g，川芎20 g，赤芍15 g，桔梗15 g，川牛膝30 g，炙甘草15 g，延胡索15 g，五灵脂15 g，丹参15 g，茯苓30 g，杏仁15 g，泽泻20 g，水煎服，每日1剂，早晚分服。服药1周后，患者胸闷憋喘减轻，已能平卧，微喘，以夜间及活动尤甚，时有咳嗽，咯吐白色黏痰，鼻塞不闻香臭，寐差，少尿，舌暗淡苔薄，脉弦，心率80次/分，双肺偶闻湿啰音，双下肢Ⅰ度水肿。舌由暗红转为暗淡，表明瘀已化而阳虚之本已显，故仍加大温通之力。据《内经》“辛甘发散为阳”之理，前方加桂枝 20 g，薤白 15 g，以助温通心阳；加辛夷 15 g，以辛散温通鼻窍。患者服药 20 余日后症状明显改善，生活已能自理，现微感胸闷憋喘，活动后略甚，鼻塞明显改善，舌暗苔薄白，脉弦细。效不更方，继服前方 7 剂后，患者活动后微感胸闷憋喘，神爽面润，唇甲略暗，纳可，二便正常，鼻塞消除，双下肢不肿，心率 75 次/分，双肺呼吸音清而低，舌红略暗苔薄，脉弦。原方加川朴 15 g，以善其后。

3. 腰痛　腰痛属中医“痹证”范畴。《血证论》曰“瘀血在经络脏腑之间，则周身作痛，以其堵塞气之往来，故滞碍而痛，所谓痛则不通也”，可予血府逐瘀汤加减治之。

如一 60 岁女性患者，半年前无明显诱因出现腰痛，难以俯仰，口服止痛药物及外用膏药，均未见好转，故而来诊。就诊时腰部僵硬疼痛，后背及颈肩部疼痛不舒，纳少，夜寐差，大便干，夜尿频，舌暗苔白腻，脉弦。查腰椎 CT 示：腰椎退行性病变，L2/3~L4/5 椎间盘膨出。查体：双侧直腿抬高试验（＋）。考虑该患者为气机郁滞，经脉瘀阻，法当行气活血、舒筋通络，以血府逐瘀汤合身痛逐瘀汤加减治疗：当归 20 g，桃仁 15 g，红花 15 g，炒枳壳 15 g，赤芍 15 g，柴胡 15 g，桔梗 15 g，川芎 15 g，川牛膝 30 g，秦艽 15 g，独活 15 g，香附 15 g，三棱 20 g，莪术 20 g，地龙 15 g，盐杜仲 20 g，五灵脂 10 g，狗脊 30 g，水煎服，每日 1 剂，早晚分服。药渣制成中药热罨包，局部外熨至微微汗出，每日 2 次。患者经治 1 周，腰部及肩背部疼痛明显减轻，睡眠较前好转，纳少，大便干，舌暗苔白，脉弦。前方加酒苁蓉 20 g，火麻仁 15 g，润肠通便；鸡内金 15 g，健运脾胃。经治半个月后，诸症尽除而告愈。

温通化瘀第一方——温经汤

温经汤出自汉代张仲景的《金匮要略》，由吴茱萸、当归、芍药、川芎、人参、桂枝、阿胶、牡丹皮、生姜、甘草、半夏、麦冬组成，为妇科调经之常用方。《素问·调经论篇》曰：“寒独留，则血凝泣，凝则脉不通。”本方名为“温经”，乃瘀血得温即行之意。临证凡寒凝血瘀所致的各种病症，皆可用之加减治疗。

☞ 配伍法度与方义

温经汤是基于《素问·调经论篇》“血气者，喜温而恶寒，寒则泣不能流，温则消而去之”以及《素问·至真要大论篇》“寒淫于内，治以甘热，佐以苦辛”之说而设。吴茱萸辛苦大热，桂枝辛甘性温，二药同禀天春和之木气，入足厥阴肝经，得地西方燥烈之金味，入手太阴肺经，为君。吴茱萸辛升苦降、辛散苦坚，辟肝中之寒邪，散血中之气寒，化阴凝为阳和。桂枝通阳和营，温经通脉。二药合用，共奏温经散寒、通利血脉之功。以辛温之当归、川芎，辛苦之丹皮为臣。当归辛甘温润，可温中养营，活血舒筋。川芎辛温香窜，可上行头角助元阳之气而止痛，下行血海养新生之血以调经。当归以养血为主，川芎以行气为要，同用可气血兼顾，加强活血化瘀之力，再配合辛苦而寒之丹皮，通血脉除血热，凉血和血，疏瘀养阴，则祛瘀生新之效益彰。以甘平之阿胶、麦冬、人参，酸苦之芍药，辛温之半夏、生姜为佐。阿胶既入肝经养血，复入肾经滋水，善养血补血润液，下行不恋瘀。芍药破血中之气结，破而不泄，养血敛阴。麦冬甘平滋润，提曳胃阴，润泽心肺，以通脉道，以除烦热。三药合用，可滋阴养血，并制吴茱萸、桂枝之温燥。人参色黄味甘气凉质润，合乎中土脾脏之德，善益气健脾，以资生化之源。半夏、生姜辛开散结，以助活血散寒之力。以甘平之甘草为使，既可健脾补中，又可调和诸药。全方温清补消并用，使温而不燥，补而不滞，疏而不损；血得温则行，虚得补则旺，气旺瘀自消，而奏温经散寒、养血活血之功。

☞ 用方要点与诀窍

1. 病位病机　病位在血分，冲任虚寒，气血不足，瘀血内阻。

2. 证候特点　寒凝血瘀，瘀重于虚。

3. 方证要点

（1）关键指征：①瘀血阻络的症状，如月经色暗而有块，淋漓不畅；

②冲任虚寒的症状，如手足寒凉，漏下不止，少腹里急满痛，妇人宫冷而久不受孕；③阴虚内热的症状，如傍晚发热，手心烦热，口唇干燥。

（2）舌脉：舌质淡暗或有瘀斑、瘀点，苔白或薄白，脉沉细或细涩。

4. 主治病症　本方常用于治疗冲任虚寒，瘀血内阻所引起的月经不调、痛经、功能性子宫出血、慢性盆腔炎、卵巢早衰、不孕不育、黄褐斑、甲状腺功能减退、失眠、前列腺炎等。

5. 应用方法　①比例：吴茱萸∶麦冬∶当归∶芍药∶川芎∶人参∶桂枝∶阿胶∶牡丹皮∶生姜∶甘草∶半夏=3∶3∶2∶2∶2∶2∶2∶2∶2∶2∶2∶2。②药味：人参可改用党参，阴虚重者改用玄参。③用法：以水700毫升左右，煮取药汁约500毫升，分温三服，其中阿胶烊冲。④加减化裁：少腹胀满者，加香附、乌药以行气止痛；小腹冷痛甚者，以肉桂易桂枝，加小茴香；经血色暗、血块多者，加桃仁、红花、益母草；畏寒肢冷者，加鹿角霜、巴戟天。⑤禁忌：瘀热者忌用。

用法诀窍

凡属冲任虚寒，瘀血内阻之证，皆可应用。

☞用方心悟与案例精讲

1. 痛经　寒客冲任，胞脉气血壅滞引起的痛经，可用温经汤加减治之。

如一20岁女性患者，4年前出现经行小腹冷痛，需服用止痛药缓解疼痛，月经周期正常，经期6天、量少、经色暗有血块，畏寒，四肢不温，时有腹胀，纳呆，大便可，小便清长，舌淡暗苔薄白，脉沉细。查妇科B超示：子宫及双附件未见异常。考虑该患者小腹冷痛、畏寒、四肢不温、腹胀、纳呆为虚寒之象，经量少、色暗有血块为血瘀之征，冲任虚寒、气血瘀滞，发为痛经，故治当温经散寒、活血化瘀，以温经汤加减治疗：吴茱萸15 g，麦冬15 g，当归20 g，赤芍15 g，川芎15 g，党参15 g，肉桂10 g，阿胶珠10 g，牡丹皮15 g，生姜10 g，甘草10 g，清半夏15 g，巴戟天 15 g，小茴香 10 g，炒白术 15 g，水煎，每日 1 剂，早晚分服。患者服药 7 剂后，四肢不温及畏寒症状明显好转，腹胀减轻，食欲较前增强，舌暗苔薄白，脉沉细。继以前方加益母草 30 g，茜草 15 g，泽兰 15 g，醋延胡索 15 g，以活血调经。服药 14 剂后月经来潮，小腹冷痛明显减轻，月经量可、色鲜红夹少量血块，舌暗苔白，脉沉细。效不更方，继服 1 个月后病情告愈。

2. 月经后期　月经后期又称经迟，其病因与肾虚、血虚、寒凝、气滞和痰湿等有关，若遇寒凝血瘀导致血海不能如期满溢者，可以温经汤加减治之。

如一 30 岁女性患者，1 年前淋雨着凉后出现月经延期，可延迟 1~2 个月，月经来潮时量少、色淡红，同时伴有小腹胀痛，得温则减，畏寒，四肢不温，纳食可，夜寐安，二便调，舌暗苔白，脉沉细。分析患者本次发病乃因外感风寒，寒邪伤阳，阳虚失煦，虚寒内生，则畏寒、四肢不温；寒凝胞脉，气滞血瘀，则小腹胀痛、月经量少；舌脉亦为寒凝血瘀之象。治当温经散寒、化瘀通经，以温经汤加减化裁：吴茱萸 15 g，当归 20 g，赤芍 15 g，川芎 15 g，党参 15 g，桂枝 15 g，阿胶珠 10 g，牡丹皮 15 g，生姜 10 g，甘草 10 g，清半夏 15 g，醋延胡索 15 g，泽兰 15 g，益母草 15 g，巴戟天 15 g，生黄芪 30 g，水煎，每日 1 剂，早晚分服。患者服药 4 剂时月经来潮，小腹胀痛明显好转，畏寒及四肢不温症状减轻，纳食可，夜寐安，二便调，舌暗苔薄白，脉沉。继前方服药 1 个月后月经正常来潮，诸症好转。

3. 黄褐斑　黄褐斑属中医“黧黑斑”“肝斑”等范畴。瘀血阻络、肌肤失养为其根本病机，可以温经汤加减治之。

如一 44 岁女性患者，半年前外出旅行后两颧出现色斑，同时伴有经行巅顶头痛，手足不温，食后腹胀，月经经期规律、量少、色暗红，大便不成形，小便可，夜寐可，舌暗苔薄白，脉沉细。脾阳虚不振则大便不成形、手足不温、食后腹胀；气机不畅，脉道阻塞，不能上注面部则头痛、生斑；结合患者舌脉，考虑该病乃阳虚寒凝，瘀阻肌肤所致。故治当温经散寒、活血通络，以温经汤合七白散加减治疗：吴茱萸 15 g，当归 20 g，赤芍 15 g，川芎 15 g，党参 15 g，桂枝 15 g，阿胶珠 10 g，牡丹皮 15 g，生姜 10 g，甘草 10 g，清半夏 10 g，藁本 15 g，炒白术 15 g，白芷 15 g，白蒺藜 15 g，僵蚕 10 g，茯苓 20 g，白及 15 g，玫瑰花 10 g，水煎，每日 1 剂，早晚分服。患者服药 14 剂后月经来潮，月经量较前增多、色鲜红，头痛明显减轻，大便成形，腹胀消失，但色斑未见明显改善。继予前方调养 3 个月后色斑基本消失。

泻热化瘀第一方——桃核承气汤

桃核承气汤出自汉代张仲景的《伤寒论》，由桃仁、大黄、桂枝、甘草、芒硝组成。本方在缓下热结的调胃承气汤基础上加桃仁、桂枝以增破血逐瘀之力。仲景用本方治疗太阳不解，传入下焦，瘀热互结所致的下焦蓄血证。笔者认为临证凡瘀热互结所致的各种病症，皆可用之加减治疗。

☞ 配伍法度与方义

本方以桃仁为君：桃仁味苦质润，气薄味浓，沉而下降，善破血行瘀，润燥滑肠。以桂枝为臣：桂枝辛温，可行气散结，温通经脉，与桃仁相伍，可增活血化瘀之力。以调胃承气汤为佐使：大黄色黄味香，气味俱厚，直降下行，力猛善走，善荡涤邪热，破血逐瘀；芒硝咸以软坚，寒以治热，苦以降下，无坚不软；二药相须为用，一攻一软，可泻肠中宿垢，破坚积结块，既可助桃仁清热消积、推陈致新，又可防桂枝辛温助热；炙甘草护胃安中，缓诸药峻烈之性，与桂枝合用，辛甘化阳，使行气化瘀之效愈彰，而芒硝、大黄寒凉之性得遏。全方寒温并用，缓峻兼施，因势利导，俾祛瘀而不伤正，泻热而不伐胃，共奏破血消积、泻热逐瘀之功。

☞ 用方要点与诀窍

1. 病位病机　病位在血分，瘀热互结，蓄于下焦，瘀血之将结。

2. 证候特点　瘀热互结证。

3. 方证要点

（1）关键指征：①下焦蓄血的症状，如少腹拘急、硬痛拒按，小便自利，血瘀经闭，痛经；②热邪上扰的症状，如心神不宁如狂，烦躁谵语，至夜尤甚。

（2）舌脉：舌暗红，苔黄或薄黄或有瘀斑，脉沉或涩。

4. 主治病症　本方常用于瘀热互结、下焦蓄血所致之病，如肾盂肾炎、尿路结石、痛经、闭经、急性盆腔炎、附件炎、子宫内膜异位症、精神病、脑血管病、流行性出血热、胆囊炎、慢性肠炎、肠梗阻、咽炎、扁桃体炎等。

5. 应用方法　①比例：桃仁∶大黄∶桂枝∶芒硝∶炙甘草＝2∶2∶1∶1∶1。②用法：除芒硝外的四味药，以水700毫升左右，煮取药汁约400毫升，去滓，再加入芒硝，放火上微沸，即停火。每次服80~140毫升，每日服3次，饭前服，取微泻。

用法诀窍

凡属瘀热互结之证，皆可应用。

☞ 用方心悟与案例精讲

1. 慢性前列腺炎　慢性前列腺炎属中医“精浊”“淋证”等范畴，其病机演变初期大多以湿热为主，缠绵日久不愈则表现为血瘀之象，可以桃核承气汤加减治疗。

如一40岁男性患者，1年前无明显诱因出现尿频、尿急，于当地医院诊断为前列腺炎，服用西药后症状未见明显改善而来诊。现尿频、尿急、尿等待，小便时尿道时有涩痛且伴有乳白色液体流出，小腹坠胀，烦躁易怒，纳少，寐欠安，入睡困难，大便干燥，舌暗红，苔黄腻，脉弦。考虑该病症乃湿热下注日久，久病入络，血行不畅，瘀血与湿热相搏结，阻于下焦所致，故治以清利湿热、活血化瘀，以桃核承气汤合八正散加减治疗：桃仁15 g，大黄10 g，桂枝10 g，芒硝10 g，萹蓄30 g，瞿麦30 g，滑石 20 g，栀子 15 g，茯苓 20 g，小通草 10 g，车前子 30 g，萆薢 20 g，土茯苓 30 g，蒲公英 20 g，水煎服，每日 1 剂，早晚分服，共 7 剂。患者服药 7 剂后尿频、尿急、尿痛、小腹坠胀减轻，尿道乳白色液体减少，夜间入睡较前好转，大便干燥，舌暗红，苔白，脉弦。前方将大黄 10 g 改为内渍，以通便。服药 14 剂后诸症悉平而告愈。

2. 脑梗死　脑梗死属中医“中风”范畴，可伴有半身不遂、语言不利、吞咽困难、睡眠障碍等后遗症状，属瘀热互结证者可予桃核承气汤加减治疗。

如一 60 岁男性患者，1 个月前与人争吵后出现右侧肢体活动不利，就诊于天津市环湖医院，查头 MR 示左侧基底节区梗死，予抗血小板聚集、稳定斑块、改善脑代谢等治疗后仍遗有右侧肢体活动不利，语言欠清畅，口干口苦，纳可，夜寐欠安，大便干燥，小便频，舌暗红苔黄腻，脉沉细。查体：右侧肢体肌力Ⅱ级，右巴氏征（+）。《素问·生气通天论篇》曰：“阳气者，大怒则形气绝，而血菀于上，使人薄厥，有伤于筋，纵，其若不容，汗出偏沮，使人偏枯。”该患者乃因情绪激动，痰浊血瘀上扰脑窍发为该病，其舌脉有化热之象，且伴有口干口苦等热邪伤津之征，故治当泻热逐瘀、活血通络，以桃核承气汤合大柴胡汤加减治疗：桃仁 15 g，大黄 10 g，桂枝 10 g，芒硝 10 g，柴胡 15 g，黄芩 15 g，清半夏 15 g，赤芍 15 g，地龙 15 g，胆南星 15 g，茯苓 20 g，川芎 15 g，蜈蚣 2 条，陈皮 15 g，竹茹 15 g，当归 20 g，炙甘草 10 g，水煎服，每日 1 剂，早晚分服。患者服药 14 剂后右侧肢体肌力Ⅲ级，语言较前流利，口干口苦、大便干燥消失，仍入睡困难，舌暗红苔白，脉沉细。前方去竹茹、黄芩，加生龙骨 30 g，生牡蛎 30 g，以镇静安神，并嘱患者加强肢体及语言功能康复锻炼。患者服药 14 剂后右侧肢体肌力Ⅲ+ 级，可在别人搀扶下行走，语言虽欠清晰，但可进行日常交流，余诸症皆除。

3. 抑郁症　抑郁症属中医“惊悸”“不寐”“郁证”等范畴。《医碥·郁》曰：“郁而不舒，则皆肝木之病矣。”故治疗该病症多从肝论治，若遇瘀热互结所致之抑郁症，可用桃核承气汤治之。

如一35岁女性患者，2个月前因工作压力较大而出现烦躁不安，无法正常工作，口服劳拉西泮等镇静药未见好转而来诊。患者烦躁，坐立不安，时有心慌，纳少，入睡困难，大便干燥，小便可，月经量少、色暗红有血块，伴有痛经，舌暗红苔薄黄，脉弦数。考虑该病症乃因患者工作压力较大，肝气不舒，气滞血瘀，瘀久化热所致，治当疏肝行气、泻热化瘀，以桃核承气汤合丹栀逍遥散加减治疗：桃仁15 g，大黄10 g，桂枝10 g，芒硝10 g，丹皮15 g，栀子15 g，柴胡15 g，当归20 g，赤芍15 g，麸炒枳壳15 g，茯苓20 g，生白术15 g，薄荷（后下）10 g，生龙骨（先煎）30 g，生牡蛎（先煎）30 g，菖蒲20 g，制远志20 g，酸枣仁20 g，水煎服，每日1剂，早晚分服。并对患者进行心理疏导，以缓解其工作压力。患者经治1周后，烦躁不安及睡眠明显改善，大便正常，仍时有心慌，纳少，舌质暗苔白，脉弦细。前方去芒硝、大黄，加柏子仁15 g以养心安神，鸡内金15 g以健运脾胃。服药14剂后，患者情绪基本稳定，已正常工作。

养血活血第一方——桃红四物汤

桃红四物汤又称加味四物汤，出自元代王好古的《医垒元戎》，由当归、白芍、熟地黄、川芎、桃仁、红花组成。本方在四物汤的基础上加桃仁、红花以增化瘀之力，为治疗妇人瘀血内阻、月经失调的经典方。临证凡血虚血瘀所致的各种病症，皆可用之加减治疗。

☞配伍法度与方义

本方以桃仁、红花为君，以活血祛瘀。桃为五木之精，仁主瘀血，桃仁苦甘，苦以泻血滞而散结，甘以缓肝气而生新血，善破血行瘀；红花辛苦甘温，色赤入血，可除产后之恶露，通经脉之瘀滞，破瘀血行新血。桃仁质重沉降，偏于入里、善行下焦，长于破脏腑之瘀血；红花质轻升浮，走外达上，通经达络，长于祛在经在上之瘀血。二药相伍，则瘀者化、闭者通，而积者消，周身之瘀血可除，使瘀血去而新血生。以四物汤诸药为臣，顺肝之性以养血和血。当归能引诸血归于肝经，治在肝之体、肝之用，其味辛甘，既不必虑其过散，又不必虑其过缓，得温中之润，故能养血生血，活血和血，以壮血之本；熟地黄甘润滋阴养血，生精补髓，补益肝肾，补肝血，以沃血之源；白芍酸甘敛阴养血，柔肝养肝，敛肝阴，以安血之海。三药相配，酸甘敛阴，则滋阴养血之功益盛，顺肝喜阴之木性，养血以柔肝体。川芎辛散温通，活血化瘀，行气开郁，和肝血，以行血之气，与当归相配则畅达血脉之力益彰。诸药合用，温而不燥，滋而不腻，补血而不滞血，活血而不伤血，则瘀血得去，新血得生，气机得畅。

☞ 用方要点与诀窍

1. 病位病机　病位在血分，血虚则血行受阻，血瘀则新血不生。

2. 证候特点　血瘀兼血虚证。

3. 方证要点

（1）关键指征：①瘀血阻络的症状，如妇女经前腹痛拒按或经行不畅，经色紫暗有块；②血虚失养的症状，如月经提前或月经过多，或延久淋漓不尽。

（2）舌脉：舌淡暗或淡紫，苔薄白，脉沉迟或细涩。

4. 主治病症　本方常用于治疗血虚失荣、脉络瘀阻所致之病，如月经不调、更年期综合征、功能性子宫出血、卵巢囊肿、冠心病、脑梗死、糖尿病、慢性肾小球肾炎、偏头痛、血栓闭塞性脉管炎、眼底出血、骨折术后肿痛等。

5. 应用方法　①比例：当归∶白芍∶熟地黄∶川芎∶桃仁∶红花＝3∶3∶3∶3∶3∶2。本方中补血药与祛瘀药的比例多少，应根据血虚与血瘀的具体程度而定，血虚重者宜多补血，血瘀明显者则重祛瘀。②药味：血瘀较甚者，改白芍为赤芍；兼有血热者，改熟地为生地。③用法：水煎温服，宜空腹饭前服用。④加减化裁：肝郁气滞，加柴胡、枳壳、香附以疏肝理气；寒凝血瘀，加吴茱萸、乌药、肉桂以温经散寒；冲任瘀阻，加益母草、三七、蒲黄、五灵脂以活血化瘀；瘀久化热，加仙鹤草、夏枯草以化瘀清热。

用法诀窍

凡属血虚血瘀之证，皆可应用。

☞ 用方心悟与案例精讲

1. 闭经 《景岳全书·妇人规》曰：“经本阴血，何脏无之？惟脏腑之血，皆归冲脉，而冲为五脏六腑之血海，故经言太冲脉盛，则月事以时下，此可见冲脉为月经之本也。”若遇血虚血瘀导致冲任失调，月事不下，可以桃红四物汤加减治疗。

如一32岁女性患者，月经4个月未潮，妊娠试验阴性，既往月经周期不规律，经量少色暗，且伴有眩晕，周身乏力，心慌，畏寒肢冷，纳呆，失眠多梦，二便调，舌质淡暗，苔薄白，脉沉细。考虑该患者乃心脾两虚，气血生化乏源，血虚失荣，冲任失养，结合患者月经及舌脉，乃兼有血瘀之象，故治以补益心脾、养血活血，以桃红四物汤合归脾汤加减治疗：当归20 g，白芍15 g，熟地黄20 g，川芎15 g，桃仁15 g，红花15 g，酸枣仁20 g，麸炒白术15 g，党参15 g，生黄芪30 g，茯神20 g，制远志15 g，木香10 g，水煎服，每日1剂，早晚分服，共14剂。患者服至第9剂时月经来潮、量少、色淡暗，行经4日，仍无食欲，余症均较前有所改善，二便调，舌淡暗苔薄白，脉沉细。前方加砂仁15 g，焦神曲15 g，以健运脾胃。服药14剂后诸症好转。效不更方，继续服药14剂后月经正常来潮，诸症悉平而告愈。

2. 偏头痛 不通则痛。高颠之上，唯风可至，故头痛之疾多责之瘀、风，而“治风先治血，血行风自灭”，可予桃红四物汤加减治疗。

如一40岁女性患者，患偏头痛10年余，劳累及月经前加重，发作时右侧颞部刺痛难耐，遇寒尤甚，查头MR、经颅多普勒均未见异常，平素月经量少、色暗红伴有血块，兼有倦怠乏力，心烦喜呕，纳呆，入睡困难，二便调，舌淡暗苔白，脉沉细。该患者头部刺痛为瘀血阻络之象，颞部为胆经所过之处，且兼有心烦喜呕、纳呆等少阳经气不利之征，结合患者舌脉，治当疏肝健脾、活血止痛，以桃红四物汤合小柴胡汤加减治疗：当归 20 g，赤芍 15 g，熟地黄 20 g，川芎 30 g，桃仁 15 g，红花 15 g，柴胡 30 g，清半夏 10 g，党参 10 g，蔓荆子 15 g，麸炒枳壳 15 g，茯苓 20 g，夜交藤 30 g，水煎服，每日 1 剂，早晚分服。患者服药 1 周后头痛程度有所减轻，仍发作频繁，余症皆有所改善。前方加羌活 15 g，防风 15 g，以祛风通络。服药 14 剂后头痛程度及发作频率均明显改善，服药期间月经来潮，经量正常、色暗红无血块，舌暗苔白，脉沉细。继服 14 剂后诸症皆除而告愈。

3. 带状疱疹后遗神经痛　带状疱疹后遗神经痛属中医“蛇丹痛”范畴，《临证指南医案》云“盖久痛必入于络。络中气血，虚实寒热，稍有留邪，皆能致痛”，可用桃红四物汤治之。

如一 65 岁女性患者，2 个月前无明显诱因出现右侧胁肋部成簇水疱伴疼痛，就诊于当地医院，诊断为带状疱疹，予抗病毒、营养神经等治疗后，疱疹消退，仍遗留右侧胁肋部灼热刺痛伴瘙痒，夜间尤甚，纳少，入睡困难，二便调，舌质淡暗苔白，脉弦细。考虑该患者乃因邪毒外侵，日久耗伤阴血，血虚不荣，血滞不通而发本病，治当养血活血、通络止痛，以桃红四物汤合身痛逐瘀汤加减治疗：当归 20 g，赤芍 15 g，熟地黄 20 g，川芎 15 g，桃仁 15 g，红花 15 g，柴胡 15 g，麸炒枳壳 15 g，羌活 15 g，秦艽 15 g，三棱 15 g，莪术 15 g，香附 15 g，地龙 15 g，川牛膝 20 g，夜交藤 15 g，延胡索 30 g，水煎服，每日 1 剂，早晚分服。患者服药 14 剂后，疼痛明显减轻，夜间可间断入睡，仍有瘙痒，舌质暗苔白，脉弦细。前方去熟地黄，加白鲜皮 15 g，刺蒺藜 15 g，以祛风止痒。继服 14 剂后，疼痛、瘙痒基本消失，虽仍觉局部皮肤时有麻木，但已可正常生活。

活血逐瘀第一方——抵当汤

抵当汤出自汉代张仲景的《伤寒论》，由桃仁、大黄、水蛭、虻虫组成，用于治疗邪入下焦血分，血热互结所致少腹硬满、小便自利、其人如狂之蓄血证。其病重势急，瘀热互结较深，属蓄血重证。《绛雪园古方选注》曰："故草木不能得治其邪，务必以灵动嗜血之虫为向导，飞者走阳络，潜者走阴络，引领桃仁攻血，大黄下热，破无情之血结，诚为至当不易之方，毋惧乎药之险也。"后世谓本方为破血逐瘀之峻剂，笔者常将本方作为治疗一切血瘀证的基础方，临证凡血瘀所致的各种病症，皆可用之加减治疗。

☞ 配伍法度与方义

抵当汤以善饮血之咸平水蛭为君，咸胜血，血蓄于内，胜血者必以咸为主；以善吮血之苦寒虻虫为臣，苦走血，血结不行，破血者必以苦为助。虻虫、水蛭一飞一潜：在上之热，随经而入，飞者抵之；在下之血，为热所瘀，潜者当之，用以抵当下焦蓄血，使出于前阴。以肺果善破诸经瘀血之桃仁，协虻虫走表逐瘀；以草木善行君令之将军大黄，涤热下行，协水蛭走里破结。二药共为佐。诸药破血逐瘀，荡涤邪热，戡乱推新，使邪尽入网罗，而瘀不复聚，正不少伤。全方虫以动其瘀，通以去其闭，动静结合，实为破血逐瘀、推陈致新之峻剂。

☞ 用方要点与诀窍

1. 病位病机　病位在血分，血热互结，蓄于下焦。

2. 证候特点　瘀热互结，瘀重于热。

3. 方证要点

（1）关键指征：①瘀血阻络的症状，如癥瘕积聚，肢体瘫痪，刺痛固定不移，爪甲紫暗；②瘀血阻窍的症状，如神志病变；③血失濡养的症状，如肌肤甲错。

（2）舌脉：舌质暗红或紫暗，有瘀斑、瘀点，舌下静脉紫暗粗张，脉沉涩、沉弦或弦迟。

4. 主治病症　本方常用于治疗络脉瘀血、皮下瘀斑、离经之血、内积瘀血、污秽之血，如脑血管病变、糖尿病视网膜病变、心梗、肺心病、心力衰竭的肺瘀血、肝瘀血、肝硬化、前列腺增生、结节增生、肿瘤、周围血管病变、血栓形成、弥漫性血管内凝血、微循环障碍、高黏血症、高脂血症、闭经、痛经等。

5. 应用方法　①比例：桃仁：大黄：水蛭：虻虫 = 2 ∶ 2 ∶ 1 ∶ 1。②药味：桃仁、大黄各 10~15 g，水蛭、虻虫各 5~8 g。③用法：以水 500 ml，煮取 300 ml，去渣温服，日二服。瘀成形而势重，以汤剂峻攻；瘀成形而势缓，以丸散缓图。④加减化裁：配以理气药，如柴胡、香附、川芎，可行气以活血；配以清热药，如生地、丹皮，可泻热以逐瘀；配以化痰药，如半夏、胆南星，可豁痰以祛瘀；配以软坚药，如海藻、昆布，可化瘀以散结；配以祛寒药，如麻黄、细辛，可散寒以活血；配以祛风药，如羌活、海风藤，可祛风以活血；配以利水药，如益母草、茯苓，可利水以行血；配以温药，如桂枝、干姜，可通阳以行血；配以补气药，如黄芪、党参，可补气以活血；配以补血药，如当归、鸡血藤，可养血以活血；配以养阴药，如玄参、鳖甲，可滋阴以活血。⑤禁忌：非瘀结实证者及孕妇忌用。

用法诀窍

一切血之久瘀，瘀成形而热已微者，皆可应用。瘀成形而势重，汤剂峻攻；瘀成形而势缓，丸散缓图。

☞ 用方心悟与案例精讲

1. 癥瘕　癥瘕属中医“癥瘕”“积聚”“瘿瘤”范畴，其病机为邪聚经络、脏腑，导致气血瘀滞，浊瘀毒结者，可用抵当汤加减治之。

如一 51 岁男性患者，诉右眼突出肿胀 2 年，分别就诊于多家医院，查眼眶 CT 示：炎性假瘤，甲状腺功能正常。予眶内注射激素及止痛药，每日口服醋酸泼尼松片 7 片，症状未见明显好转，近日右眼肿胀疼痛加重而来诊。现症：右眼突出肿胀疼痛，不能久坐久立，头晕，每于冬季胁腹部出现红色丘疹，瘙痒，易汗出，纳食正常，寐安，二便调，舌紫暗有瘀斑，苔薄白，脉弦细。查体：双眼突出，双眼睑下缘可触及多个小结节，甲状腺不大。该患者每于冬季胁腹部出现红色丘疹，瘙痒，易汗出，小便自利，舌紫暗有瘀斑，苔薄白，脉弦细，辨为肝经郁热日久，血热瘀结，瘀重而热轻，浊瘀毒结，法当逐瘀消积，以抵当汤加味治疗：大黄 10 g，水蛭 10 g，虻虫 15 g，柴胡 10 g，钩藤（后下）30 g，青葙子 15 g，赤芍 15 g，野菊花 15 g，地龙 15 g，桃仁 15 g，红花 15 g，党参 15 g，炙甘草 10 g，白鲜皮 15 g，地肤子 15 g。患者服药 10 天后，头晕及右眼肿胀疼痛明显好转，大便 5~6 次/日，为稀黏便，腰腹部出现红色丘疹，瘙痒，舌暗红苔白，脉弦细略数。遂以下药研末：大黄 40 g，水蛭 40 g，虻虫 40 g，柴胡 60 g，钩藤 90 g，青葙子 90 g，赤芍 60 g，野菊花 60 g，桃仁 40 g，红花 40，党参 40 g，炙甘草 60 g，桂枝 60 g，山慈菇 60 g。每次服用 5 g，每日 2 次，服药后大便保持 2~3 次，为稀软便；如果大便每日 1 次，可增加服药 1 次，即每日 3 次。服药 2 个月后，右眼肿胀疼痛基本消失，大便每日 2~3 次，略稀，余症亦除。

2. 闭经　闭经属中医“女子不月”“经水不通”“经闭”范畴，其病机为冲任气血失调，若遇气滞血瘀、冲任瘀阻者，可用抵当汤加减治之。

如一 23 岁女性患者，平素月经不调，半年前出现月经不潮，查妇科彩超未见异常，注射黄体酮等药后月经来潮，但停药后则月经不潮，遂欲求中医治疗而来诊。现月经半年不潮，时有少腹胀满，腰膝酸软，心烦失眠，大便干，舌嫩红有瘀点、苔少，脉沉细。《医学正传》云：“月水全借肾水施化，肾水既乏，则经血日以干枯。”该患者腰膝酸软，心烦失眠，大便干，舌嫩红，苔少，均为肾虚精血不足之征象。因虚致瘀，血虚则冲任失养，血瘀则冲任不调，而致闭经。故治当补肾活血、调理冲任，以左归丸补肾水，使血盈则经血自至，配合抵当汤活血逐瘀，使瘀消而春水自来。熟地黄 20 g，山药 15 g，山萸肉 10 g，菟丝子 30 g，枸杞子 30 g，川牛膝 30 g，桂枝 20 g，大黄 10 g，桃仁 15 g，红花 10 g，水蛭 10 g，益母草 30 g，三棱 15 g，莪术 15 g，赤芍 15 g，当归 20 g，香附 10 g，水煎，每日 1 剂，早晚分服。患者服药 7 剂后，腰膝酸软、心烦失眠明显好转，大便调，舌暗红苔薄，脉沉细。继以前方加茜草 15 g，泽兰 20 g，以活血调经。服药 13 剂后月经来潮、量少色暗夹有血块，腰膝酸软，少腹胀满，舌暗红苔白，脉弦细。前方去大黄、桂枝、三棱、莪术，加党参 15 g，生黄芪 30 g，以健脾益气。服药 1 周后患者月经已净，无不适感，舌淡红苔薄白，脉弦细，法当补肾活血、养血调经，处方：熟地 20 g，山药 15 g，山萸肉 10 g，菟丝子 30 g，枸杞子 30 g，川牛膝 30 g，桃仁 10 g，红花 10 g，益母草 30 g，赤芍 15 g，当归 20 g，香附 10 g，党参 15 g，生黄芪 30 g，炒白术 15 g，炙甘草 15 g，水煎，每日 1 剂，早晚分服。1 个月后患者月经再次来潮、量色可，无不适感，病情告愈。

3. 痛经 痛经，又称经行腹痛，其根本病机在于冲任失调，胞宫气血运行不畅，可以抵当汤为基本方加减治之。

如一 32 岁女性患者，痛经病史 10 年，月经来潮前 3~5 天少腹部疼痛难忍，曾于某妇产科医院查妇科 B 超示未见异常。3 个月前患者因经期感寒后出现少腹胀痛加重，于某医院口服中药汤剂治疗 3 个月，症状未见好转，而来我院就诊。现少腹胀痛，得温则减，小便自利，大便每日 1 次，纳食可，夜寐安，双乳胀痛，舌暗苔黄微腻，脉沉紧。考虑患者本次发病因感受寒邪而发，乃太阳表邪循经入里，寒邪郁而化热，和血结于下焦，形成太阳蓄血证，故见少腹胀痛、小便自利；舌脉虽为瘀热互结之象，但胀痛得温则减，则瘀重于热可知。故治当活血利湿、调经止痛，以抵当汤加减化裁治疗：大黄 10 g，桃仁 15 g，水蛭 10 g，益母草 30 g，三棱 15 g，莪术 15 g，茯苓 30 g，赤芍 15 g，当归 20 g，香附 10 g，川牛膝 30 g，桂枝 20 g，水煎，每日 1 剂，早晚分服。患者服药 3 剂后，少腹胀痛明显好转，双乳仍胀痛，纳食可，夜寐安，二便调，舌暗苔黄微腻，脉沉。前方去三棱、莪术，加川楝子 10 g，以疏肝行气。服药 3 周后症状基本消失。

4. 腿游风 腿游风又称肾游风，好发于下肢，多因火毒内蕴、血脉痹阻而成，可以抵当汤治之。

如一 76 岁男性患者，1 周前无明显原因出现左下肢肿胀疼痛，就诊于某医院，诊为血栓性静脉炎，予以降纤酶、葛根素治疗 1 周，病情未见明显好转而来诊。现左小腿焮热肿痛，行走困难，皮色暗褐，瘙痒脱屑，舌暗红苔黄略腻，脉弦数。小腿焮热肿痛乃湿热下注之象，而皮色暗褐为瘀血阻络之征，结合患者舌脉，考虑该病乃湿热下注，与血搏结，痹阻血脉所致，故治当清热祛湿、活血通络；而痛痒兼作，魄之所由觉也，还可从魄论治。以抵当汤合茯苓杏仁甘草汤加减治疗：大黄 10 g，水蛭 10 g，桃仁 15 g，红花 15 g，炙甘草 15 g，茯苓 30 g，杏仁 15 g，苦参 50 g，蛇床子 30 g，白鲜皮 30 g，生地 20 g，丹皮 10 g，赤芍 15 g，蝉蜕 5 g，地龙 15 g，鸡血藤 30 g，忍冬藤 30 g，路路通 15 g，水煎，每日 1 剂，早晚分服。患者经 1 周治疗后，肿胀疼痛、瘙痒大减，舌暗红苔薄黄，脉弦。前方去苦参、蛇床子；加姜黄 15 g，僵蚕 10 g，以活血通络。服药 7 剂后行走正常，皮色暗、微热、微痒、无脱屑，舌暗苔薄，脉弦。前方去生地、丹皮、白鲜皮，加海风藤、络石藤、生黄芪各 30 g，以益气通络。服药 7 剂后基本痊愈。

5. 癫证　《医学衷中参西录》曰：“癫狂之证，乃痰火上泛，瘀塞其心与脑相连窍络，以致心脑不通，神明皆乱。”可见其为病非痰即瘀，故当以豁痰祛瘀为大法，余常以抵当汤合柴桂定志温胆汤治疗，每获效验。

如一 21 岁女性患者，3 个月前因应聘工作受挫而出现坐卧不宁，表情淡漠，默默不欲食，语言错乱，西医诊断为遗传性精神病，曾经中西医诊治 3 个月无效，后经友人介绍而来诊。现患者自觉手脚有不洁危害之物，饭中有毒物，因而常以水冲洗双手，而致双手龟裂、流血，拒绝进食，夜寐安，舌淡暗苔薄白，脉沉细。患者证属痰瘀蒙闭清窍，法当活血逐瘀、豁痰安神，以抵当汤合柴桂定志温胆汤加减治疗：大黄 10 g，桃仁 15 g，水蛭 10 g，柴胡 15 g，黄芩 10 g，清半夏 10 g，石菖蒲 20 g，远志 15 g，茯苓 20 g，陈皮 10 g，竹茹 15 g，枳实 10 g，桂枝 20 g，连翘 15 g，通草 5 g，夜交藤 30 g，赤芍 15 g，炙甘草 15 g，水煎，每日 1 剂。患者服药 7 剂后，症状明显好转，可进行正常对话，精神状态趋于正常，进食好转，洗手次数减少。前方去夜交藤，加郁金 15 g，以行气化瘀。服药 7 剂后家属代诉患者不欲进食，经常口吐唾液（自云吐出肥料），舌淡红苔薄，脉弦滑。察其舌脉，知患者痰瘀已去，而脾虚气血不足已现，故前方去大黄、桃仁、水蛭、竹茹、枳实、连翘豁痰逐瘀之品，加炒白术 15 g，党参 15 g，生龙骨（先煎）30 g，生牡蛎（先煎）30 g，玄参 15 g，柏子仁 15 g，以健脾养血安神。经 2 个月调治，患者神志如常，能正常生活学习。

6. 小便余沥　小便余沥不尽，多因肾气不足，膀胱失调，但亦有热瘀下焦，血不利而为水者，当泻热逐瘀、化气利水，以抵当汤加减治之。

如一 57 岁男性患者，小便排尿不尽感，伴双下肢无力 2 月余。患者于体检中发现，尿潜血（+++），B 超提示前列腺轻度增生，前列腺小光斑（结石）。这些当时未引起患者重视，因近 2 个月症状加重而来诊。现症：小便排尿不尽，尿赤，少腹胀满，伴双下肢无力，久坐腰酸，略有头晕头沉，视物恍惚，大便每日 1 次，口不干，饮水正常，舌暗红苔薄，左脉沉细，右脉弦。患者小便不利，少腹胀满，为膀胱不能气化，浊邪在下，清阳不升，故出现眩晕、视物恍惚，当以五苓散通利水饮。病久湿瘀化热、瘀热伤络，当以抵当汤泻热逐瘀。虽病为尿血，但不重在止血，而在于化气利水、泻热逐瘀治其因，恢复膀胱之气化，则血尿自愈。处方：茯苓 30 g，桂枝 20 g，泽泻 15 g，车前子（包）30 g，仙鹤草 30 g，扁蓄 15 g，瞿麦 15 g，水蛭 10 g，大黄 10 g，桃仁 15 g，红花 15 g，大蓟 30 g，小蓟 30 g，栀子 10 g，莪术 10 g，三棱 10 g。患者服药 7 剂后，自觉小便较前增多，双下肢无力较前好转，略感眩晕，大便每日 3~4 次、质稀，肠鸣，舌脉同前。前方去莪术、三棱、大黄，加猪苓 15 g。又服药 7 剂后，患者自觉精神状况、头晕明显好转，无怕冷及无力，小便略频，大便正常，舌淡红苔薄，脉弦细。中药改为棕榈炭 30 g，茯苓 30 g，桂枝 20 g，泽泻 20 g，桃仁 15 g，扁蓄 15 g，瞿麦 15 g，大蓟 15 g，小蓟 15 g，白茅根 30 g，通草 10 g，仙鹤草 30 g，丹皮 15 g。后复诊，无不适主诉，舌淡红苔薄白，脉弦细，尿潜血（±），基本痊愈。

祛瘀生新第一方——大黄䗪虫丸

大黄䗪虫丸出自汉代张仲景的《金匮要略》，由大黄、黄芩、甘草、桃仁、杏仁、芍药、生地黄、干漆、虻虫、水蛭、蛴螬、䗪虫组成。本方在抵当汤基础上，增加了虫类药以加强破血消癥之力，同时佐以滋阴养血之品使瘀血去而新血得生。仲景用本方治疗五劳虚极，内有干血之证。笔者认为临证凡瘀血内结引起的各种病症，皆可用之加减治疗。

☞配伍法度与方义

《金匮要略心典》云："内有干血不去，适足以留新血而渗灌不周，故去之不可不早也。"本方以大黄、䗪虫为君。大黄黄中通理，状如锦纹，质色深紫，为火贯土中，味大苦气大寒，且于黄色中贯赤纹，则于脾中血分锢土之火，自当之辄息，锢土之火息，而心君生土之火，岂有不因之而行其用，所以大黄行君令戡祸乱、拓土地，祛瘀生新。䗪虫咸能软坚，生于土中，伏而不出，性善攻隙穴，能破瘀血，消肿块，通经闭，其破而不峻，能行能和，最补损伤，与大黄合用逐干血以生新血。以桃仁、干漆、蛴螬、水蛭、虻虫为臣。桃仁味苦质润，气薄味浓，沉而下降，善破血行瘀。干漆味辛性温而飞窜，专破日久凝结之血，善削年深坚结之积。然久瘀入络，形癥成瘕，单凭草木之品活血化瘀难以奏效，乃借走窜钻剔之水蛭、虻虫以动其瘀，通其闭，搜剔络中之邪。假生于粪壤化蝉最为清洁之蛴螬化秽浊、破瘀血而复清流。而瘀久必生热，气滞乃不行，故佐以苦寒之黄芩，与大黄相配，清上泻下，共荡涤瘀热。黄芩清气分之热，大黄涤血中之热，惟假荡涤之性功，扩神奇之妙用。质润下行之杏仁与桃仁相伍，降气润肠，破瘀散结。统血者，脾也，脾欲缓，急食甘以缓之，故以生地黄、芍药、甘草滋阴养血，润以濡其干，缓中补虚，祛瘀而不伤正。本方以通为补，祛瘀生新，其剂用丸，其量用微，则猛而不峻，渐消缓散，乃扶正祛瘀之经典方。

☞ 用方要点与诀窍

1. 病位病机　病位在血分，瘀血内结，久瘀致虚。

2. 证候特点　血瘀久积成虚劳。

3. 方证要点

（1）关键指征：①瘀血内结的症状，如少腹挛急，腹痛拒按，或按之不减，腹满食少，肌肤甲错；②血虚失濡的症状，如形体羸瘦，两目无神，目眶暗黑。

（2）舌脉：舌质暗或淡暗，有瘀斑，脉沉涩或弦。

4. 主治病症　本方常用于瘀血内结所致之病症，如乙型病毒性肝炎、脂肪肝、肝脾肿大、肝硬化、高血压、高脂血症、冠心病、痤疮、黄褐斑、银屑病、闭经、乳腺增生、卵巢囊肿、子宫肌瘤、闭塞性脉管炎、周围血管病、坐骨神经痛、恶性肿瘤、便秘等。

5. 应用方法　①比例：生地黄：芍药：甘草：大黄：黄芩：桃仁：杏仁：虻虫：水蛭：蛴螬：干漆：䗪虫 = 10 ：4 ：3 ：2.5 ：2 ：1 ：1 ：1 ：1 ：1 ：1 ：1。②药味：阴虚较甚者生地黄改为熟地黄。③用法：诸药为末，炼蜜和丸如小豆大，酒饮服 5 丸，日三服。或诸药煎煮去渣，分次温服。④禁忌：孕妇忌用，有出血倾向者慎用。

用法诀窍

凡属瘀血内结，虚劳夹瘀之证，皆可应用。

☞ 用方心悟与案例精讲

1. 高脂血症　高脂血症属中医“痰浊”“痰瘀”等范畴，多因过食肥甘厚腻之品，使脾失健运，痰瘀互结而成。笔者临床针对因脾生浊，因浊致瘀，浊瘀作祟所致诸疾常用自拟之运脾泄浊方（党参、茯苓、苍术、生薏苡仁、桃仁、䗪虫、山慈菇、土茯苓、川芎、威灵仙、车前子、萆薢）加减治疗，若遇瘀阻日久者，可配合大黄䗪虫丸。

如一 34 岁男性患者，平素喜食甜点，因工作繁忙经常熬夜，1 年前体检时发现高脂血症，服用阿托伐他汀、普罗布卡等降脂药物均改善不理想，而求中药治疗。现倦怠乏力，脱发，纳呆，寐欠安，大便干，小便可，舌暗有瘀斑，苔白腻，脉弦。查血脂，胆固醇7.33 mmol/L，甘油三酯6.81 mmol/L。考虑该患者平素嗜食甜点，损伤脾胃，熬夜伤肝，木郁克土，脾失健运，水谷不化精而成浊，因浊致瘀，浊瘀蕴结而致此病，故治以运脾泄浊、化瘀通络，以大黄䗪虫丸合运脾泄浊方加减治疗：生地黄20 g，赤芍15 g，大黄10 g，黄芩15 g，桃仁15 g，杏仁15 g，水蛭10 g，䗪虫15 g，党参15 g，茯苓20 g，生薏苡仁30 g，山慈菇6 g，土茯苓80 g，川芎15 g，萆薢30 g，百合20 g，威灵仙10 g，水煎服，每日1剂，早晚分服，并嘱患者调整工作节奏，减少熬夜。患者服药7剂后，倦怠乏力、大便干燥较前明显好转，食欲欠佳，脱发，舌暗有瘀斑，苔白腻，脉弦。前方加焦神曲15 g，炒麦芽15 g，以健运脾胃。患者服药14剂后，食欲明显改善，脱发较前减少，舌暗，苔白，脉弦；复查血脂，胆固醇5.56 mmol/L，甘油三酯3.17 mmol/L。嘱患者减少甜点摄入，适当增加体育运动。效不更方，继服药1个月后复查血脂，胆固醇4.73 mmol/L，甘油三酯1.75 mmol/L，均至正常范围。

2. 黄褐斑　黄褐斑属中医“黧黑斑”“面尘”等范畴，《叶氏医案存真》曰“斑疹久发，频发之恙，必伤及络，络乃聚血之所，久病必瘀闭”，可用大黄䗪虫丸治之。

如一40岁女性患者，2年前无明显诱因于双侧颜面部出现浅褐色不规则斑片，且面积呈逐渐增大趋势，日晒后颜色加深，予各种护肤品外用均未见明显改善。现双侧颜面部可见不规则褐色斑片，伴有烦躁易怒，月经周期不规律，经色较暗、量少有血块，舌暗红苔薄黄，脉弦涩。该患者平素烦躁易怒，肝失条达，气机郁结，郁久化火，灼伤阴血，血行不畅，颜面失濡而致此病，故治以疏肝解郁、活血化瘀，以大黄䗪虫丸合七白散加减治疗：生地黄20 g，白芍15 g，大黄10 g，黄芩15 g，桃仁15 g，杏仁15 g，水蛭10 g，䗪虫15 g，当归20 g，川芎15 g，白芷15 g，白僵蚕15 g，茯苓20 g，麸炒白术15 g，白蒺藜15 g，白鲜皮15 g，水煎服，每日 1 剂，早晚分服。患者服药 21 剂后，斑片的颜色变浅且面积缩小。效不更方，继前方服用 2 个月后，面部斑片的颜色明显变浅，面积明显缩小，期间月经来潮，月经量多、色鲜红，基本正常。

3. 子宫肌瘤 子宫肌瘤属中医“癥瘕”范畴，乃因恶血瘀滞，积聚在胞宫胞络而形成，可用大黄䗪虫丸治之。

如一 52 岁女性患者，闭经 1 年，1 个月前体检查妇科彩超时发现子宫壁内可见多个低回声肿块，最大 23 mm×22 mm，伴有周身乏力疼痛，纳可，时有腹胀，寐欠安，大便干燥，小便可，舌暗有瘀斑，苔白，脉沉细。察患者之舌乃典型的血瘀之象，瘀积胞宫日久则成子宫肌瘤，瘀阻经脉则周身乏力疼痛，气机不畅则腹胀、便干，故治以行气化瘀、破血消癥，以大黄䗪虫丸合桂枝茯苓丸加减治疗：生地黄 20 g，赤芍 15 g，大黄 10 g，桃仁 15 g，杏仁 15 g，水蛭 10 g，䗪虫 15 g，桂枝 15 g，茯苓 20 g，牡丹皮 15 g，醋延胡索 15 g，夜交藤 15 g，川芎 15 g，三棱 15 g，莪术 15 g，地龙 15 g，香附 15 g，水煎服，每日 1 剂，早晚分服。患者服药 14 剂后，周身乏力疼痛及腹胀明显好转，大便正常，入睡困难，舌质暗苔白，脉沉细。前方加酸枣仁 30 g，以养血安神。服药 14 剂后，乏力疼痛基本消失，睡眠正常。后患者于外地度假，按前方于当地抓药调理，2 个月后回津复查妇科彩超示：子宫壁内可见多个低回声肿块，最大 10 mm×12 mm。

附录　方名汉语拼音索引

B

白虎汤……149
百合固金汤……173
半夏泻心汤……96
补肺汤……168
补阳还五汤……259
补中益气汤……109

C

柴胡疏肝散……12

D

大补阴丸……225
大承气汤……195
大黄䗪虫丸……285
导赤散……60
抵当汤……278

F

防风通圣散……207
茯苓杏仁甘草汤……159

G

归脾汤……128

H

蒿芩清胆汤……24
藿香正气散……102

L

理中丸……139
苓桂术甘汤……86
羚角钩藤汤……54
六味地黄丸……214
龙胆泻肝汤……43

M

麻黄汤……204
麻杏甘石汤……187
麻子仁丸……154

Q

千金苇茎汤……199
青蒿鳖甲汤……254

清胃散…………………… 146
清营汤……………………74
清燥救肺汤……………… 177

R

人参蛤蚧散……………… 180
人参养荣汤……………… 134

S

参苓白术散……………… 117
肾气丸…………………… 220
生脉散…………………… 170
四君子汤………………… 105
四逆散……………………… 2
四物汤……………………29
酸枣仁汤…………………36

T

桃核承气汤……………… 272
桃红四物汤……………… 275
天王补心丹………………64
痛泻要方…………………83

W

温胆汤……………………90
温经汤…………………… 268
五苓散…………………… 248

X

犀角地黄汤………………78
逍遥散……………………… 5
小柴胡汤…………………16
小建中汤………………… 123
小青龙汤………………… 164
泻白散…………………… 183
泻黄散…………………… 142
泻青丸……………………40
泻心汤……………………71
血府逐瘀汤……………… 264

Y

一贯煎……………………32
银翘散…………………… 190
右归丸…………………… 232

Z

真武汤…………………… 236
镇肝熄风汤………………50
炙甘草汤…………………68
猪苓汤…………………… 245
滋水清肝饮……………… 241
左归丸…………………… 228
左金丸……………………47

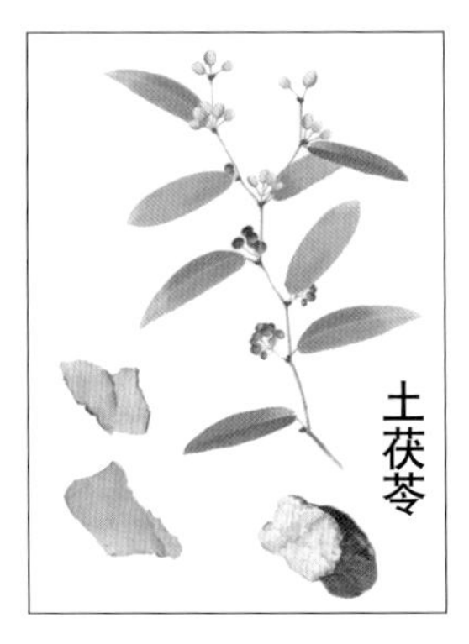
土茯苓

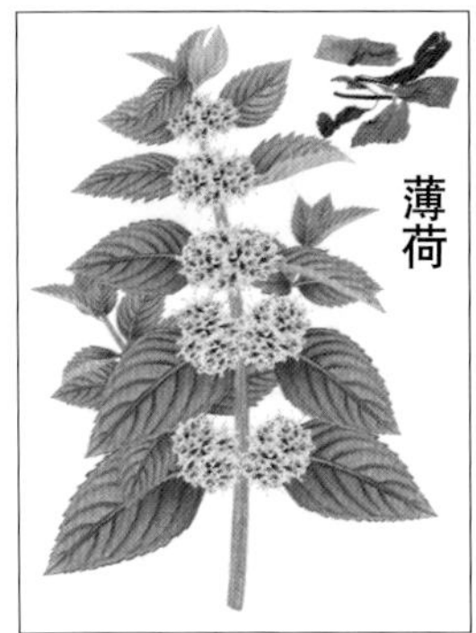
薄荷

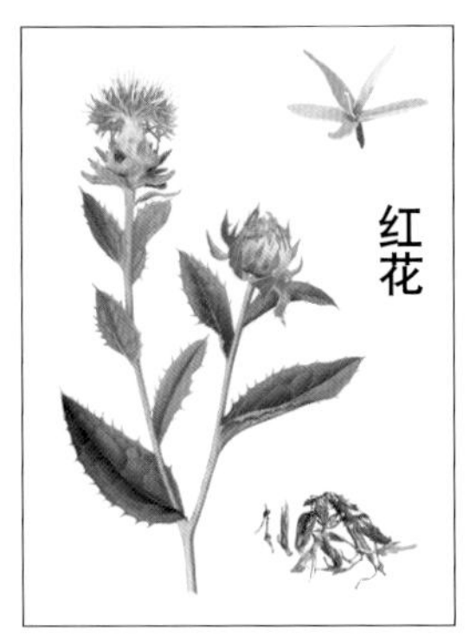
红花

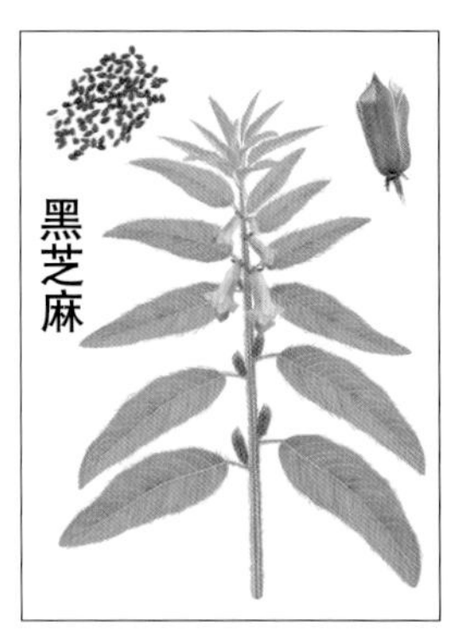
黑芝麻

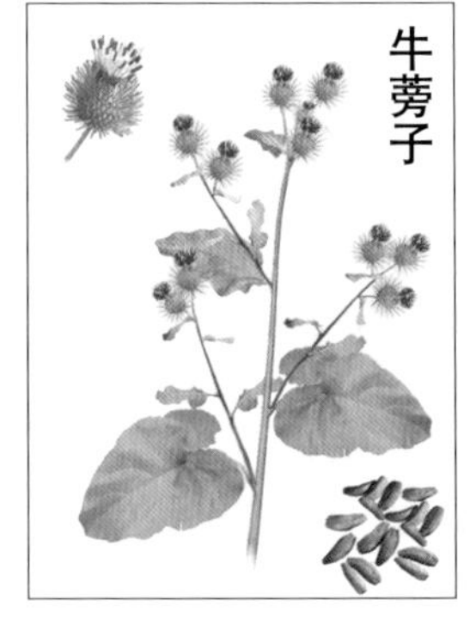
牛蒡子

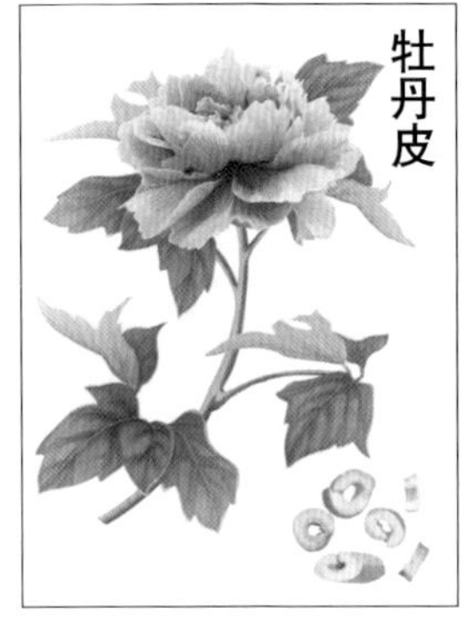
牡丹皮

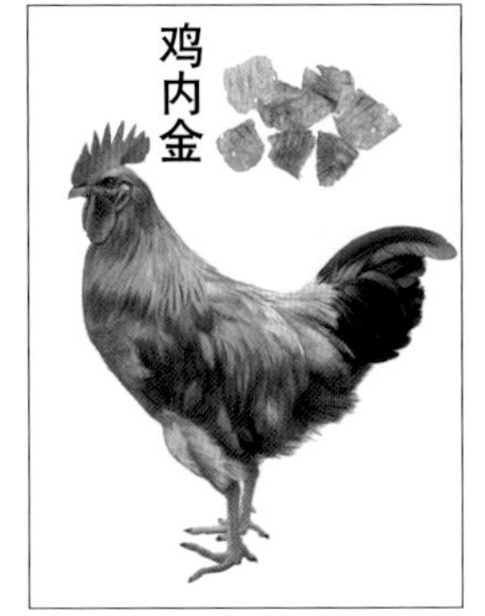
鸡内金

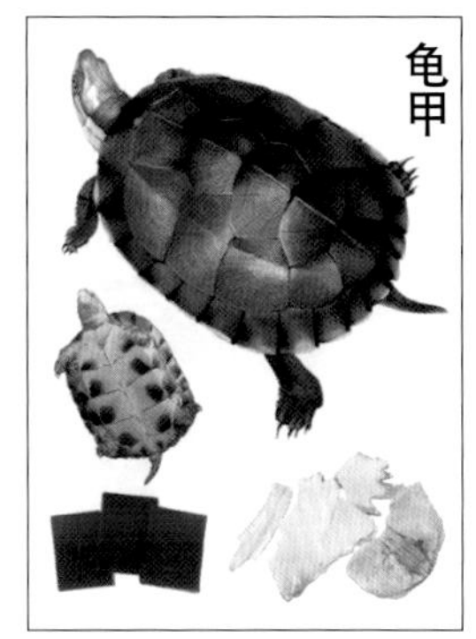
龟甲

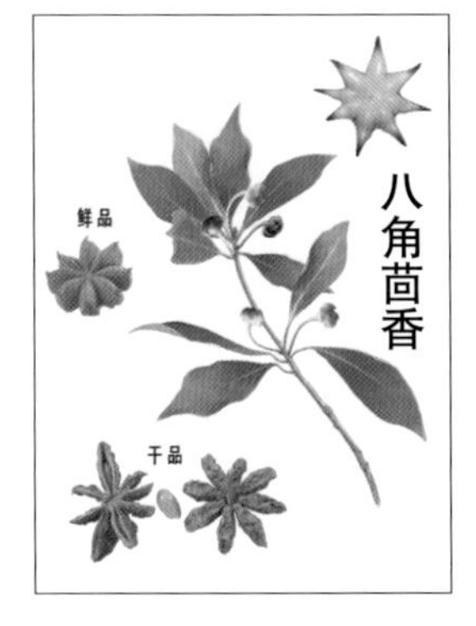
八角茴香
鲜品
干品

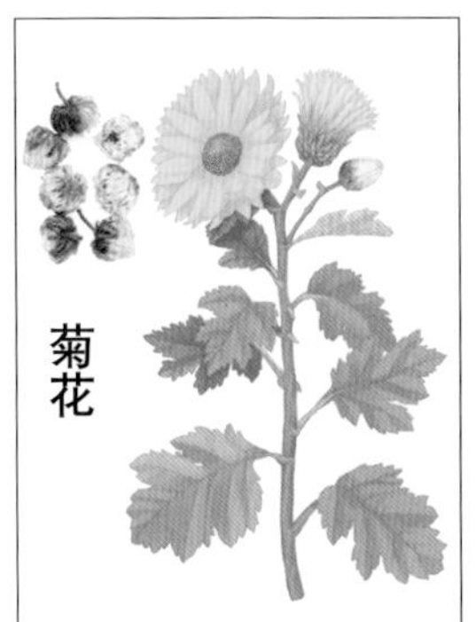
菊花

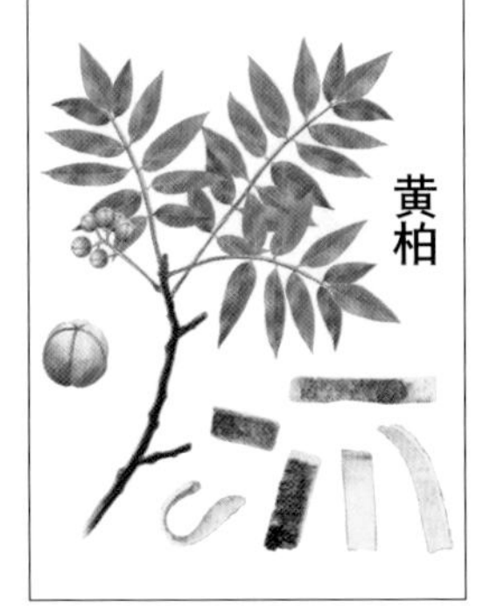
黄柏

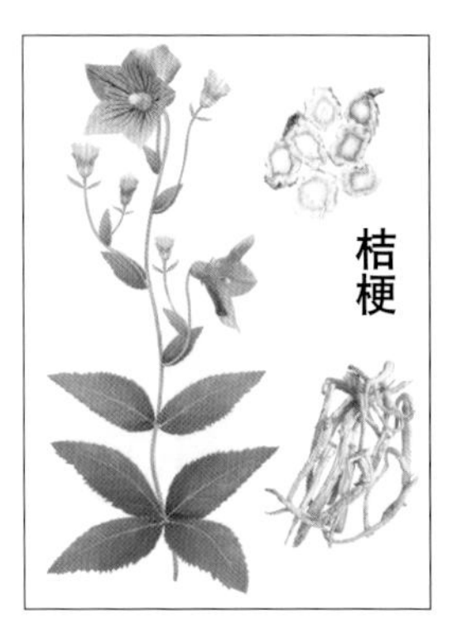
桔梗

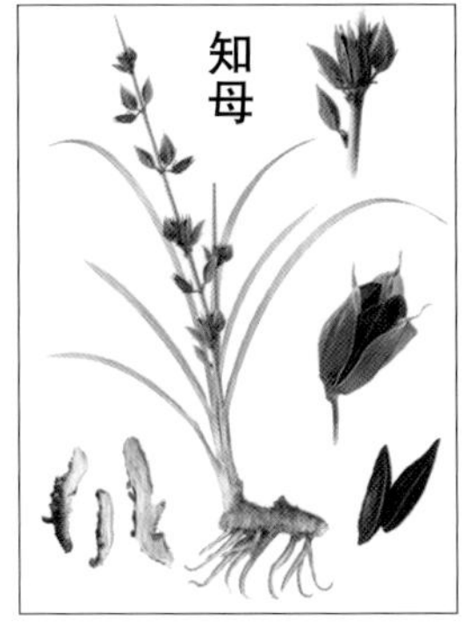
知母

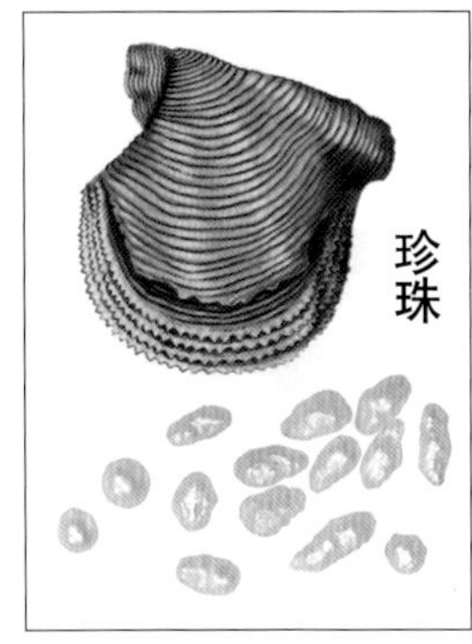
珍珠

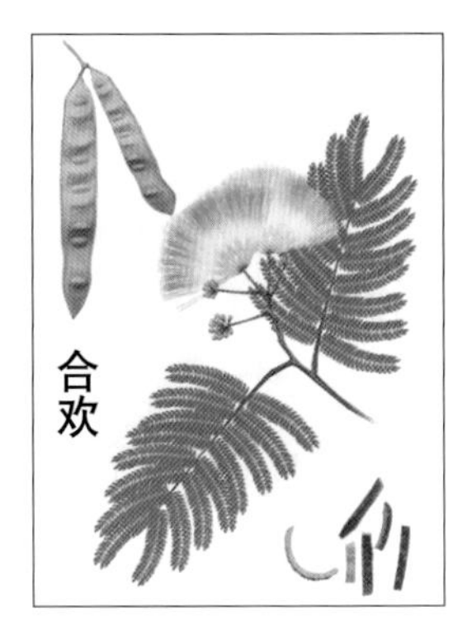
合欢

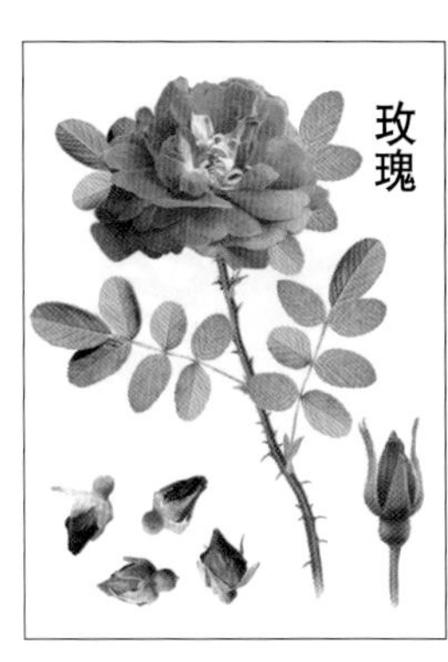
玫瑰

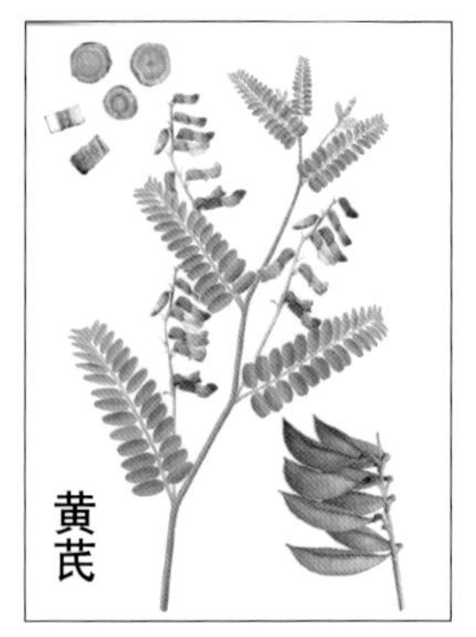
黄芪

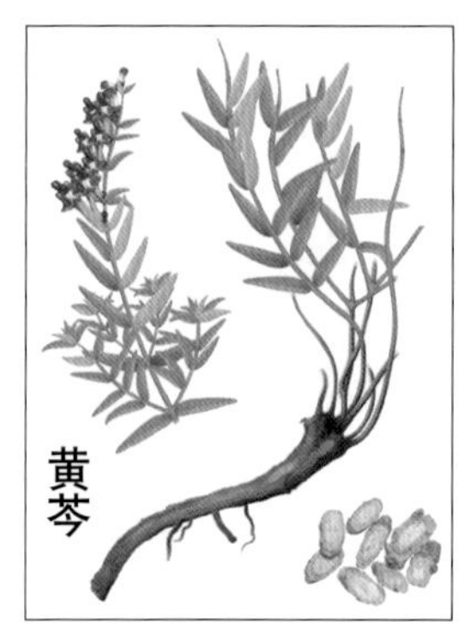
黄芩

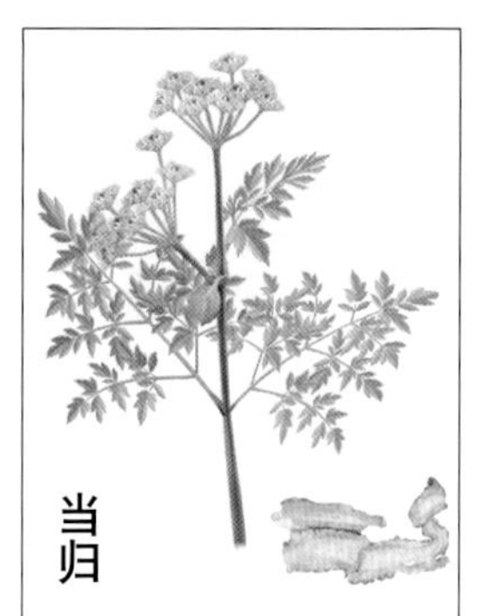
当归

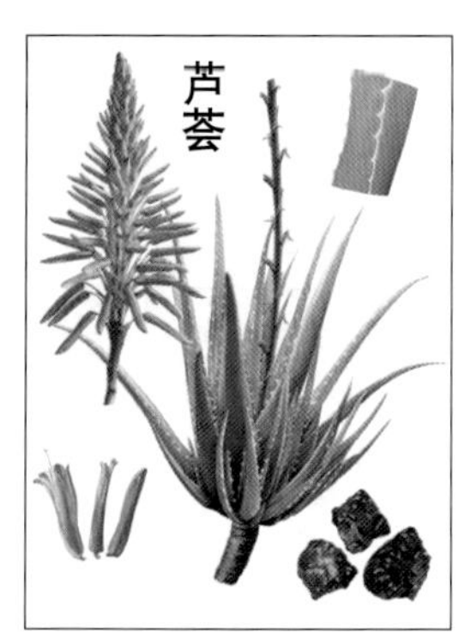
芦荟

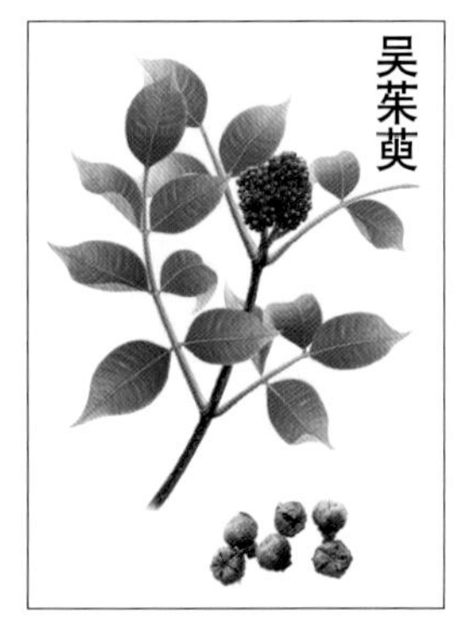
吴茱萸

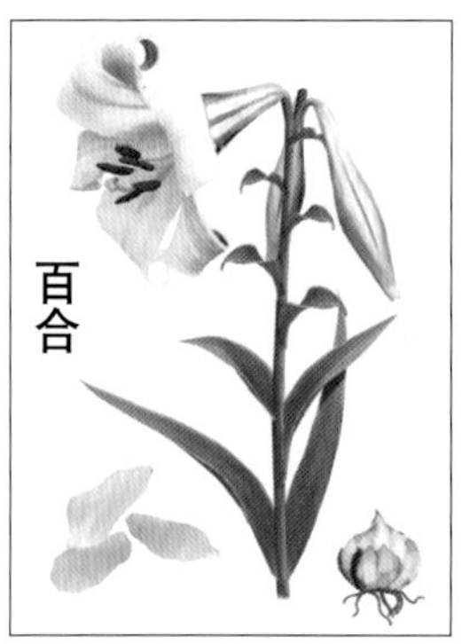
百合

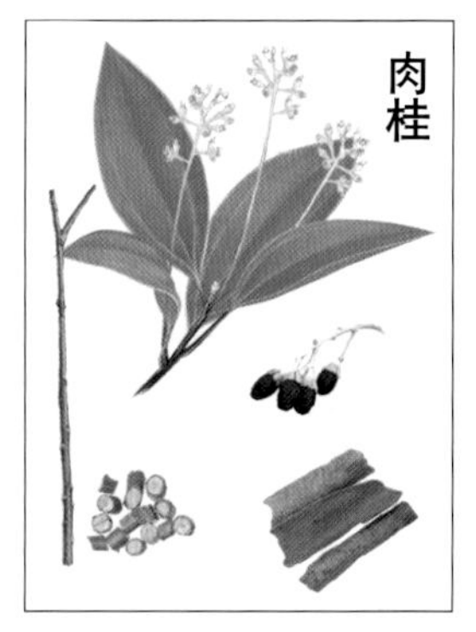
肉桂

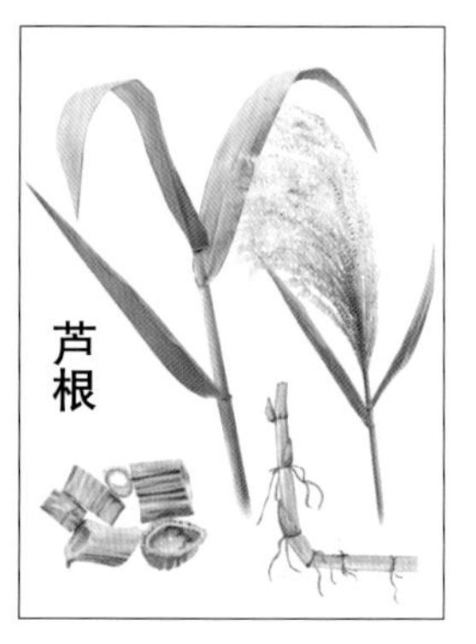
芦根

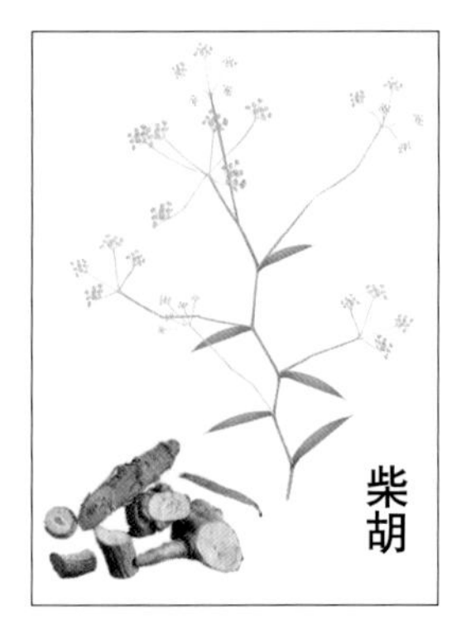
柴胡

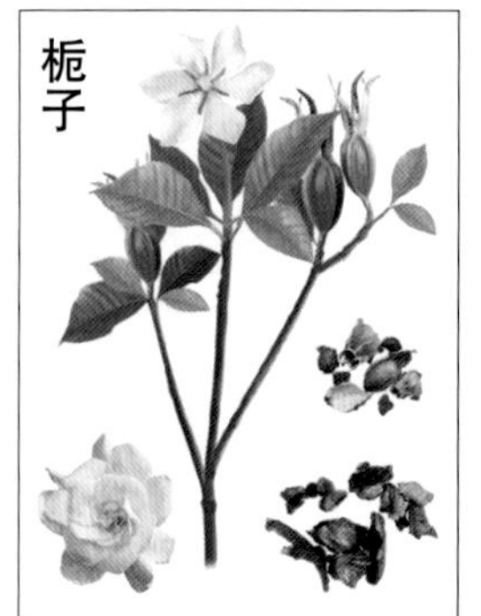
栀子

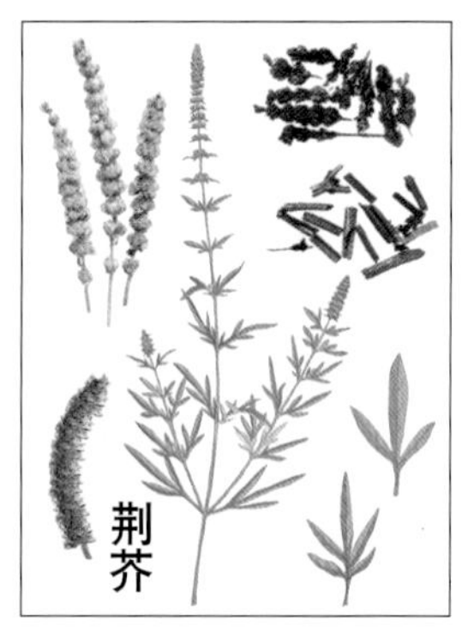
荆芥

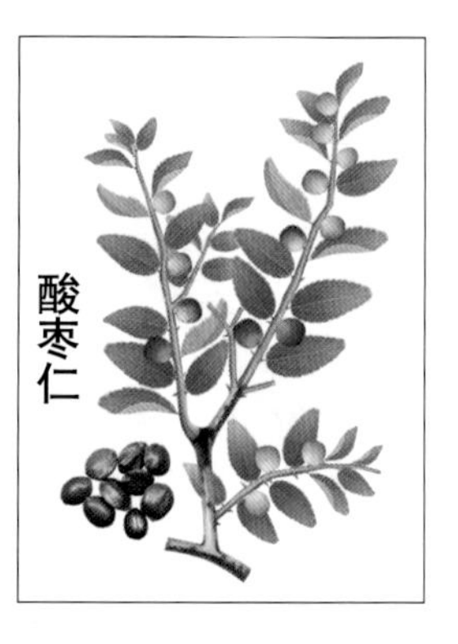
酸枣仁

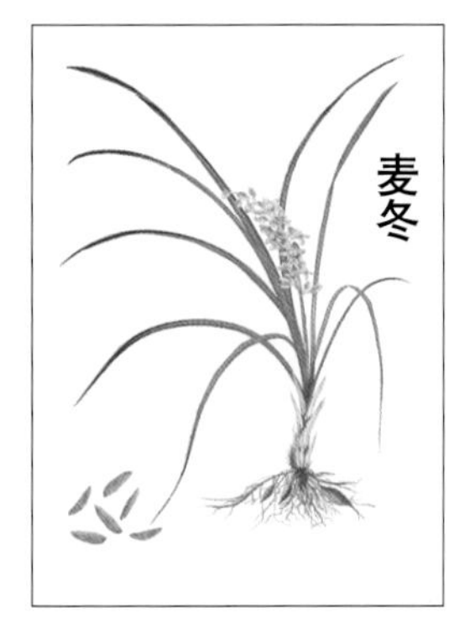
麦冬

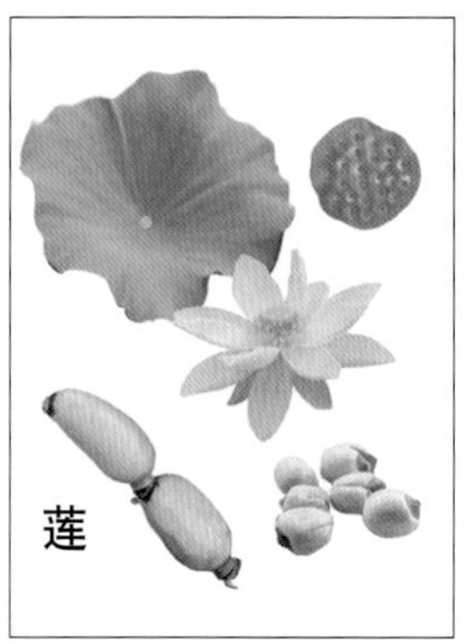
莲

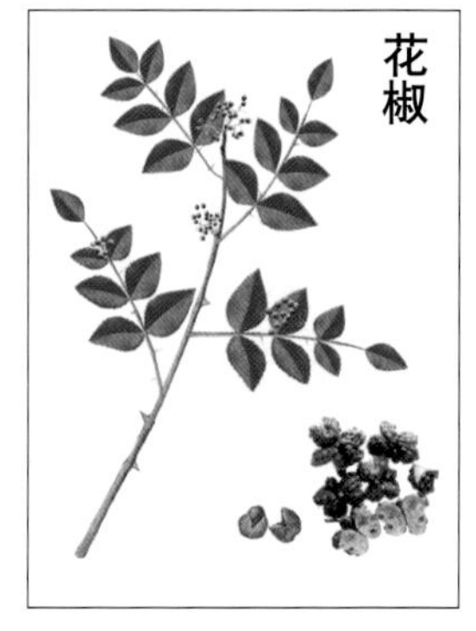
花椒

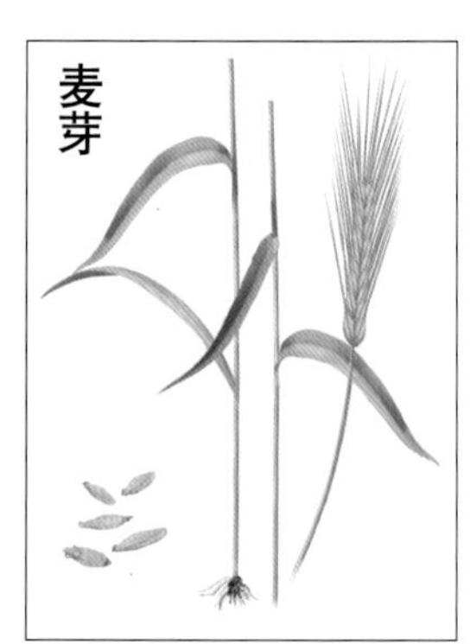
麦芽